シリーズ こころとからだの処方箋

ストレスマネジメント
―「これまで」と「これから」―

監修●上里一郎
編●竹中晃二（早稲田大学人間科学学術院）

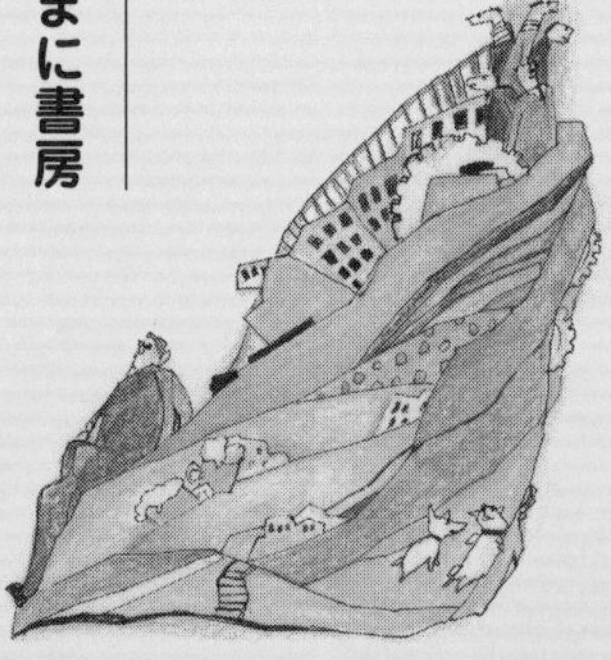

ゆまに書房

監修にあたって

二十一世紀は心の時代だと言われる。いわゆる先進国では、物質的には充足されているが、生きる意味や目標を見つけることができずにいる人々が少なくない。

グローバル化や科学技術の著しい進歩により社会は激しく変動しており、将来を予測することが困難になっている。例えば、労働環境一つを取ってみても、企業は好収益を上げていても、働く者個々で見るとその労働環境は著しく厳しいものになっている。それは、過重な労働条件・リストラの進行・パート社員の増加などに見ることができる。極端な表現をすれば、〝個人の受難の時代〟の到来といえるかもしれない。労働・地域・社会・家族など、私たちの生活の中に、このようなめまぐるしい変化は影を落としている。自殺者・心身症・うつ・犯罪の若年化や粗暴化などといった社会病現象の増加はその影の具現化でもある。

このシリーズ「こころとからだの処方箋」はこれらの問題に向き合い、これを改善するため、メンタルヘルスの諸問題を多角的に取り上げ、その解決と具体的なメンタルヘルス増進を図ることを主眼として企画された。

テーマの選定にあたっては、人間のライフサイクルを念頭に、年代別（青少年期、壮年期、老年期など）に生じやすい諸問題や、ドメスティックバイオレンスや事故被害、犯罪被害といった今日的なテーマ、不眠や抑うつなど新たな展開を見せる問題などを取り上げ、第一線の気鋭の研究者、臨床家に編集をお願いした。一冊一冊は独立したテーマであるが、それぞれの問題は相互に深く関連しており、より多くの巻を手に取ることが、読者のより深い理解へと繋がると確信している。

なお、理解を助けるため、症例の紹介、引用・参考文献などを充実させ、また、専門用語にはわかりやすいよう注記を施すなどの工夫をした。本書は、医学・心理学・看護・保健・学校教育・福祉・企業などの関係者はもとより、学生や一般の人々に至るまでを読者対象としており、これら各層の方々に積極的に活用されることを願っている。

上里一郎（あがり・いちろう　広島国際大学学長）

はじめに

本書『ストレスマネジメント―「これまで」と「これから」―』にようこそおいでくださいました。ストレスマネジメントに関する研究や書籍の出版・刊行は、現在まで、きわめて多く行われており、今では目新しいものでなくなっています。従来発表されてきた研究および書籍の目的は、ストレス問題を減少させるために、ストレスが生じる機序や反応に関して人々の認識を深め、また多くの人々に受け身ではなく積極的に『ストレスに備える』という態度や具体的な対処の仕方を教えることでした。しかし、皮肉にも、数一〇年前から継続して話題となっているストレス関連問題、またメンタルヘルスの問題は、増加の一途をたどっており、特に企業に勤務する社員や、子どもに生じている様々なストレス反応やストレス症状に関して、その報告実数は、減少するどころか増加の傾向を強めています。例えば、自殺者数の年次推移を見ると、近年、その数が増加傾向を示しているだけでなく、特に働き盛りの壮年期には多く見られることが気になります。

さて、研究や書籍が本来の役割を果たせずにいる原因は一体何なのでしょうか。一つは、研究や書籍の応用面に関する問題です。従来行われてきた研究や出版書籍の類が単に実態把握にとどまっていたり、専門用語を駆使した論文であったりで、次のステップ、すなわち一般の人たちへ現実的な対応を教授できるにまで至っていなかった、またその方向に目を向けてこなかったことが考えられます。あるいは、これらの研究や書籍は、読者に興味を持たせるものの、実際にストレスを緩和するという実用主義的立場に立って著されたものでなかったのかもしれません。二つ目は、次々と移り変わる人々の価値観や溢れる情報社会の中で、ストレスマネジメントの技法が従来の研究の枠組みに縛られ、実際に変わり続ける実態に即応できていなかったと見るべきかもしれません。

本書作成のねらいは、この二点を意識しています。本書では、従来のストレスマネジメントの試みを研究と実践から外観するとともに、変わり続ける社会的背景に合致した、新たな切り口を探っています。さらに、それらの切り口からストレス問題とその対象についての解説を行い、現在、また将来に必要なストレスマネジメントの在り方を議論しようとしています。収まりを見せるどころか拡大する勢いを増しているストレスマネジメントのニーズに応えるためには、過去に行われてきた方策の見直しと社会情勢に応じた対応が不可欠であるからです。

例えば、ストレス問題が増加してきた背景として、企業における成果主義の導入があるように、社会全体の競争社会がエスカレートし、それが人々の間で公然と実行されていくことが大きなストレス源となっているように思われます。また、情報社会を反映して、様々な場で選択の自由権が広がり、しかし成功のためにどれを選択すればよいかが見えにくくもなっています。この場合、確固たる自分の価値観があり、それに従い、それを貫くことができれば問題はないのですが、成功が、唯一金儲けや出世であると宣伝される世の中では、人々は「勝ち組」と「負け組」に否応なく大別され、大半の人々が大きなストレスを抱え込むことになります。また、世代間で変わってきた人々の価値観も、その価値観を共有する年齢幅が狭まり、たとえ同年代であっても共通の価値観を持てなくなってきています。そのため、『人生の選択』に悩む人が増加することは何ら不思議なことではなくなりました。横並びでは競争に勝てないことがわかっていながら、他人の評価に怯え、人と違ったやり方を行うことを避け、より自身の生き方に自信を持てなくなっています。

これらの問題は、勤労年代に限りません。子どもや青少年は自分自身の生き方を十分育てられないままに世間や親の価値観の中で育っていきます。高齢者は、長生きになった一方で、残された人生を生きる糧や生活の満足感を十分持てないまま過ごしています。このように、すべての年齢層、老若男女を問わず、また疾患のあるなしにかかわらず、価値観や考え方そのものが大きなストレス源となっているのです。

実のところ、本書が現在のストレス関連問題やメンタルヘルス問題に十分対処できる内容を備えていると胸をはって言えるわけではありません。しかし、前述したように、実用主義的観点を備え、社会的背景を見据え、異なる切り口からのストレスマネジメントを提示する本書が刊行される意義は大きいと思います。本書は、全5章から構成されています。第1章では、「ストレス内容の推移と対処」と題して、ここ二〇年間で変化してきたストレスという用語の内容や定義について解説を行っています。この章では、従来行われてきたわが国のストレス研究を見直し、そのマネジメント方略を解説しています。また、米国における現状、特にストレスマネジメントに関わって実践されているポジティブ・サイコロジーという新しい考え方の流れやテロに対する心のケアなど、ごく最近の取り組みについても紹介を行っています。第2章では、ストレスの「促進・緩和要因」として、学校、地域、職場、家庭などに蔓延する様々なストレスを特定化し、それらを助長したり、緩和している要因を明らかにし、促進要因の除去・緩和、また緩和要因の増強について解説を行っています。第3章では、ストレスマネジメントの新しい切り口として、ストレスマネジメント行動の開始・継続に関わる「行動変容としてのストレスマネジメント」について解説を行っています。すなわち、ストレスマネジメント行動について、行動変容理論・モデルを適用した取り組みです。この章の内容は、わが国において、将来への取り組みとして期待できるかもしれません。第4章では、「ストレスマネジメント・プログラムの実際」と題して、学校、職場、医療分野で実際に行われているプログラムの内容とそれらの成果を紹介しています。特に、一次予防としてのストレスマネジメントだけでなく、二次予防、三次予防で行われている実例について解説しています。以上4章におけるそれぞれの節の執筆者は、いずれも医療心理学、健康心理学、臨床心理学などの分野でストレスマネジメントの研究を行っている気鋭の研究者であり、また実践者でもあります。いずれの執筆者も、従来行われてきたストレスマネジメントの研究や実践を踏まえつつ、それぞれの場や状況に適合した独自の研究・実践を行っている『力ある』人たちです。最後の第5章では、『ストレスマネジメント普及・実践の将来的課題』と題して、1章から4章の内容を踏まえて、現在の試みをいかに補強していくか、またそのことを将来行うべき内容にどのようにつなげていくかについて議論を行いたいと思います。

「はじめに」を終わるにあたり、私たちストレスマネジメント研究者・実践者にとって耳の痛い話題をあえて述べておきたいと思います。知人がある時に次のようなコメントをよこしました。

「ストレスマネジメントはどうも好きになれない。ストレスを導き出す環境や仕事の量・質を劣悪にしておいて、人にストレス関連問題を起こさせ、しかしストレスマネジメントをさせて元気にしてまた仕事をさせるというのはやはりどこかおかしい。ストレスを導き出す環境や仕事の量・質の劣悪さにこそ問題があるのであって、それらを改善することなしに元気にさせて、また働かせるというのは許されることではない」

このコメントに対して私たちには十分反論はありますが、どの立場でストレスマネジメントを行うかという意味で、これは大事な指摘だと思います。ストレスマネジメントは、あくまで対象となる人の安寧に焦点をあてるべきで、そういう意味ではストレスを導き出す環境や仕事の量・質の改善も含めて行うことはもちろん、さらにはストレスに関して社会的規範を形成するということの役割も担うべきと考えます。また、ストレスマネジメントは、単にテクニックを行使するためだけではなく、人生観、すなわち人それぞれの生き方には選択権があり、誰もがその選択を尊重し合うというように人生観も含めて存在感を高めていくものでなければならないと感じます。

さて、皆さんは、これから第1章から第4章を読んでいただいて、どのようなご感想をもたれるでしょうか。その感想を胸にしていただき、ストレスマネジメントの将来的課題を議論する第5章でお目にかかりたいと思います。

竹中晃二

【目　次】

第1章　ストレス内容の推移と対処

第1節　ストレスの内容・考え方の推移

誰もがストレス（stress）という言葉を知っている。しかし、日常会話から学術用語まで、その使われ方や意味するところは実に多様であり、混沌としている［島井、2002］。ストレスは、私たちにとって、プレッシャーや脅威として、きわめて日常的に共体験される精神的現象である。と同時にまた、息苦しいとか胸がドキドキするなどの生理的変化をともなった身体的現象でもある。

では、このような現象を併存するストレスの実体は一体何かとなると、その答えは簡単ではない［津田、1992］。今から約七〇年前に、ストレスを科学的用語として初めて使用したセリエ*［Selye,1976］は、晩年、次のように語っている。「ストレスは科学的概念であるが、あまりに広く知られすぎて、あまりに正しく理解されていない。幸福と同じように、誰もが体験しているが、一人一人違っている。」

ストレスという言葉をめぐる混沌とした現状は、現在でも少しも変わっていない。私たちは日々、「ストレスのせいで、体調が思わしくない」（原因としての意味）とか「ストレ

セリエ（Selye）
カナダの生理学者。動物にさまざまな身体的刺激を与える実験を行っていた過程で、どのような刺激に対しても共通の身体的変化が現れることを発見する。そして生体に与えられた有害刺激をストレッサー、ストレッサーによりもたらされる生体の非特異的反応をストレスとする、ストレス学説を提唱した。

スがたまったので、解消しなくちゃ」（結果としての意味）などといった具合に、同じストレスという言葉を慣用的に文脈や状況に応じて上手に使い分けている。

本稿では、これらストレスの考え方ととらえ方、ストレスの内容の変遷について紹介するとともに、ストレスの仕組みについて、正しい理解を試みる最近の代表的なストレス理論と、わが国における研究の動向について紹介する。

1　ストレス小史

(1)　セリエ以前

ストレスの現象は、セリエ［1936］によって初めて発見されたが、その起源は、古代ギリシャ時代にまで遡《さかのぼ》ることができる。ヒポクラテス*（Hippocrates）は、「身体を正常な状態に復帰させようと努める身体内部の闘争」について記述している。また、近代の生物医学の発展に貢献したホメオスタシス*（homeostasis）——生体の内部環境の恒常性——の考え方にも、ストレスの本質を見てとれる。実際、今日的意味で、医学の領域に導入される前より、工学や物理学の領域では、ストレスという語は「外から加えられる力に対する〝歪み〟」という意味で使われていた。

ヒポクラテス（Hippocrates）
古代ギリシャの医者で、「医学の父」と呼ばれる。個人の性格を四種類の体液（黄胆汁、血液、黒胆汁、粘液）の比重により説明する体液論で知られる。また、医師に高い倫理性と科学的な客観性を重んじることを教え、「ヒポクラテスの誓い」として現在まで受け継がれている。

ホメオスタシス
一九世紀後半、フランスの生理学者ベルナールが、生体外の環境（外部環境）が変化しても、生体の内部の状態（内部環境）は変化しないことを発見する。その後キャノンが、生体が内部環境の恒常性を維持しようとする機能をホメオスタシスと名づけた。

(2) ストレス現象の発見

セリエ［1936］は、電撃や拘束、寒冷、卵巣のエキス、ホルマリンといった種類の異なるさまざまな外部刺激をラットに与えた時、胃潰瘍の発症と胸腺の萎縮、副腎の肥大がいつでも共通して起こること（非特異的）を発見した。これら三大徴候を中心とする生体の全身性の生理的反応を、汎適応症候群*（General Adaptation Syndrome : GAS）として、その特徴的な変化を警告期、抵抗期、疲憊《ひはい》期の三つの段階に区分するストレス学説を発表した。ストレスは、「外界からのあらゆる要求に対する生体の非特異的反応」と定義され、ストレスを生じさせる刺激はストレッサーと呼ばれた。

セリエによるストレスが非特異的であるという概念は、次のような比喩で理解できるかもしれない。**図1—A**に示すように、電灯や空調設備は水力（滝の流水）、火力（石油）、原子力発電（核分裂）によって生まれたエネルギーの供給によって機能する。滝の流水や石油を電灯や空調設備に直接結びつけても、灯りは点かないし、エアコンも動かない。あくまで、エネルギーという共通の経路を通して作動する。ストレスの考え方も同様で、**図1—B**に示すように、ストレス疾患（胃潰瘍や高血圧症、抑うつなど）の発症もストレッサー（人間関係のトラブル、離婚、育児不安など）によって直接生じるのではなくて、ストレスという共通の経路を介すると考える。

汎適応症候群
セリエにより提唱された概念で、生体にストレッサーが加えられると出現する生理的反応を指す。セリエは、ストレッサーの種類にかかわらず、胸腺の萎縮、胃・十二指腸の潰瘍、副腎の肥大という変化が起こることを明らかにした。

(3) 心身相関の現象の発見

セリエがストレス学説を提唱したほぼ同じ時期には、キャノン*［Cannon,1932］による心身相関の現象の発見があった。キャノンは、イヌに激しく吠えられて、不安や恐怖など

キャノン（Cannon）
アメリカの生理学者。ストレスの

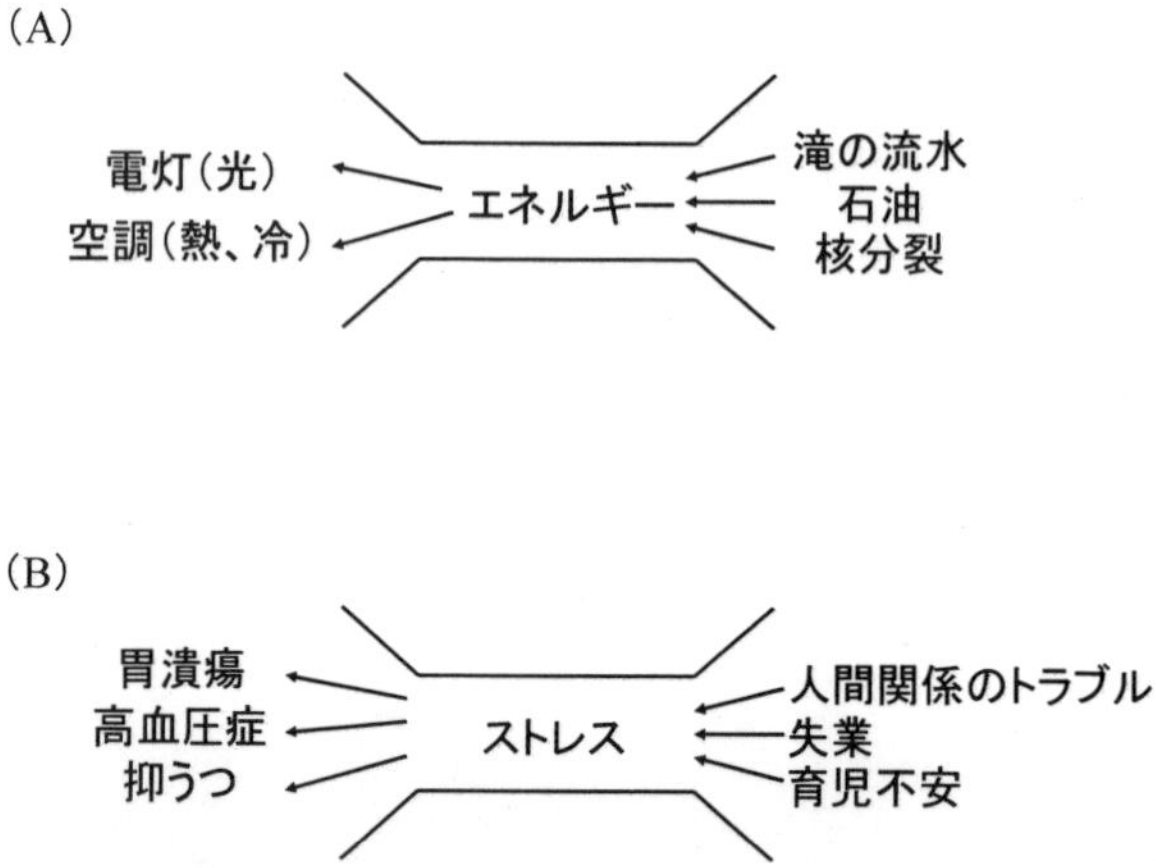

図1　エネルギー(A)とストレス(B)における原因と結果

の情動を喚起したネコが、胃腸運動の抑制、心拍数の増加、血圧の上昇、瞳孔の拡大などの身体的変化を示すことを観察した。さらにこの時、ネコの血中には副腎髄質から交感神経系の機能を強めるホルモンであるアドレナリン*が分泌されることを発見し、アドレナリンを多く含んだこの血液を別のネコに投与すると、イヌに吠えられた時と同様の状態に陥ることを示した。

キャノンは、このような情動―交感神経系の反応を「闘争―逃走（fight or flight）反応*」と呼び、これに随伴して生じる反応を「緊急反応」とした。これらの知見は、心と身体がつねに互いに相関関係にあり、精神的なものが身体の状態に影響を与え、逆に身体の状態が精神状態に影響することを示唆した。

近年、心理的ストレスに関する研究が進み、ストレスと心身相関の現象はそれぞれ別個に発見されたものであるが、両者は、生体でともに同時に生じている同一現象を互いに別の角度からとらえ、異なる解釈をしていたことに過ぎないことが明らかにされている［山下、1987］。

（4）ストレスの原因――ライフイベントと日常的苛立ち事の評定

セリエは、動物を対象にしてストレス反応の研究を進めたが、人間にとって何がストレスとなり、それはどのようにして客観的に評価できるかという試みは一九六〇年代後半から始まった。

生理的な側面と心理的な側面を初めて科学的に実証し、今日の心身相関の基礎となる情動の交感神経活性化説を提唱した。

アドレナリン
副腎髄質から分泌されるホルモン。エピネフリンともいう。血管収縮、血圧上昇、骨格筋・心臓の血管の拡張抑制作用などがある。ストレッサーに対するコントロールの努力を行った時に放出が増加する。

闘争―逃走（fight or flight）反応
生体が緊急事態に直面した時、交感神経系の活動亢進（神経終末部からのノルアドレナリンの放出亢進）と副腎髄質からのアドレナリン分泌増加を中心とする緊急反応（発汗、心拍・血圧の増加、瞳孔の拡大など）が起こる。キャノンはこの反応を、「闘争か逃走」をしようとするための身体の準備状態としてとらえた。

ホームズ*とレイ［Holmes & Rahe,1967］は、日常生活の中で、大きな変化を引き起こすような出来事（life events）の体験（例えば、配偶者の死、離婚、結婚、転居など）が病気の発症と関連することを、患者の問診から示した。彼らは、ライフイベントの衝撃の程度を再適応に要するエネルギー量とみなし、これをストレッサーとし、ストレス値*（life change unit : LCU）に換算した。

彼らの再適応評定尺度によれば、最もストレスフルな出来事は「配偶者の死」（ＬＣＵ一〇〇点）である。また、「結婚」のような好ましい出来事も、変化をもたらすという点で、ＬＣＵのストレス値は五〇点となっている。一般的に、一年間のＬＣＵ値が三〇〇点を越えると、三年以内に重大な病気にかかりやすくなることが調査で判明している。

しかしすぐに、ライフイベントの体験が好ましいものか、好ましくないものかで、その後のストレス反応は大きく異なるのではないかという反論が相次いだ。むしろ、ストレスなどの心身への影響はライフイベントのような人生上の大きな変化よりも、日々の暮らしの中で慢性的に持続し、蓄積される些細な苛立ち事（例えば、人間関係、家事、育児、近隣の騒音、多忙など）と結びついているように思われる。一過性的に大きな変化をもたらすライフイベントの衝撃よりも、イライラや欲求不満、葛藤、怒り、悩みの種といった慢性的なストレッサーの方が、ストレス反応が大きいという報告がある［林、1993］。

ホームズ (Holmes)
アメリカの社会学者。内科医のレイとともに、生活適応を必要とする社会上の出来事と病気の発症との関連性を指摘し、出来事の震度（マグニチュード）を測定する「社会的再適応評定尺度」を作成した。

ストレス値 (life change unit)
人生において遭遇する可能性のある比較的重大な出来事（結婚、失業など）について、それぞれの出来事を経験する前の安定した生活状態を回復するのに必要な労力や時間の重大さを得点化したもの。

(5) ストレスの主要な決定因——パーソナル・コントロール

ストレスの原因を特定し、それを客観的に評価するライフイベントの研究では、ストレスを変化あるいは体験として考える。しかしながら、この種のアプローチには問題がある。たとえば、「結婚生活の破綻」という人生上の大きな出来事の体験は、ある人にとっては大きな痛手となるが、別な人にとっては新しい出会いのチャンスをもたらす好ましい出来事になることもある。このことは、潜在的なストレッサーに対する結果は、人それぞれであるということを意味している。

他人にとっては何でもないことでも、当人にとっては頭痛の種となることもある。「あなたの気のし過ぎとか、考え過ぎとか」と言われても、本人にとっては、「気になるし、考えてしまう」のは、出来事そのものが問題ではなくて、出来事をどのように意味づけ、解釈し、評価するかという認知がストレスの問題の本質であることを物語っている。そしてまた、その出来事にどのように対処（コーピング*）し、コントロールできたかによって、ストレスの質と量が決定される。そこで、ストレスを「自己の対処能力を超えた過大な負担」とするパーソナル・コントロールの有無を重視する考え方が提唱された［Lazarus & Folkman, 1984］（詳細は後述する）。

コーピング
ストレッサーに直面することにより喚起される情動的反応（抑うつ、不安、怒り）や身体的変調を低減することを目的としたあらゆる認知的・行動な努力。一般的に問題焦点型コーピング（ストレッサーに対して行われる）と情動焦点型コーピング（ストレス反応に対して行われる）とに大別される。→50ページ。

2　ストレスの代表的理論

(1)　ストレス学説─汎適応症候群（GAS）

セリエは、ストレッサーによって一定の心理生物学的ストレス反応が発現し、**図2**のような経過を経て進行することを、綿密かつ膨大な実験データから汎適応症候群（GAS）として理論化した。以下に、簡単に要約する。

・**警告反応期**　生体にストレッサーが加えられた直後の反応であり、ショック相、反ショック相の二つの時期に分けられる。

・**ショック相**　ストレッサーによるショックから、体温や血圧の低下、神経系統の活動性の抑制などが起こる。ストレッサーがあまりに強い場合には、そのまま死亡することもある。

・**反ショック相**　ショック相とは反対の現象が起こり、ストレッサーに対処しようとする反応を生体が示す。この時期には、当面のストレッサーに対する抵抗性とともに、他のストレッサーに対する抵抗性も増加する。

・**抵抗期**　当面の持続するストレッサーに対する抵抗力が増加し、生体が一定の安定した抵抗を示す時期である。他のストレッサーに対する抵抗性は低下している。

・**疲憊《ひはい》期**　さらなるストレッサーの持続に生体が耐えられなくなり、体温の低下、胸

コルチゾール
副腎皮質から分泌されるホルモン

腺やリンパ節の萎縮、副腎皮質の機能の低下、体重の減少といったさまざまな障害が起こる。

これら一連の生理学的変化は、ストレッサーに対して示す生体の防御反応であり、下垂体—副腎皮質系を介する糖質コルチゾール*の放出による体液性調節と、交感神経—副腎髄質系を介するカテコールアミンの放出による神経性調節が知られている［Tsuda & Tanaka, 1990］（**図3**）。

であり、下垂体から分泌される副腎皮質刺激ホルモン（ACTH）により血中に分泌される。免疫機能を抑制する作用を持つ。血液や唾液から抽出することができ、ストレス反応の客観的指標となる。ストレッサーに対するコントロールを有さない時に放出が主として増加する。

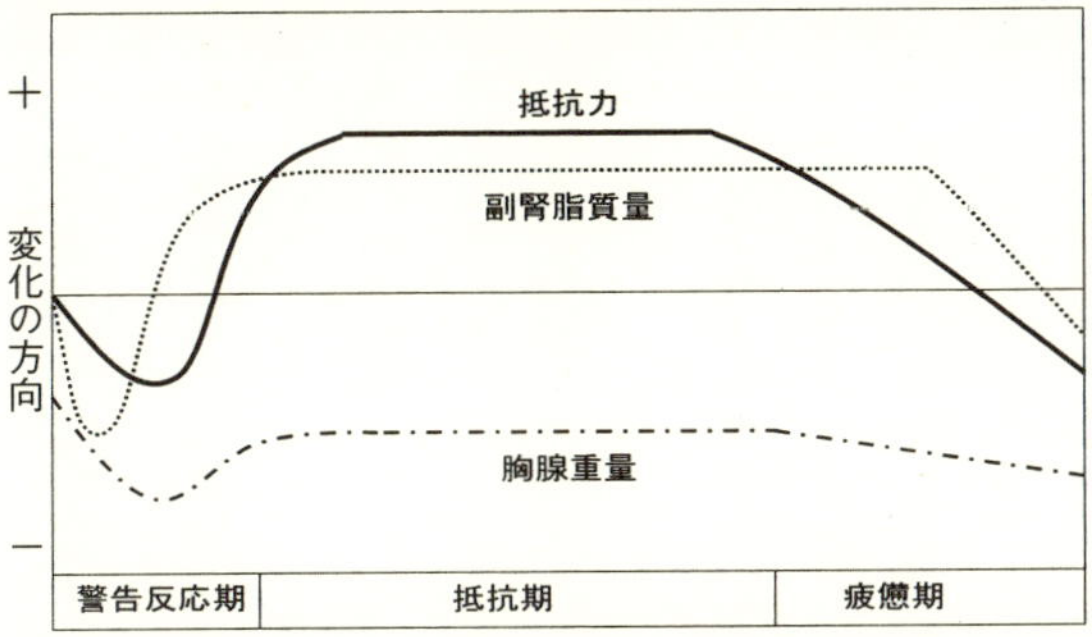

図2　汎適応症候群（田多井［1980］を一部改変）

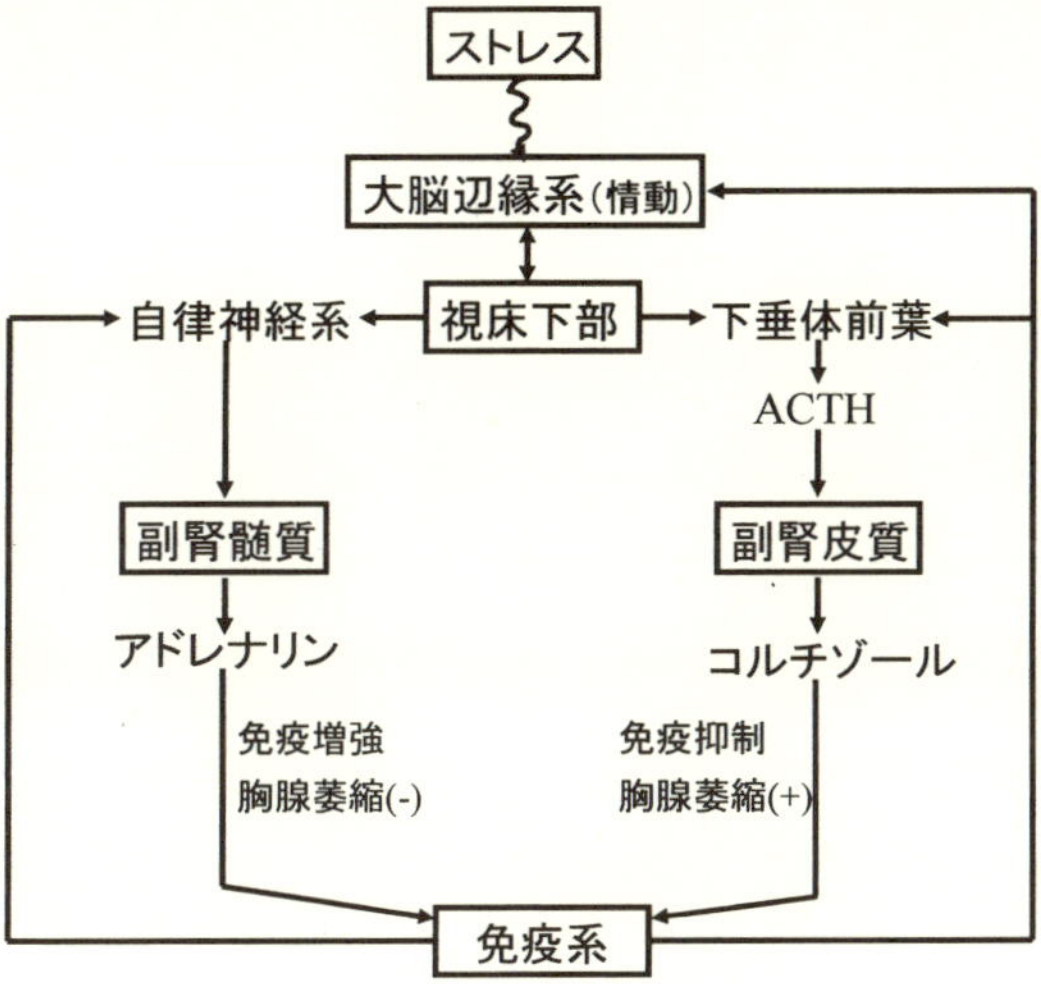

図3　ストレス反応の基本軸

(2) ストレスの心理生物学的理論——近年の精神神経免疫学的研究の発展

GASの発見以来、多様で複雑な心理生物学的ストレス反応系が特定されるとともに、さまざまなこれらの知見は、セリエのストレス学説とキャノンの情動—交感神経系学説に従って理論的に理解されてきた[田多井、1980]。しかし、今日のストレッサーに対する心理生物学的ストレス反応の見解は、これらの理論を全面的に支持するものではない。近年の三つの重要な証拠を列挙する。

①ストレッサーに対する心理生物学的ストレス反応は〝非特異的〟ではない

生体がストレス状況をどのように認知的に評価し(不快か努力か)、ストレッサーに対していかに対処を試みたか(積極的か消極的か)、そのこといかんによってアドレナリンとコルチゾールの放出のストレス反応のパターンは異なる。すなわち、ストレッサーをコントロール可能なものと認知した時には、問題焦点型の対処法が選択され、この努力に付随して視床下部—副腎髄質軸の交感神経系の活性化が起こる。一方、ストレッサーをコントロール不可能で不快なものと認知すると、回避—逃避型の対処法が選択され、下垂体—副腎皮質軸の内分泌系の活性化が生じることをフランケンハウザー [Frankenhauser,1986]は明らかにした。

②ストレス反応は〝適応的〟なものではない

セリエがストレスホルモンとして最初に特定した、副腎皮質から放出されるコルチゾールは抗炎症作用を有しているが、同時に免疫抑制作用も併せ持っている。もし、ストレッサーへの適応のためにコルチゾールが放出されているならば、生体の防御メカニズムが抑制されていることになる［Rabin,1999］。

③ストレス反応は認知的―行動的過程の〃付随物〃ではない

ストレス反応はトップダウン的に中枢性の変化を基にして、二次的に末梢臓器レベルで心理生物学的ストレス反応が起こるといわれてきたが、この見解は正しくない。生体内免疫調節物質であるインターロイキン―1*は、ウィルス感染などに対して末梢の器官で放出され、種々の行動的効果（たとえば、発熱や疲労、食欲減退など）を引き起こすが、これらの効果は末梢で放出されたインターロイキン―1が中枢の視床下部を刺激した結果生じるためとされている［大平、2004］。

近年の精神神経免疫学*（Psychoneuroimmunology）の研究により、**表1**に示すように、ストレス状況下における生体のさまざまな心理生物学的ストレス反応の次元が示されるとともに、それらがどのように組織化され、調節されているかのメカニズムが解明されつつある。これらの反応は、情動・認知・行動・生理システムの四つに統合されている［津田ほか、2001 a］。心理生物学的ストレス反応は単一の変化ではなく、主観的に感じられる情動的側面、意識や予期などの認知的側面、回避行動や落ち着きのなさなどの行動的側面、生理的覚醒や内臓反射として自覚される生理的側面など、多面的で複雑な反応プロフィー

インターロイキン―1
免疫反応に関連する細胞間相互作用を有するペプチド蛋白性物質のひとつ。活性化貪食細胞や単核球などから産生され、副腎皮質刺激ホルモン（ＡＣＴＨ）の放出を亢進させる。多くの免疫担当細胞に多彩な生理活性を及ぼし、体温の上昇や徐波睡眠の促進、白血球の増加といった作用を有する。

精神神経免疫学
心理社会的要因が神経系・内分泌系を介して免疫系に影響するというメカニズムを明らかにするアプローチ。ストレッサーを独立変数、血液中や唾液中に含まれる各種免疫指標を従属変数として実験的に評価する。

ルを示す。精神神経免疫学の発展は、これらの心理生物学的ストレス反応が脳と身体を結ぶ双方向的ルートによって組織化、調節されていること、そして、従来の神経系と内分泌系に免疫系を加えた三つの系が、一つの生体調節系として、互いにダイナミックに関係し

表1
心理生物学的ストレス反応のスペクトラム

筋—骨格系の指標
筋緊張、呼吸パターン
神経内分泌系の指標
コルチコイド類（コルチゾール、ミネラルコルチコイド、血液、尿、唾液代謝産物）
カテコールアミン類（ノルアドレナリン、アドレナリン、ドーパミン、血液、尿、唾液代謝産物）
循環器系の指標
心拍数、心臓搏出量、心収縮力、脈波電導、血圧、全末梢抵抗、血小板凝集
局所血流（筋、皮膚）、心臓血流、腎血流（ナトリウム排出）
交感神経活動、副交感神経活動
皮膚電気活動の指標
皮膚電気伝導反応、皮膚電位反応
胃腸管系の指標
唾液、胃腸輸送能、胃電位
脂肪代謝
総コレステロール、遊離脂肪酸、血中グルコース含量
免疫系の指標
免疫抗体（IgA, IgE, IgG, IgM）、リンパ球増殖、リンパ球サブセット、ナチュラルキラー細胞活性

合って総合的に機能していることを明らかにしつつある［矢島ほか，2002］。

(3) ストレスの心理学的理論——トランスアクショナル・モデル

今日、ストレスの特性（主観的で、相対的なもの）を最もよく説明できる理論が、ラザルス*とフォルクマン［Lazarus & Folkman, 1984］によって提唱された心理学的理論のトランスアクショナル・モデル*（transactional model）である。彼らは、ストレスを「たんなる反応でもなく、それを引き起こす刺激でもなく、生体と環境との相互作用的な交渉の中で、ストレスフルなものとして認知（評価）された関係性とそれに対抗しようとする一連の意識的な努力（コーピング）の過程」と考える（**図4**）。例えば、「自信を持って仕上げた企画書に上司からクレームがついて、やり直しを命じられた」としよう。ある人は、「こんなことを言ってくるなんて」と腹を立てる。もう一人は、「やっぱり自分はダメだ」と落ち込むかもしれない。でも別な人は、「ここが腕の見せ所」とさらに頑張るかもしれない。

すなわち、トランスアクショナル・モデルでは、ストレスを引き起こす条件は必ずしも絶対的なものではなく、ストレッサーとしての環境からの要請と個人が有するコーピング資源との間の不均衡から生じることを強調する。例えば、仕事上のことで失敗しても、支援的な人間関係を有している人は、社会的に孤立している人と比べて、問題解決のための援助を受けやすいことにより、その衝撃は少ない。

また、ストレスフルかそうでないかを決定する主要な要因として、パーソナル・コント

ラザルス（Lazarus）
アメリカの心理学者。ホームズらのライフイベント研究に対し、日常生活における些細な出来事（デイリーハッスル）によるストレスの重要性を主張し、ストレスのトランスアクショナル・モデルを提唱した。近年ではその研究対象を情動全般へと広げている。

トランスアクショナル・モデル
従来の、ストレッサーがストレス反応を直接的に引き起こすという一方向的なモデルに対し、ストレスをコーピングとの交渉過程あるいは環境と個人との関係性とみなす双方向的なモデル。ストレスとコーピングの個人差の役割を分析するための概念的役割として、今日多くの支持を得ている。

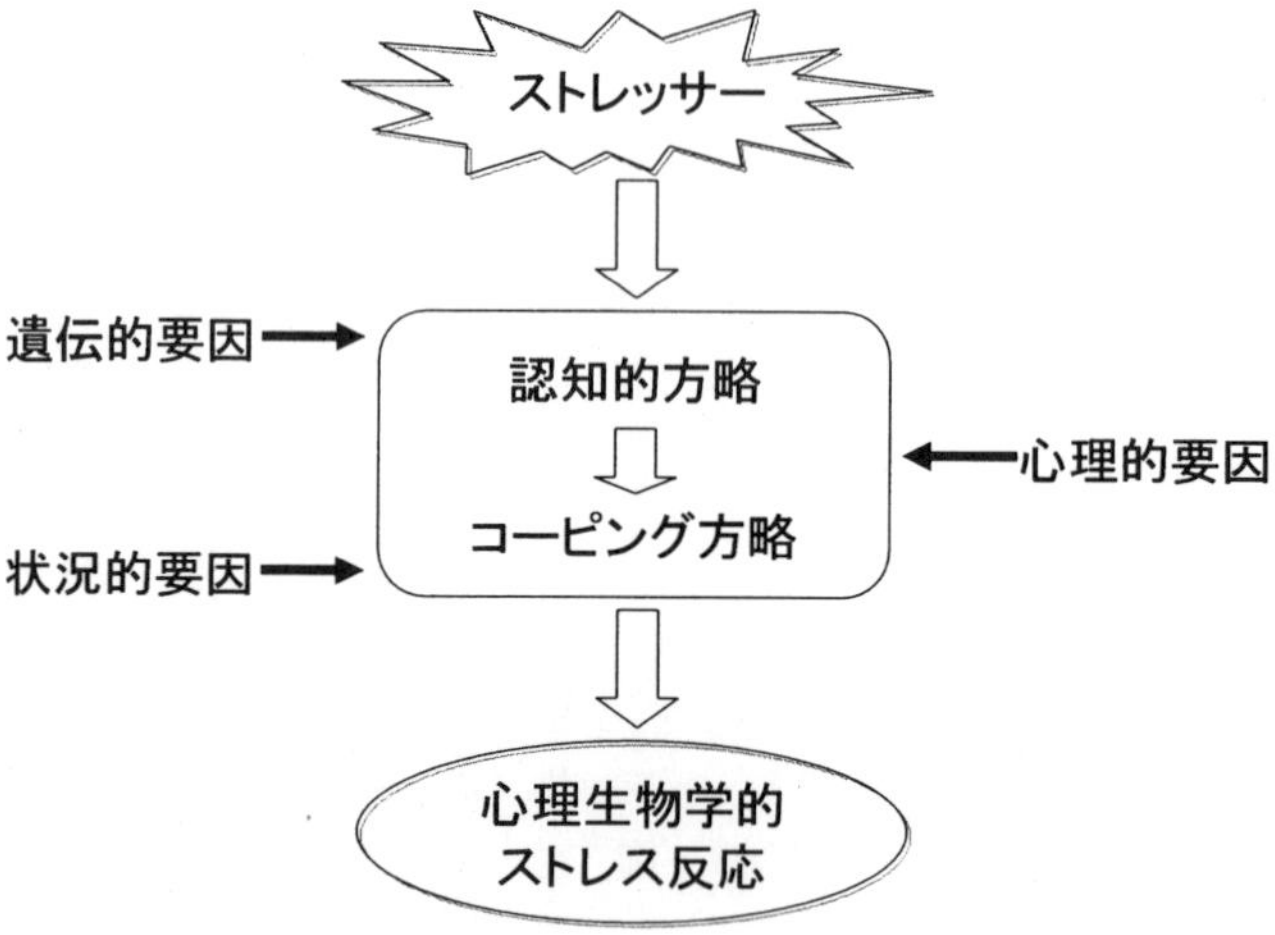

図４　ストレスのトランスアクショナル・モデル

ロール（すなわち、ストレッサーに対し個人が適切に対処できるかどうかの自覚）が重要である［Steptoe & Appels,1989］。同じストレッサーを経験しても、それをコントロール可能であると判断した場合と不可能であると判断した場合とでは、ストレッサーに対するコーピングの選択や方略、その随伴的な結果としてのストレス反応が大きく異なることが知られている［津田ほか、1997］。

トランスアクショナル・モデル以降、ストレッサーとストレス反応との間に介在するさまざまな要因（例えば、ストレスの認知的評価、コーピング、パーソナリティ、ソーシャルサポートといった、いわゆる心理的ストレス過程に関わる媒介要因もしくは緩和要因についての研究がさかんになっている［津田ほか、2001 b］）。近年では、トランスアクショナル・モデルに基づき、ストレッサーの経験からストレス反応の表出までの過程をモデル化し、共分散構造分析*によりその妥当性を検討する研究が数多く行われている［尾関ほか、1994／加藤、2001］。共分散構造分析では、相関分析と異なり、説明変数間の関連性も考慮に入れることができるため、因果関係をより詳細に検討することが可能である。心理的教育や個人的ストレス耐性の強化を目指した体系的なストレスマネジメント・プログラムの実施には、効果的な作用点に働きかけることが大切となる。この意味で、共分散構造分析によるモデルの構築は、心理的ストレスのメカニズムを明らかにし、実践に有用な手掛かりを提供すると考える［三浦・上里、2002］。

共分散構造分析
概念と概念との間の因果関係を探り出すための統計手法。仮説モデルに基づき作成されたパス図の当てはまりのよさを適合度指数などから判断するとともに、算出された因果係数の大きさから、概念間の因果関係を読み取る。

(4) ストレス―コーピング病気罹患性モデル

ストレスが冠動脈疾患や高血圧症、胃潰瘍、うつ病などの心身疾患や精神疾患の発症と予後に深く関わっていることを示す証拠は、実験的、疫学的、臨床的研究などから数多く集められている［津田、2001］。しかしながら、どのようなメカニズムで、ストレスが病気を引き起こしているかについての検証は十分ではない。これまでのストレス研究では、心理生物学的ストレス反応の測定をもってストレスによる心身への影響を論じていたためであり、ストレスが健康―病気の結果をどのように左右するのか、そのプロセスは十分に検討されていない。

ステプトー*［Steptoe,1991］は、心理生物学的ストレス反応から健康―病気の結果に至る経路をモデル化した、ストレス―コーピング病気罹患性モデル*（stress-coping vulnerability model）を提唱している。**図5**に模式的に示すように、パーソナル・コントロールの自覚のなさで生じたストレス反応は、心理生理的ルートと認知―行動的ルートの二つの過程を介して病気への罹患性を左右する。前者のルートでは、特定の反応系における反応性亢進や回復の遅れ（反応亢進性）や免疫系の低下を介した全身抵抗性の低下（宿主脆弱性）、元々有する基礎疾患の悪化（基礎疾患の変調）などの過程が仮定されている。認知―行動的ルートでは、怒りや不安などの情動行動の表出パターンの違い（情動行動）や健康行動の変調（健康リスク行動）、症状の自覚のなさによる医療機関の不適切な利用（症状に対する反応）の三つの過程が想定されている。

ステプトー（Steptoe）
イギリスの心理学者。ストレス-コーピング病気罹患性モデルを提唱。その他、病気と関連する行動とストレスの実験的研究やパーソナル・コントロールと健康との関連性、健康関連行動の国際比較といったさまざまな研究を精力的に行っている。

ストレス―コーピング病気罹患性モデル
ストレスが病気の発症と経過、予後に及ぼすメカニズムについて説明このモデルは、トランスアクショナルな視点からの健康―病気の結果に影響を及ぼすストレスの役割、心理社会生物学的メカニズムの解明、ストレスマネジメント・プログラムの開発などのさまざまな知見を統合する上で、有用な概念的枠組みを提供している。

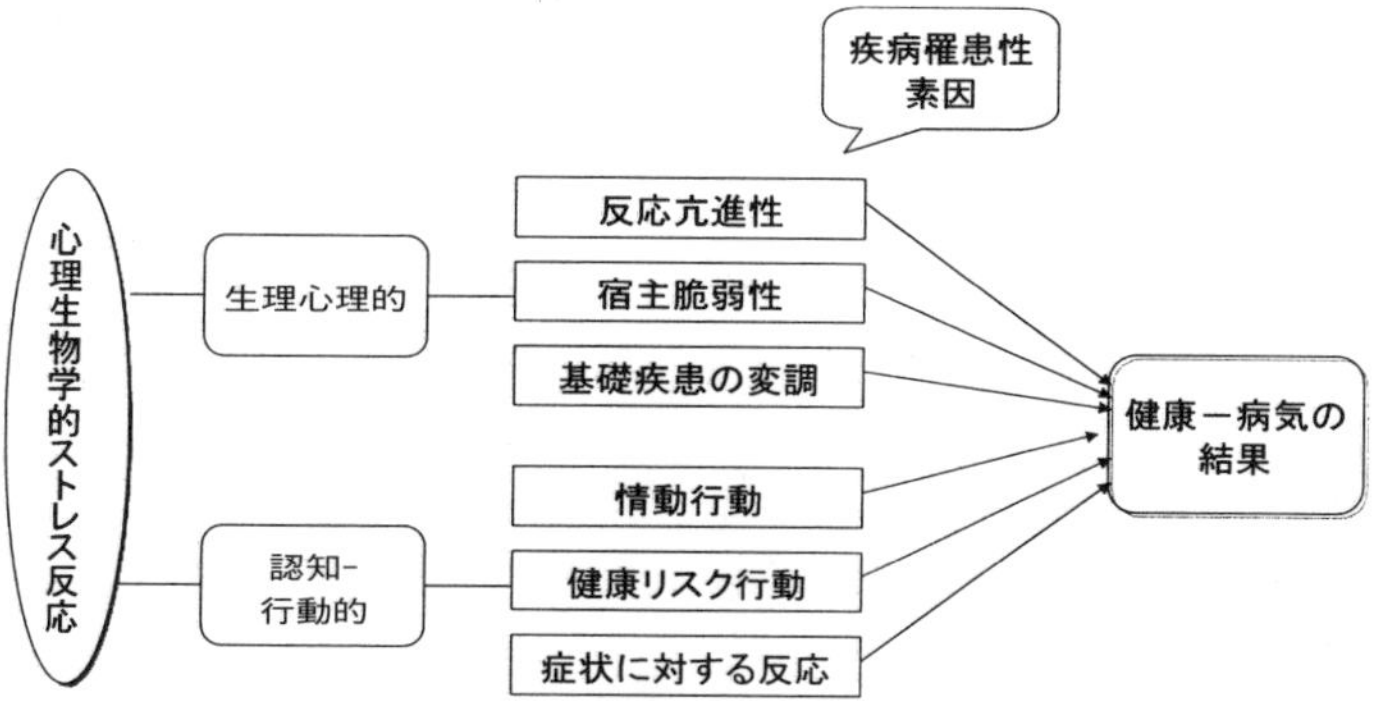

図5　ストレス―コーピング病気罹患性モデル

するモデル。生理学的経路と認知-行動的経路の二つのルートを想定する。トランスアクショナル・モデルをストレスと病気のメカニズムの解明に応用したものといえる。

(5) 素因ストレスモデル

素因ストレスモデル*（diathesis stress model）では、病気にかかりやすい素因を有していると、ストレス脆弱性が高まると考える。この種の考え方はとくに目新しいものではないが、実証的な検討は比較的最近である。

① 抑うつの素因ストレスモデル

ベック*［Beck,1976］の抑うつの認知理論は、認知を感情障害と結びつけたという点で、ストレス関連疾患の治療と病理の理解に貢献している。これまでは、うつ病の認知障害は感情障害の結果であるとされていたが、ベックによれば、抑うつは個人の信念の結果であり、個人を取り巻く世界のあり方（つまり、認知）を反映していると考える。うつ病患者には、抑うつスキーマ*（例えば、自分は無価値だ、将来は絶望だといった）と呼べるような機能不全的な信念が素因として認められ、この素因と好ましくないライフイベントが相まって、抑うつが発症する。

これに対して、行動学的立場から抑うつの解釈を試みるのが、セリグマン*［Seligman,1975］による学習性無力感*（Learned Helplessness）理論である。学習性無力感理論は当初、コントロール不可能な電撃ストレッサーを経験したイヌが後続の逃避―回避学習に失敗することと、コントロール可能な電撃を受けたイヌではそれが起こらないことを、ストレッサーに対する無力感の学習から説明するために提唱された。その後、アブラムソンら［Abramson

素因ストレスモデル
一定の素因を持つ個人が、何らかのストレスを経験することにより精神病理を発症するというモデル。抑うつ研究においてはその素因として、抑うつスキーマ、抑うつ的認知パターン、抑うつ的帰属スタイルなどさまざまな仮説が提案されている。

ベック（Beck）
アメリカの精神科医。もともと精神分析を行っていたが、抑うつなどの感情に認知のあり方が深く関連していることを発見。うつ病の認知モデルを提唱するとともに、認知療法を創始した。また抑うつのアセスメント尺度として「ベック抑うつ質問紙」（ＢＤＩ）を作成した。

スキーマ
個人の中にあるかなり一貫した知覚・認知の構えのこと。認知療法では、症状は個人の学習や経験により形成されたスキーマにより判断された歪んだ思考様式により引き起こさ

et al.,1978］は、ストレス体験後の人間の抑うつの発生はストレッサーの原因を永続的（例えば、この失敗はずっと続くだろう）、普遍的（いつも、私はこうなのだ）、内的（私の責任だ）に帰属させる説明スタイルによって予測できるとした（改訂学習性無力感理論）。

メタルスキーら［Metalsky et al.,1982］は、改訂学習性無力感理論をさらに発展させ、抑うつの素因として「抑うつ的帰属スタイル」（悲観的説明スタイルとも称される）を明らかにした。抑うつ的帰属スタイルとは、望ましい出来事に対して一時的・特異的・外的な説明を行い、望ましくない出来事に対して永続的・普遍的・内的な説明を特徴的に行う傾向であり、この素因的な説明スタイルとストレスとの交互作用を重視した。彼らは、仮説を実証するため、縦断的研究と階層的重回帰分析*を駆使し、調査研究により因果関係を推定するという新たな研究手法を開発した。現在、抑うつ的帰属スタイルが抑うつをはじめとするさまざまな心身の健康状態の不調と密接に関わっていることがピーターソンら［Peterson et al., 1993］によって示されている。

わが国でも、負の出来事に対する永続的・全体的説明スタイルを持つ大学生ほど、ストレスを経験した時に抑うつ反応が生じやすいという結果が得られており、素因ストレスモデルが支持されている［藤南・園田、1994］。

② 統合失調症の素因ストレスモデル

統合失調症の発病には、家族性の負因などの素因的な脆弱性が形成されているという考えに基づいて、双生児法を用いた臨床研究が行われてきた。その一方で、ストレスの負荷、

れていると考え、スキーマの修正により歪んだ認知を修正することを治療の目的とする。

セリグマン（Seligman）
アメリカの心理学者。学習性無力感理論を提唱。その後、人間の抑うつを説明するために、原因帰属の概念を取り入れ、理論を発展させる。説明スタイルと心身の健康との関連性について数多くの研究を行っている。近年では「ポジティブ・サイコロジー」（→60ページ）を提唱している。

学習性無力感理論
セリグマンらが提唱した理論。コントロール不可能な出来事の経験により、「何をやってもだめなんだ」という無力感が学習され、動機づけの障害や認知障害、情動障害などが起こる現象。

階層的重回帰分析
メタルスキーら［1982］が素因ストレスモデルを実証するために用いた統計手法。一回目の調査で素因と抑うつ、二回目の調査でストレッ

家族環境、社会的—対人的技能の不足などといった心理社会的要因が統合失調症の発症に密接に関連していることも指摘されている［西川、2002］。

統合失調症の発症に関わる多様な成因を統合する形で提唱されたのが、ズービンとスプリング［Zubin & Spring,1977］の脆弱性—ストレスモデル*（vulnerability-stress model）である。このモデルでは、病気の脆弱性の高い個人が「挑戦的なライフイベント」として言及されるストレスを経験した時に、統合失調症が発症すると考える。ズービンらのモデルはその後、リバーマンら*［Liberman et al.,1988］による脆弱性—ストレス—対処—力量モデル*（vulnerability-stress-coping-competence model）へと発展し、今日の統合失調症患者への社会的スキル訓練（Social Skills Training : SST）の適用のための理論的基盤を提供している［福岡県ＳＳＴ研究会、1999］。

また近年、妄想や幻覚といった統合失調症の症状別アプローチが増加しており、症状別のメカニズムの解明やアセスメントが行われている［丹野、2001］。例えば、恨みや否定的内容を主とする声が聞こえるという素因を持つ者が、喪失や挫折、失敗体験などのストレスを経験した時に被害妄想的な観念を持ちやすくなることを説明する妄想の認知行動モデルは、種々のストレス関連障害に応用されている［石垣、2001］。

(6) 自己調節実行機能モデル

ストレス状況下における所与のストレッサーに対して、ストレスの自覚が起こるかどう

サーと抑うつを測定する。素因とストレッサーを独立変数、一回目の抑うつを共変量、二回目の抑うつを従属変数として、因果関係を確認できるという利点を持つ。

脆弱性—ストレスモデル

身体の脆弱性とストレスとの相互関係により統合失調症が発症するというモデル。脆弱性が大きい場合、ストレスがかかると発症しやすくなる。脆弱性が小さい場合、耐えられるストレスの量は大きいが、限界を超えると発症する。現在の統合失調症に対する心理社会的要因を重視する治療の中心となる概念。

リバーマン（Liberman）

アメリカの精神科医。脆弱性—ストレスモデルを発展させて、脆弱性—ストレス—対処—力量モデルを提唱。慢性精神障害者に対する治療技法である生活技能訓練（ＳＳＴ）を考案する。一九八八年に来日したのを機に、我が国において本格的にＳＴが導入、その後急速に普及するようになった。

かは、個人のパーソナリティや認知的評価いかんによる。換言すれば、ストレッサーの情報処理の問題である。ストレスを情報処理の視点からとらえることを試みるウェルズとマチュース［Wells & Matthews, 1994］の自己調節実行機能（self-regulatory executive function : SREF）モデル*（図6）が最近注目されている。

この新しいモデルは、従来のモデルや理論の批判を踏まえて誕生した。ストレスの心理学的モデルでは、トランスアクショナル・モデル［Lazarus & Folkman,1984］に代表されるように、ストレッサーの認知と対処の選択など、自己（self）に関連した信念や評価の内容を強調しすぎて、情報処理や外界とのダイナミックな相互作用の役割を十分に説明できていない。また、抑うつの素因ストレスモデルでは、ストレッサーへの歪んだ認知過程を素因として重視し過ぎて、個人的に関連のある情報を能動的に走査・処理する役割を無視している。

そこで、ウェルズとマチュース［1994］は、種々の心理生物学的ストレス反応、ひいては不安障害や感情障害などの病理が、ストレッサーの脅威を過度にモニターし過ぎて、それに過剰に反応するために起こると考えた。この機能不全的な情報処理は、外界や身体内部からの情報処理を行う下位レベル情報処理ユニットと当人が有している安定的な自己知識の両者によって引き起こされると仮定した。ＳＲＥＦモデルでは、ストレスの発現はストレッサーの認知的評価の結果というよりも、不合理な信念や解釈、認知の歪曲といった注意の機能不全に基づく不適切なコーピングの結果と考える。

例えば、以前にパニック発作を起こした場所にいて（外界の情報）、「前の嫌な記憶が甦っ

脆弱性―ストレス―対処―力量モデル

脆弱性―ストレスモデルに対処の仕方や力量の概念を加え発展させたモデル。日常生活で遭遇するさまざまなストレスに対する有効な対処技能を獲得することにより、精神症状の再発を防止することができると考える。慢性精神障害者に対するＳＳＴの基本的考え方である。

自己調節実行機能（ＳＲＥＦ）モデル

抑うつや不安などの感情障害は、主に自己に関連する情報処理の問題であるとするモデル。自己注目の強まりとそれによる他の認知機能の低下、自己に関連した知識の活性化、注意のバイアスの喚起といった症状を持つ「認知注意症候群」が感情障害への脆弱性となると考える（次頁、図6を参照）。

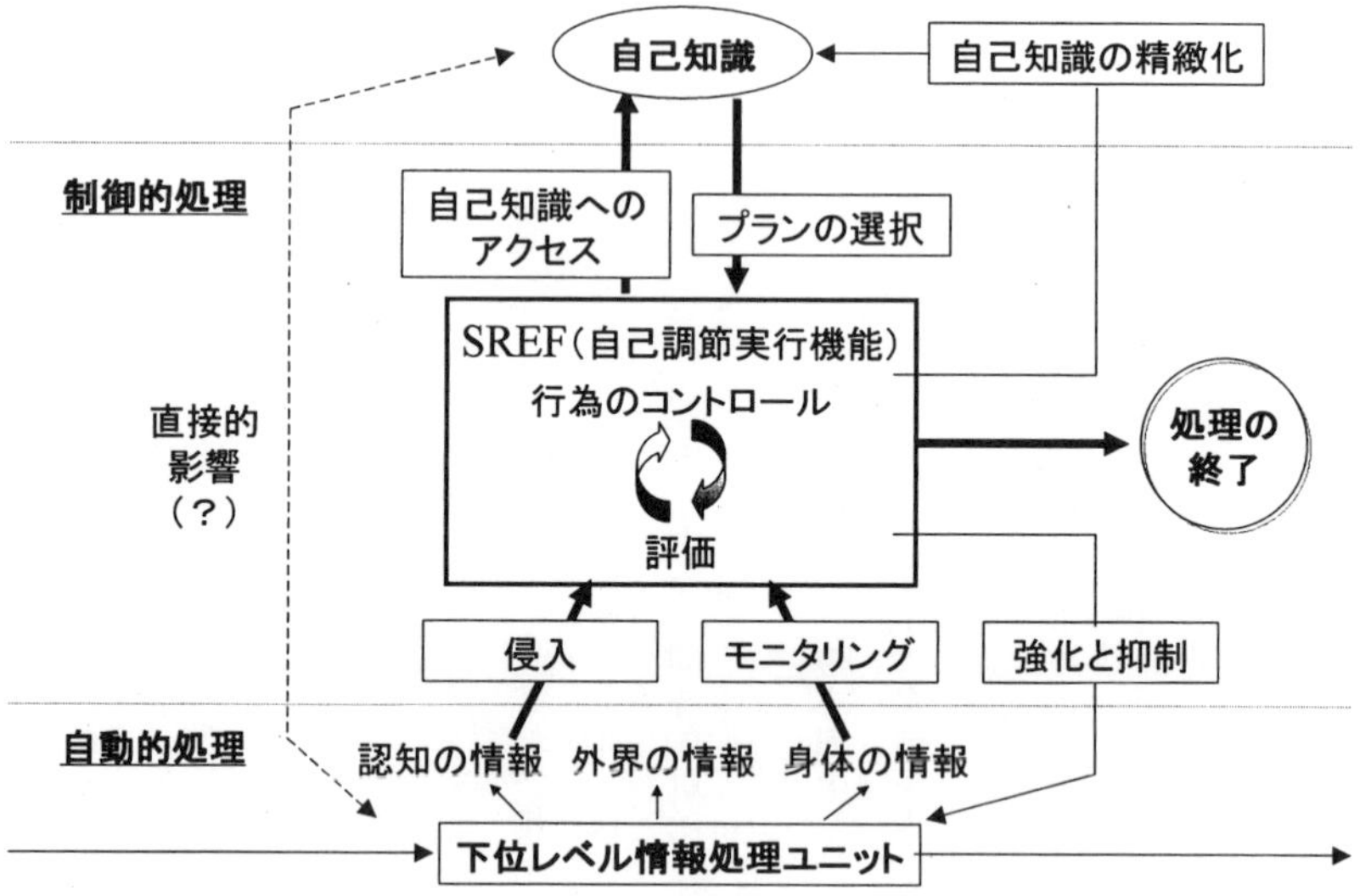

図 6　自己調節実行機能（SREF）モデル

た」とか、「胸がドキドキして息が苦しい」といった身体感覚を知覚すると、自律神経系や内分泌系、免疫系などの下位レベル情報処理ユニットにおいて、無意識的で自動的な処理が生じる。活性化したこの身体情報は、指令的実行システム系（すなわち、SREF、自己調節実行機能）に侵入し、「何とかしなくては」と意識的で、制御的な情報処理が始まる。

SREFは、これら直面する状況からの要求に応えるために、「自分は大丈夫だろうか」「うまくやれるだろうか」といった具合に、自己注目を促す。自己に関連する情報処理を意識的に行い、行為のコントロールとその評価を繰り返す。「首尾よくいっているか」モニターし、下位レベル情報処理ユニットの活性化を収束させる。

と同時に、SREFの活動は上位の自己知識にも波及する。例えば、コーピング過程における自己知識へのアクセスを通じて、「自分は人より劣っている」と認知されると、「もっと頑張ろう」とか「逃げ出そう」などといった行為のプランが選択、発動され、それがSREFの活動に反映される。

これら反芻《はんすう》される一連のストレス—コーピング過程を経て、次第にSREFの処理は終了する。コーピングの結果いかんによって、自己知識の精緻化が進んだり（例えば、「私は、うまくやれる」）、下位レベル情報処理ユニットが強化、抑制されたりする（例えば、気そらしや前向きな評価が自律神経系の覚醒度を変え、リラクセーションが下位レベル情報処理ユニット活動を中断させる）。自己知識は、たいていはSREFによって活性化されるが、場合によっては、下位レベル情報処理ユニットによっても活性化されることがあるかもしれない（図6では、「直接的影響（?）」と示してある）。

今後、SREFモデルを概念的枠組みとして、ストレスフルな出来事を情報処理した後の否定的な気分がどのような経路を経て、自己非難や自尊心の低下を生み、それが自己知識として個人の内部に長期的に貯蔵されていくのか、ストレス—コーピング過程における認知—行動的側面と心理生物学的側面との統合を図ることが求められている。

3　わが国におけるストレスの現状と研究

(1)　学校ストレス

一九九〇年代頃、不登校やいじめをはじめとする学校における諸問題の増加が社会問題化し、その背景として、児童生徒が日常の学校生活で経験するストレスの存在が注目されるようになった。それにともない、これらの学校ストレス現象の客観的理解を目指して、我が国の教育制度などを考慮した独自の児童生徒の学校ストレスを測定する尺度がさかんに作成されるようになった。

長根［1991］は、小学生が日常的な学校生活で経験する主要なストレッサーを収集し、小学生用心理的ストレス尺度を作成した。同様に、岡安ら［1992］もまた、中学生用学校ストレッサー尺度を作成した。本尺度の特徴は、ストレッサーの経験頻度と嫌悪性それぞれについて回答を求めるところにある。

これらの尺度が開発されたことで、学校ストレッサー、ストレス反応、コーピング、ソーシャルサポートなどに関する尺度が数多く開発され、児童生徒の学校ストレス過程を明らかにしようとする研究がさかんに行われるようになった。例えば、友人や両親からのソーシャルサポートが、学校ストレッサーにより引き起こされるストレス反応を軽減すること［岡安ほか、1993］、望ましい社会的スキルをバランスよく有する中学生はストレス反応が低く、友人との関係を形成するような社会的スキルが低い生徒はストレッサーを多く経験し、さまざまなストレス反応を表出していること［戸ヶ崎・坂野、1998］、セルフエフィカシー*（self-efficacy＝自己効力感）が高い中学生は適切なコーピングを多く行い、ストレス反応の表出が低いこと［嶋田、1996］などが明らかとなった。

学校ストレスのメカニズムを探る基礎的研究は、児童生徒のストレス反応を軽減し、学校不適応を予防することを目的とした介入実践研究へと近年移行している。

現在、学校不適応の予防や健康教育の一環として、学校教育現場においてストレスマネジメント教育を取り入れる試みが行われ始めている。例えば、小学生を対象としたストレスマネジメント教育を実施した竹中ら［1994］は、ストレスマネジメントの実施により児童の状態不安が改善することを報告している。中学生においても同様に、ストレスマネジメントにより生徒のストレス反応が低減した［三浦・上里、2003］。また社会的スキル訓練が児童生徒のストレス反応を軽減することも示されている［嶋田、2003］。

同じく、健康心理学的視点から、学校ストレス研究において開発された尺度を利用し、心の健康診断を実施する試みも行われている。岡安ら［1998、1999］は、既存の尺度を

セルフエフィカシー
バンデューラが提唱した概念。特定の結果を得るために必要な行動を、どの程度うまく行うことができるかという認知。自己効力感が高いほど、問題解決型コーピングが促進される。また、自己効力感を高めることで、健康的な生活習慣を作るための行動変容が促進される。

【A】ストレス症状

パーセンタイル	60	70	80	90	
身体的症状	1以下 2	3	4	5 6	7 8 9 ⑩ 11 12
抑うつ・不安	0	1	2	3 4 ⑤	6 7 8 9以上
不機嫌・怒り	1以下2	3 4	5	6 7 8	⑨ 10 11 12
無力感	2以下	3 4	5	6 7	8 9 ⑩以上

【B】ストレス因

パーセンタイル	60	70	80	90	
先生との関係	1以下	2	3 4	5 6	⑦ 8 9 10以上
友人関係	1以下	2	3	4 5	6 7 8 9 ⑩以上
学業	4以下 5	6	7	8 9	10 ⑪ 12

【C】ソーシャルサポート

パーセンタイル	10	20	30	40	
父親	④	5 6	7 8	9	10 11以上
母親	4 5 6	7 ⑧	9 10	11	12以上
担任教師		④ 5	6 7	8	9 10以上
友だち	4 5 6 7	8 9	⑩	11	12以上

上図の各カテゴリーにおいて、該当する数字を○で囲み、線で結ぶ
多くのカテゴリーにおいて、グレーゾーンにかかる場合には注意が必要とされる

図7　メンタルヘルス・チェックリスト(中学生用)[岡安・高山, 1999]

利用し、メンタルヘルス・チェックリスト（小学生用、中学生用）を開発している。メンタルヘルス・チェックリストはストレッサー、ストレス反応、ソーシャルサポートから構成されている。下位尺度ごとにパーセンタイル値が算出されており、プロフィール図によりこころの健康状態を視覚的かつ客観的にとらえることが可能である（**図7**）。

これらのチェックリストを活用することにより、教師が相談活動において児童生徒のこころの健康状態を簡便に把握することが可能となり、早期の対応が必要と考えられる児童生徒の発見も容易になると思われる［岡安、2001］。

(2) 職業性ストレス

職業性ストレスに関する理論的研究においては、現在までさまざまなモデルが提唱されており、それぞれに基づく尺度が開発されている。カラセック［Karasek,1979］は、従来の職業性ストレス研究において取り上げられてきた仕事の要求に、コントロールの概念を加え、仕事の要求度―コントロールモデル（**図8**）を提唱した。このモデルでは高い仕事の要求と低いコントロールがストレス反応を引き起こすと考える。要求とコントロールの程度を測定する尺度として作成されたのがJob Content Questionnaire（ＪＣＱ）であり、日本語版も作成されている［上畑、1991］。仕事の要求度―コントロールモデルは、これまでの職業性ストレス研究において最も大きな影響力を有するモデルであり、現在でも幅広く使用されている［島津、2001］。

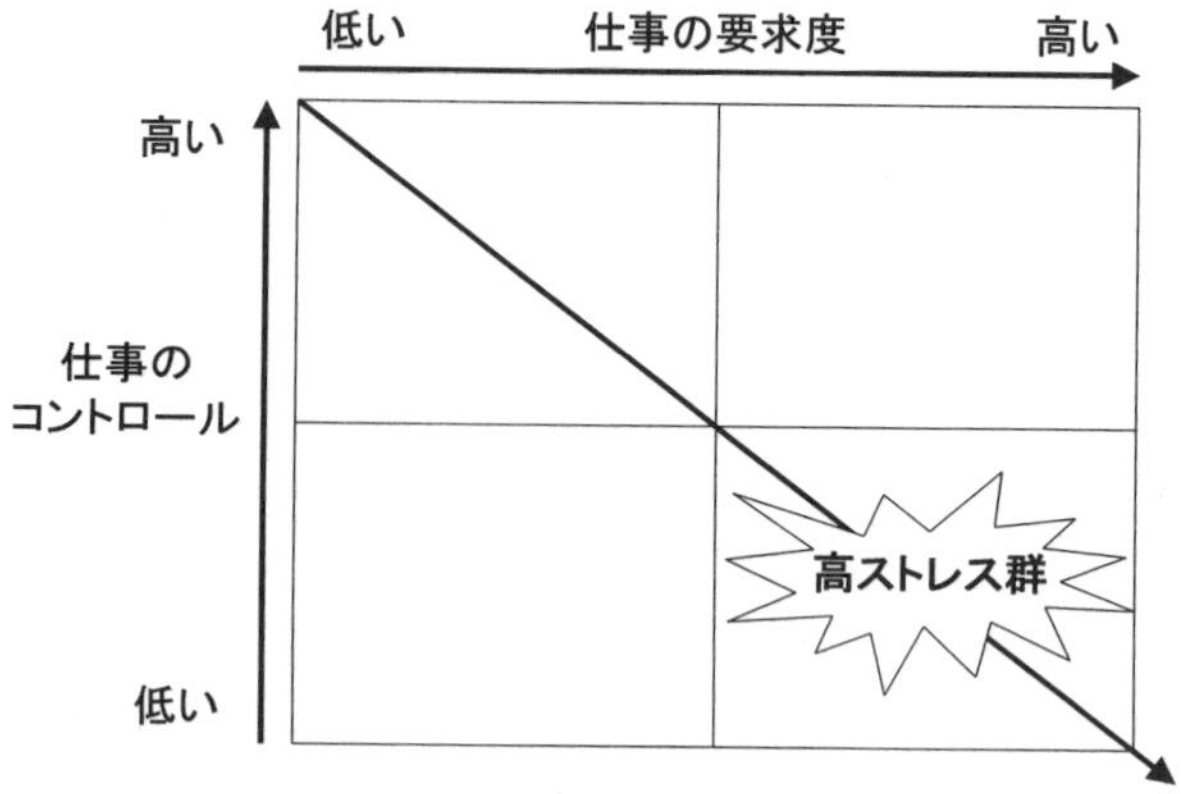

図8　仕事の要求度・コントロールモデル

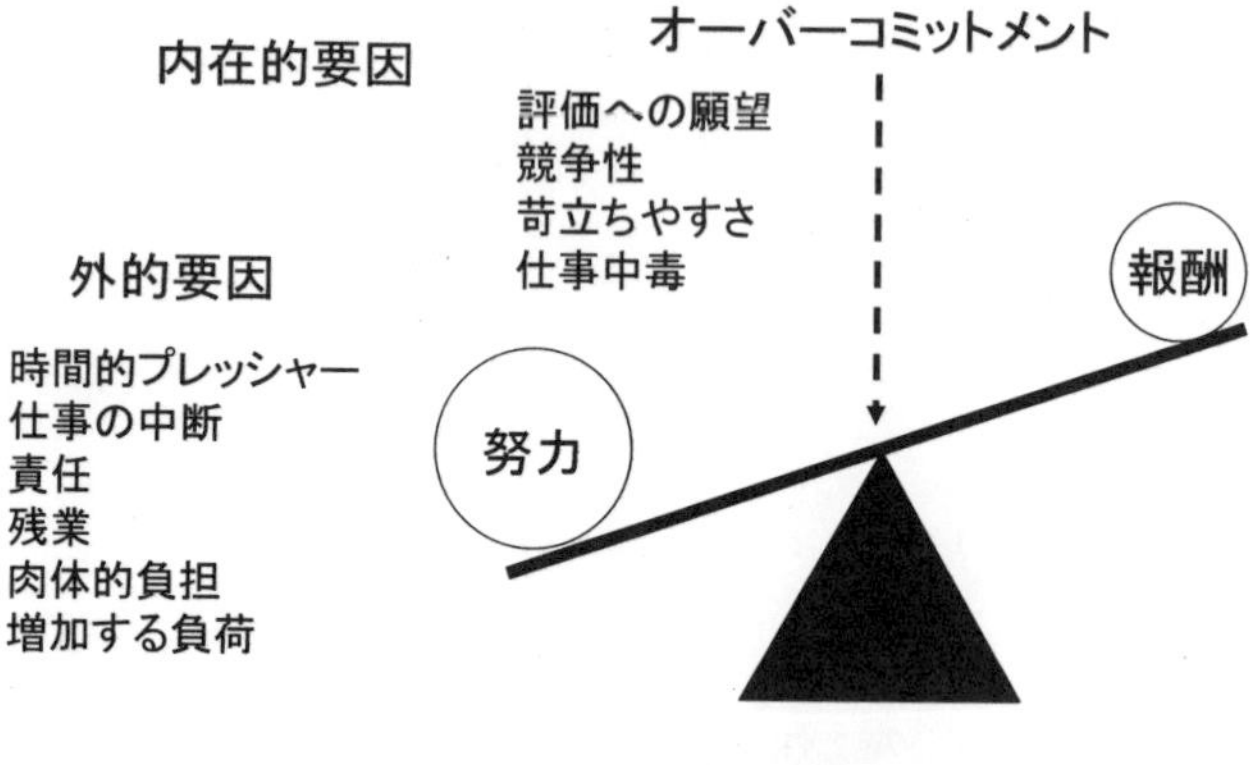

図9　努力―報酬不均衡モデル

仕事の要求度―コントロールモデルをはじめとする従来のモデルを統合して作成された包括的モデルが、米国国立職業安全保健研究所(National Institute for Occupational Safety and Health：NIOSH)が提唱するＮＩＯＳＨ職業性ストレスモデル* [Hurrell & McLaney, 1988] である。このモデルは、職場ストレッサーが個人要因(年齢、性、婚姻状況、勤続年数な

ＮＩＯＳＨ職業性ストレスモデル
→97ページ。

ど）、職場外要因（家庭内の負担）、緩衝要因（ソーシャルサポート）の影響を受け、急性ストレス反応を生起させ、最終的に疾患に至るという過程を想定している。本モデルに基づき作成されたＮＩＯＳＨ職業性ストレス調査票は原谷ほか［1993］により邦訳されており、ストレッサー、ストレス反応、ソーシャルサポート、仕事外の活動、自尊心といったさまざまな要因を測定することが可能である。

近年注目を集めているのが、シーグリスト［Siegrist, 1996］の提唱する努力―報酬不均衡モデルである（**図9**）。このモデルは、報酬（金銭的報酬、心理的報酬、仕事の安定性や見通しなど）と、それを得るために個人が費やした努力との不均衡がストレス反応を引き起こすと考える。また仕事に過度に傾注するような行動形式であるオーバーコミットメントが労働者を不均衡状態に追い詰める個人的要因としてモデルに組み込まれている。努力、報酬、オーバーコミットメントを測定する努力―報酬不均衡モデル調査票は、堤ら［1999］により日本語版が作成されている。努力―報酬不均衡モデルは、仕事の要求度―コントロールとは異なるストレス側面をとらえるものであり、相補的に応用しうることが実証されている［堤、2002］。

またこれらのモデルを基盤とし、多面的に職業性ストレスを測定する我が国独自の調査票も作成されている。職業性ストレス簡易調査票［下光ほか、1998］は、ＪＣＱやＮＩＯＳＨ職業性ストレス調査票を基盤にして作成されており、仕事のストレス要因、ストレス反応、修飾要因（ソーシャルサポート、満足度）に関する項目より作成されている。

また、平成十一年度労働省作業関連疾患の予防に関する研究班［加藤、2000］は、職場環境等の改善による職場でのストレス対策のために「仕事のストレス判定図」を開発している。仕事のストレス判定図は、ＪＣＱ、ＮＩＯＳＨ職業性ストレス調査票、職業性ストレス調査票の三つの調査票に対応可能であり、ある職場のストレスが全国平均に比べ、どのようなストレスの特徴を有しているか、仕事のストレスのためにどの程度健康問題のリスクが増加すると推定されるかを示すことができる。仕事のストレス判定図の結果より、職場環境の改善の手がかりを知ることができる［川上、2002］。例えば、仕事の量的負担が高い場合には、作業方法を効率のよく無駄のないものへと改善することが必要となる。また、そうしたストレス対策の効果判定にも仕事のストレス判定図を利用することができる。

先に紹介したモデルは、職場ストレッサーとストレス反応とを直線的に扱っており、職場ストレッサーからストレス反応の表出に至るまでのプロセスを無視している［川上、1999］。そこで、ラザルスとフォルクマン［1984］の心理的ストレスモデルを基盤として、職場ストレッサーとストレス反応との間に介在する認知的要因やコーピングを測定する試みが近年行われている［小杉、2002］。Job Stress Scale Revised version（JSS-R）［小杉ほか、2003］は、ストレッサー、ストレス反応、コーピングについて測定する多面的な調査票であり、職場ストレッサーの経験からストレス反応の表出に至るまでのプロセスをよりダイナミックに検討することを可能にする。

これらの質問紙により行われた基礎的研究の結果に基づき、職業性ストレスの軽減や職場不適応の早期発見・介入を目的としたストレスマネジメントが試みられている［永田、1999］。

4　おわりに

セリエ［1936］が、ストレスの概念を提唱して以来、ストレスを発生させる条件とこれを測定・観察するための技術や方法が開発されてきた。同様に、ストレス―コーピング過程に関わるさまざまな要因が明らかにされるとともに、それらの役割について数多くの知見が集積され、体系化され、理論化されてきた［Prochaska, 2002］。本稿で紹介したように、この間、職場や学校、家庭、地域など、社会のいろいろな場所において、ストレスの内容も考え方もずいぶん変遷したといえる。ストレスの本質が、主観的で相対的な認知過程の中にあるならば、時代とともにストレスは姿を変えて発現してくるに違いない。

今日、ストレスという言葉を抜きにして、日常の会話が成立しないほど、現代人にとってストレスの問題は身近であり、深刻でもある。これからの社会、ストレスは増えることはあっても、減ることはないと予想される。ストレスマネジメントの基本は、ストレッサーと上手に付き合い、ストレッサーを上手にしのぐことにあるとされる所以であろう［竹中、1996］。

そのためには、ストレスの現象を正しく理解することが大切となる。ストレスの研究は隣接する多くの研究分野と結びついており、それぞれの専門性を結集させることが期待される。

（津田　彰・永冨香織・津田茂子）

引用・参考文献

Abramson, L.Y., Seligman, M.E.P. & Teasdale, J.D. 1978 Learned helplessness in humans：Critique and reformulation. *Journal of Abnormal Psychology*, 87, 49-74.

Beck, A.T. 1976 ***Cognitive therapy and the emotional disorders***. International University Press.（大野裕（訳） 1990 『認知療法』 岩崎学術出版社）

Cannon, W.B. 1932 ***The wisdom of the body***. Norton.

Frankenhaeuser, M. 1986 A psychobiological framework for research on human stress and coping. In Appley, M.H. & Trumbull, R.(Eds.). ***Dynamics of stress.*** Plenum.

福岡県ＳＳＴ研究会（編）1999 『事例で学ぶＳＳＴ 精神科領域における社会生活技能訓練の実際』日総研出版

原谷隆史・川上憲人・荒記俊一 1993 「日本語版ＮＩＯＳＨ職業性ストレス調査票の信頼性および妥当性」 『産業医学』 第35巻（臨時増刊）

林 峻一郎 1993 『「ストレス」の肖像』 中央公論社

Holmes, T.H. & Rahe, R.H. 1967 The social readjustment rating scale. ***Psychosomatic Medicine,*** 11,213-218.

Hurrell, J.J. & Mclaney, M.A. 1988 Exposure to job stress：A new psychometric instrument. ***Scandinavian Journal of Work, Environment, and Health,*** 14（supplement 1）´ 27-28.

石垣琢磨 2001 『幻聴と妄想の認知臨床心理学―精神疾患への症状別アプローチ―』 東京大学出版会

Karasek, R.A. 1979 Job demands, job decision latitude and mental strain：Implications for job redesign. ***Administrative Science Quarterly,*** 24, 285-311.

加藤正明　2000　『労働省平成11年度〝作業関連疾患の予防に関する研究〟労働の場におけるストレス及びその健康影響に関する研究報告書』

加藤　司　2001　「対人ストレス過程の検証」　『教育心理学研究』　第49巻第3号　295-304p.

川上憲人　1999　「職業性ストレスの理論の変遷と現状」『ストレス科学』第13巻第4号　230-237p.

川上憲人　2002　「職場環境等のストレス評価と対策」　『ストレス科学』第16巻第4号　208-215p.

小杉正太郎（編）　2002　『ストレス心理学』　川島書店

小杉正太郎・田中健吾・大塚泰正・種市康太郎・高田未里・河西真知子・佐藤澄子・島津明人・島津美由紀・白井志之夫・鈴木綾子・山手裕子・米原奈緒　2003　「職場ストレススケール改訂版作成の試み（Ⅰ）：ストレッサー尺度・ストレス反応尺度・コーピング尺度の改訂」　『産業ストレス研究』第11巻第3号　175-185p.

Lazarus, R.S. & Folkman, S. 1984 ***Stress, appraisal and coping***. Springer.（本明　寛・春木　豊・織田正美（監訳）　1990　『ストレスの心理学：認知的評価と対処の研究』　実務教育出版）

Liberman, R.P., Jacobs, H., Boone, S., Foy, D., Donahoe, C.P., Falloon, I.R.H., Blackwell, G. & Wallace, C.J. 1988　「分裂病患者の社会適応のための技能訓練」　『精神医学』第30巻第2号　229-239p.

Metalsky, G.I., Abramson, L.Y., Seligman, M.E.P., Semmel, A. & Peterson, C. 1982 Attribution styles and life events in classroom：Vulnerability and invulnerability to depressive mood reactions. ***Journal of Personality and Social Psychology***, 43, 612-617.

三浦正江・上里一郎　2002　「中学生の友人関係における心理的ストレスモデルの構成」　『健康心理学研究』第15巻第1号 1-9p.

三浦正江・上里一郎　2003　「中学校におけるストレスマネジメント・プログラムの実施と効果の検討」　『行動療法研究』第29巻第1号　49-59p.

長根光男　1991　「学校生活における児童の心理的ストレスの分析」　『教育心理学研究』第39巻

第2号 182-185p.

永田頌史 1999「産業とストレス」 河野友信・久保木富房（編） 『現代のエスプリ別冊 現代的ストレスの課題と対応』157-166p.

西川 正 2002 『分裂病治癒者のカルテ』 星和書店

大平英樹 2004 「健康支援のための精神神経免疫学的アプローチ」 津田 彰・馬場園 明（編）『健康支援学 現代のエスプリ』第440号 195-207p.

岡安孝弘 2001 「学校ストレス研究の動向」 『ストレス科学』第16巻第3号 141-148p.

岡安孝弘・嶋田洋徳・丹羽洋子・森 俊夫・矢冨直美 1992 「中学生の学校ストレッサーの評価とストレス反応との関係」 『心理学研究』第63巻第5号 310-318p.

岡安孝弘・嶋田洋徳・坂野雄二 1993 「中学生におけるソーシャル・サポートの学校ストレス軽減効果」 『教育心理学研究』第41巻第3号 302-312p.

岡安孝弘・高山 巌 1999 「中学生用メンタルヘルス・チェックリスト（簡易版）の作成」 『宮崎大学教育学部教育実践研究指導センター研究紀要』第6号 73-84p.

岡安孝弘・由地多恵子・高山 巌 1998 「児童用メンタルヘルス・チェックリスト（簡易版）の作成とその実践的利用」『宮崎大学教育学部教育実践研究指導センター研究紀要』第5号 27-41p.

尾関友佳子・原口雅浩・津田 彰 1994 「大学生の心理的ストレス過程の共分散構造分析」 『健康心理学研究』第7巻第2号 20-36p.

Peterson, C., Maier, S. F. & Seligman, M. E. P. 1993 *Learned Helplessness : A theory of the age of personal control.* Oxford University Press.（津田 彰（監訳）2000『学習性無力感―パーソナルコントロールの時代をひらく理論』 二瓶社）

Prochaska, J.O. 2002 Treating entire population for disease prevention. *Japanese Health Psychology,* 10,1-17.

Rabin, B.S. 1999 ***Stress：Immune function and health***. Willey-Liss.
Seligman, M.E.P. 1975 ***Helplessness：On depression, development and death***. Freeman.
Selye, H. 1936 A syndrome produced by diverse nocuous agents. ***Nature***, 138, 32.（平井久・木村峻（監訳）1985『うつ病の行動学―学習性絶望感とは何か』　誠信書房）
Selye, H. 1976 ***The stress of life***. McGraw-Hill.（杉靖三郎・田多井吉之介・藤井尚治・竹宮隆（訳）1988『現代社会とストレス』　法政大学出版局）
嶋田洋徳　1996　「中学生におけるセルフ・エフィカシーの学校ストレス軽減効果」　『ヒューマンサイエンスリサーチ』第5号　55-68p.
嶋田洋徳　2003　「中学生における社会的スキル訓練が心理的ストレス反応に及ぼす影響」　『行動療法研究』第29巻第1号　37-48p.
島津明人　2001　「職業性ストレス：理論モデルと実証研究」　『ストレス科学』第16巻第3号　133-140p.
島井哲志（編）　2002　「ストレスの健康心理学」『健康心理学　現代のエスプリ』第425号　37-46p.
下光輝一・横山和仁・大野 裕・丸田俊雅・谷川 武　1998　『職場におけるストレス測定のための簡便な調査票の作成』　加藤正明　『労働省平成11年度〝作業関連疾患の予防に関する研究〟労働の場におけるストレス及びその健康影響に関する研究報告書』107-115p.
Siegrist, J. 1996 Adverse health effects of high effort/ low reward conditions. ***Journal of Occupational Health Psychology***, 1, 27-41.
Steptoe, A. 1991 The links between stress and illness. ***Journal of Psychosomatic Research***, 35, 633-644
Steptoe, A. & Appels, A. 1989 ***Stress, personal control and health***. Willey.（津田彰（監訳）1995　『ストレス、健康とパーソナル・コントロール』　二瓶社）
田多井吉之介　1980　『新版ストレス―その学説と健康設計への応用―』　創元社

竹中晃二（編） 1996 『子どものためのストレスマネジメント教育―対症療法から予防措置への転換―』 北大路書房
竹中晃二・児玉昌久・田中宏二・山田冨美雄・岡浩一朗 1994 「小学校におけるストレスマネジメント教育の効果」 『健康心理学研究』第7巻第2号、11-19p.
丹野義彦 2001 『エビデンス臨床心理学』 日本評論社
戸ヶ崎泰子・坂野雄二 1997 「中学生の社会的スキルと学校ストレスとの関係」 『健康心理学研究』第10巻第1号 23-32p.
藤南佳代・園田明人 1994 「ストレス反応に及ぼすストレッサー経験量と楽観性の効果」 『心理学研究』第65巻第4号 312-320p.
津田 彰 1992 「ストレスの実体に迫る」 磯 博行・杉岡幸三（編） 『動物実験心理学セッション』 二瓶社
津田 彰 2001 「因果関係を探る科学的研究―生理学的研究」 下山晴彦・丹野義彦（編） 『講座臨床心理学』第2巻 東京大学出版会
津田 彰・牧田 潔・津田茂子 2001 a 「ストレスはどのように健康を左右するのか：その心理社会生物学的メカニズム」 『行動医学研究』第7巻第2号 91-96p.
津田 彰・岡村尚昌・永富香織・津田茂子 2001 b 「心理的ストレス研究の最近の動向」 『ストレス科学』第16巻第1号 3-15p.
Tsuda, A. & Tanaka, M. 1990 Neurochemical characteristics of rats exposed to activity stress. In Hernandez, D.E. & Glavin, G.(Eds.), *Neurobiology of stress ulcers*. New York Academy of Sciences
津田 彰・津田茂子・池田京子 1997 「ストレスのメカニズムとコーピング」 山田冨美雄（編） 『医療の行動科学Ⅰ』 北大路書房
堤 明純 2002 「仕事における努力―報酬不均衡：新しい理論モデルの適用」 『ストレス科学』

第16巻第4号　216-220p.
堤　明純・野口　涼・安藤英雄・宮崎勇三・鹿野美穂子・末永隆次郎・石竹達也・的場恒孝　1999「新しい職業性ストレス評価尺度：日本語版「努力―報酬不均衡モデル」調査票の使用経験―信頼性と妥当性の検討―」　『産業衛生学雑誌』第41巻（臨時増刊）6p.
Wells, A. & Matthews, G. 1994 Attention and emotion/*A clinical perspective.* Lawrence Erlbaum（箱田裕司・津田　彰・丹野義彦（監訳）　2002　『心理臨床の認知心理学―感情障害の認知モデル』培風館）
矢島潤平・津田　彰・桑波田　卓・山田茂人　2002　「メンタルストレスによる精神神経免疫学的変化と精神健康度との関連性」　『行動医学研究』第8巻第1号　17-22p.
山下　格　1987　「ストレスと心身相関」　『臨床精神医学』第16巻第7号　1099-1105p.
Zubin, J. & Spring, B. 1977 Vulnerability I A new view of schizophrenia. *Journal of Abnormal Psychology,* 86, 103-126.

第2節　現在までのストレス対処の概要

1　ストレス対処（コーピングの概念）

これまでの心理的ストレスに関する研究においては、ストレス反応表出の個人差には、ストレスへの対処方法（コーピング*）の差異が強く関与していることが明らかにされている［Lazarus & Folkman, 1984／Aldwin, 1994］。

このコーピングの定義に関しては、さまざまな学問領域の立場から多くの研究者によって論じられてきたが、ラザルス*とフォルクマン［Lazarus & Folkman,1984］による「負荷をもたらす、もしくは個人のあらゆる資源を超えたものとして評定された特定の外的、内的な要求に対応するためになされる、絶えず変動する認知的、行動的な努力」という定義や、コックスとファーガソン［Cox & Ferguson,1991］による「環境とのストレスフルな相互作用に続いて生じた情動を処理し、個人的な統制感を高めることを第一の目的とした、意図的な行動あるいは認知であり、問題解決や再評価、回避などの効果を生むために実行

コーピング
↓9ページ。

ラザルス（Lazarus）
↓15ページ。

される方略である」という定義が最も広く受け入れられている。本邦では、坂田［1989］の「心理的ストレス反応*の軽減を目的とした行動」といったより簡潔な定義などがある。

コーピングという概念そのものは、人間の葛藤場面における否認や知性化といった防衛機制*の理論の中で概念化されてきたが［Zeider & Endler, 1996］、一九六〇年代に入ると、コーピングは、脅威事態に対応するために行われる「意識化された行動」としてとらえられるようになり、ストレスという状態像との関連性を検討しようとする試みが行われ始めた［Sidle et al., 1969］。

その一方で、これらの流れとは別に、コーピングを「性格特性」の一部としてとらえ、無意識的に行われる行動をも含めてその基本的な次元について検討を行った研究［Byrne, 1961］、あるいは、コーピングを脅威刺激に対する接近―回避などといった顕在化した「行動的反応」としてとらえ、実験心理学の領域における概念化に関して検討を行った研究［Levine & Ursin, 1980］などがある。さらに、最近の研究の流れに至るまでには、コーピングを顕在化した行動的反応だけではなく、事態の肯定的解釈やあきらめなどといったような認知的反応を含む概念としてとらえた研究が多く見受けられるようになってきた［Lazarus & Folkman, 1984］。

そこで本節では、ストレスコーピングに関するこれまでの研究を概観し、今後のストレスマネジメントのあり方を考える一環として、基礎的なストレスコーピングの視点について考えることにする。

心理的ストレス反応

心理的ストレスの研究領域では、ストレスのもつ多義的な要素を区別するために、内外の環境刺激を「ストレッサー」、ストレッサーが引き起こす心理的な反応を「心理的ストレス反応」と呼ぶことが多い。

防衛機制

強い葛藤を感じる、身体的および社会的な脅威にさらされる、自己の存在を否定されるなどのように、自我が脅かされたとき、直接的な欲求の充足を求める衝動に対抗するとともに、不安の発生を防ぎ、心の安定と調和を図るためにとられる自我による無意識の調整機能のことを「防衛」と呼ぶ。このためにとられる手段を「防衛機制」という。代表的なものとして、抑圧、退行、合理化、投影、反動形成などがあげられる。

2 コーピングの測定に関する考え方

心理的ストレスに関する研究領域においては、コーピングは、環境刺激（ストレッサー）の生起とそれによって引き起こされるさまざまなストレス反応の表出を規定する重要な要因の一つと考えられ、多くの検討が行われてきた。このコーピングの測定に関する従来の研究においては、その基本的な前提として大きく二つの考え方があると考えられる。

コーピングの測定に関する第一の考え方は、コーピングを一つの独立した行動としてとらえるアプローチである。この考え方は、先に述べたバーン［Byrne,1961］の研究*のとらえ方に類似しており、コーピング行動そのものの測定することやコーピングのパターンやスタイルの分類を試みること、および、特定のコーピング行動とストレス反応との直接的な関連性を検討することを目的としていることが多い。たとえば、加藤［2000］は、大学生を対象とした研究において、対人ストレスイベントに対するコーピングの個人差の測定を試みている。また、名倉・橋本［1999］は、コーピング行動そのものと心身の健康度との関連性を、患者群と健常群の比較を行うことによって検討している。さらに、高田・小杉［2003］は、産業場面におけるコーピング方略とストレス反応の関連性について検討を行っている。

このようなコーピング測定の考え方に基づいた研究では、コーピングを環境や状況から独立した行動として一次元上でとらえており（特定の環境や状況を質的に同じ場面として

バーンの研究
コーピングを性格特性の一部としてとらえ、ストレッサーがどのような質のものであったとしても、同一個人はいつも同一のコーピングを行うと考えるところに特徴がある。

絞り込んでいる研究を含む）、コーピング行動の個人差や性差を記述することに重点を置いているものが多い。したがって、コーピング行動の特徴を「対象別に記述すること」を目的とする研究が多いことが特徴としてあげられる［奥村ほか、2002／佐々木・山崎、2002／竹内、1996など］。

コーピングの測定に関する第二の考え方は、コーピングを個人が置かれた状況の変化によって変動するプロセスとしてとらえるアプローチである。この考え方は、先に述べたレヴィンとユージン［Levin & Ursin, 1980］の研究*のとらえ方にその先駆けを見ることができるが、コーピングを状況から独立した一つの行動ととらえるのではなく、コーピングを脅威的な環境や状況（ストレッサー）に依存した一種の「反応」としてとらえている。したがって、人間と環境との間にトランスアクショナルな流れを仮定した上で、環境刺激とコーピングとの関連性を検討すること、環境刺激とコーピング方略、ストレス反応との関連性を検討すること、および、環境刺激を先行する変数に据えてコーピング方略やストレス反応の継時的変化を検討することを目的とすることが多い。

たとえば、神藤［1998］は、中学生を対象として学業場面を取り上げ、ストレッサーの経験、コーピングの実行を経て、ストレス反応に至るまでのプロセスを解明することを試みている。また、嶋田［1998］は、小中学生を対象として、ストレッサー、コーピング、ストレス反応の組み合わせを検討し、ストレス反応を指標としながら、特定のストレス状況におけるコーピングの有効性を検討している。さらに、鈴木ら［2001］は、大学生のテスト場面をストレッサーとして取り上げ、それに対するコーピング行動の継時的変化とス

レヴィンとユージンの研究
コーピングをストレッサーに対する反応ととらえ、たとえ同一個人であったとしても、ストレッサーの質によってコーピングは変化すると考えるところに特徴がある。

トレス反応との関連性について検討を行っている。

このようなコーピング測定の考え方に基づいた研究では、コーピングをストレス反応が生じるに至るまでの動的なプロセスにおける媒介変数、あるいは仲介変数としてとらえており、心理的ストレスのプロセス全体を包括的に記述することに重点が置かれているものが多い。したがって、コーピング行動の特徴を踏まえて、他の認知的評価*などの変数とともに、「心理的ストレスのモデルを検証すること」を目的とする研究が多いことが特徴としてあげられる［嶋田、1998／神藤、1998／三浦、2002など］。

3　コーピングの選択と有効性

ストレスコーピングの概念は、その定義が多様になるにつれて、その検討方法やストレス研究における位置づけも多様になる傾向にある。また、その測定方法に関しても、複数の諸変数を同時期に測定する方法や因果関係を明確にする実験的方法に加え、レトロスペクティブ（回顧的：現時点からさかのぼる）、あるいは、プロスペクティブ（予測的：現時点からおいかける）な観点から縦断的な測定を行う方法［三浦ほか、1997など］などが行われている。しかしながら、その背景に心理的ストレスプロセスを仮定し、そのプロセスにおけるコーピングの機能的側面や有効性を検討しようとする発想は共通している。

これらの研究で測定される変数は、コーピングの他にストレッサー、認知的評価、ストレス反応などであることが多く、ストレスモデルにおけるそれらの変数の相関関係の記述

認知的評価

心理的ストレスモデルにおいては、心理（社会）的ストレッサーは、それ自体が直接的にストレス反応を引き起こすことはなく、個人の「認知的評価」の過程が関与していると考える。この認知的評価には、以下の三段階があることが想定されている。①刺激を知覚したとき、個人の欲求や期待に照らし合わせて重要であり意味があるのかの認知的評価、②その刺激が自分にとって意味がある場合に、刺激に対する有害性の認知的評価、③その刺激が有害であると認知された場合に、それをコーピングによって除去したり、その影響性を減少させることができるか（コントロール可能性）の認知的評価である。特に①②は一次的評価、③は二次的評価と呼ばれる。

を中心に検討が行われてきた。その一方で、コーピングが心理的ストレス過程においてどのような役割を果たしているのか、つまりその機能的側面を明らかにするためには、それまでのコーピング研究の方法論に加えて、さらに多面的な検討を行う必要性が指摘されるようになってきた［三浦、2002］。

例えば、近年の研究においては、ストレス状況の質的な差異によって選択されるコーピングが異なること、あるいはストレス状況の変化によってコーピングが実行される程度が変化することなどが改めて確認されている［三浦・坂野、1996など］。また、コーピングの効果や有効性の評価は、状況に対する認知的評価との相互作用によって規定される割合が大きいこと（goodness of fit hypothesis*）や、直面するストレス状況の時間的変化に伴って、同じコーピング行動であってもその有効性の評価が大きく変動することなどが数多く実証されるようになってきた［大迫、1994／鈴木ほか、1998など］。

さらに、私たちが日常生活においてストレッサーに対処する際には、同一のストレッサーに対しても単一のコーピング行動のみを用いているわけではないこと、すなわち、ある問題に直面した時に、「問題解決に積極的に取り組む一方で、そのような嫌なことを考えないようにする」などのように、その機能が異なると予測される複数のコーピング行動を組み合わせて行っていることを鑑み、これを踏まえた研究の必要性が指摘されるようになった［三浦ほか、1998／神村ほか、1995など］。

このような指摘を受けて、コーピングとストレス反応の関連性に関して考える際には、どのような状況においてどのようなコーピング行動を多く行う傾向にあるのかという従来

goodness of fit hypothesis
状況に対するコントロール可能性とコーピングの適合の良さがストレス反応を低減するという仮説。この仮説では、状況に対するコントロール可能性を低く評定したとき（たとえば、家族の死別や災害など）には情動焦点型コーピングの採用が、コントロール可能性を高く評定したとき（たとえば、日常的な仕事や人間関係など）には問題焦点型コーピングの採用が、ストレス反応を低減するために有効であるとされる。

の考え方に加え、単一のコーピング行動の効果を独立して検討するだけでなく、複数のコーピング行動の組み合わせパターンに注目した研究も見受けられるようになった。そのような研究においては、まずクラスター分析*などを用いてコーピング行動の組み合わせのパターンの個人差を記述し、そのコーピングの組み合わせパターンを中心としてストレス反応などの諸変数との関連性の検討が行われているものが多い［児玉ほか、1994／三浦・坂野、1996など］。このようなアプローチ方法を用いている研究を概観すると、特定のストレッサーに対して、単一のコーピング行動を用いるというよりも、むしろ複数の種類のコーピングを同時に用いることが多いこと［尾関ほか、1991／坂田、1989］、同一のストレッサーに対しても、コーピングパターンのあり方は個人差が非常に大きいこと、さらに、個人のコーピングパターンの中にも、コーピングの種類によってストレス反応の表出に及ぼす影響には強弱があることが明らかにされている［嶋田ほか、1995／三浦ほか、1998］。

これらのことから、コーピングが心理的ストレス過程においてどのような機能を果たしているかを明らかにするためには、コーピングとストレス反応との直接的な関連性の検討だけではなく、コーピングをストレッサーの影響下にある要因（変数）としてとらえ、さまざまな種類のコーピングをどのように組み合わせて実行するのか、あるいは、それぞれのコーピングをどのようなバランスで行うかといった観点からの検討が必要であるということができる［三浦ほか、1998］。

クラスター分析

多変量解析の一つで、対象物（データの集まり）を、「似ている」とか「近い」といったサンプルの類似度（距離の近さ）によって、いくつかのグループ（クラスター）に分類するデータ分析／分類手法の総称。

4　コーピング選択の柔軟性

これらのコーピングに関する研究の展開は、コーピングの一側面の記述的な研究から、より現実場面に近い包括的な研究への展開であるということも可能である。このような流れの中で、近年の研究においては、さまざまなコーピング行動の多様性をストレス状況に応じて、適切なコーピングを選択するコーピング実行の「柔軟性」に着目した研究が行われている。この考え方に立脚した研究は、さらに現実場面の再現に大きく寄与することが期待される。コーピング選択の柔軟性を検討した研究では、単なるコーピング方略やレパートリーの豊富さだけではなく、さまざまなストレスフルな状況において、適切な（ストレス反応などの低減に有効な）コーピングを選択できるかどうかが重視されている。最近のわが国における研究においても、コーピングの柔軟性に関する概念が取り上げられるようになり、さまざまなストレスフルな状況において、いかに適切なコーピングを選択するかという点に関心が向けられるようになった。

例えば、加藤［2001］は、大学生を対象として、コーピングの柔軟性と抑うつ症状との関連性について検討を行っている。その結果、コーピングの柔軟性の高さが抑うつ傾向の低さと関連することを報告している。この加藤［2001］の柔軟性の定義は、「あるストレスフルな状況下で用いたコーピングがうまく機能しなかった場合、効果的でなかったコーピングの使用を断念し、新たなコーピングを用いる能力」とされており、コーピングの選択に関する柔軟性に着目している。

その一方で、チェン［Cheng, 2001］は、日常的に経験するストレッサー、ストレッサーに対するコントロール感の評価（認知的評価）、採用したコーピング、コーピングの効果の評価を詳細に測定した。そして、これらの測定変数を包括的に整理する中から、

①コントロール感の評価と採用したコーピングの選択においていずれも柔軟なタイプ

②コントロール感を常に高く評価し、コーピングの採用は問題解決型に固執するタイプ（タイプA者を含む）

③コントロール感を常に低く評価し、コーピングの採用は情動焦点型に固執するタイプ（悲観主義で抑うつ的）

④コントロール感の評価は柔軟であるが、コーピングの採用は問題解決型に固執するタイプ

⑤コントロール感の評価は常に低く評価するが、コーピングの採用は柔軟なタイプ

があることを見出した。すなわち、ストレス状況に対する認知的評価の柔軟性と、コーピングの選択に関する柔軟性の二つの側面の「柔軟性」を問題としていることになる。チェン［2001］の報告では、その両者において柔軟性を高く有すると、最もストレス反応の表出が少ないことが明らかにされている。

5　有効なストレスマネジメント教育の構築に向けて

本節においては、ストレスコーピングに関するこれまでの研究を概観してきた。その結果、コーピングに関する研究は、単一のコーピング行動が有する効果の独立した検討だけではなく、コーピングの組み合わせパターンや柔軟性などのアプローチを用いて、より多面的に検討することが重要な視点となると考えられる。すなわち、個人のストレス反応を軽減し、そのストレス耐性を高めることを考える際には、コーピングの多様性を身につけ、それをストレス状況に応じて適切に使い分けることができるようにすることが、最も有用な視点であるということができる。

島井・嶋田［2001］は、このような視点から、心理的ストレスに対するセルフ・マネジメント力の向上を目指したセルフヘルプガイドを作成した。ストレスコーピングに関しては、まず自分自身のコーピングの現状を知ること（セルフ・モニタリング*）、それを八種類のコーピング方略（問題焦点―情動焦点の軸、関与―回避の軸、認知―行動の軸の組み合わせ、次頁**表1**）のパターンに照らし合わせて自分が採用しにくいコーピング方略とその特徴を知ること、直面したストレッサーの質的側面に着目しながらそれらのコーピング方略を柔軟に選択すること、直面したストレッサーそのもののコントロール感を高めたり柔軟にとらえたりすることを強調している。

さらにこのセルフヘルプガイドの特徴としてあげられることは、ステージ理論*を採用している点である。ガイドは、導入編と実践編に分かれており、導入編の最後に、ストレスのセルフコントロールを必要としているかどうかを問い、その対象者のステージによって、どのように活用すればよいかの記述がある。また、小野ら［2003］は、このセルフヘルプ

セルフ・モニタリング
自分の行動がどのような頻度で、またどのような状況で生じているのかを客観的に、観察、記録、評価することによって自分の振る舞いに対する気づきを深める方法のこと。

ステージ理論
第3章1・2・3節を参照。

ガイドを、実際にストレスマネジメントの指導に携わる指導者に、研修会を実施し、その有用性の確認を行っている。

6 まとめ

一方で、これまでの臨床領域で行われてきたストレスマネジメントは、当該の症状や障害そのものに対するコーピングや、それらの症状や障害によってもたらされる二次的な生活上の問題に対するコーピングが問題とされてきており、実際にそのような観点からの援助が中心に行われてきている。すなわち、当該の特定の症状や不適応行動の変容を目指すという「治療的な」意味合いに重点が置かれてきたということができる。

ところが、ストレスマネジメント教育が目指すのは、治療的な意味合いよりも、「予防的な」意味合いが大きいことは周知の事実である。また、複雑な社会や時代を背景として、健康教育、特にストレスマネジメント教育の必要性は、今後ますます大きくなっていくことが予想される。したがって、先述したとおり、コーピングの多様性を身につけ、それをストレス状況に応じて適切に使い分けることができるようにする（ストレス状況に対する柔軟なとらえ方を含む）という観点を持ってストレスマネジメント教育を実践していくことが重要であると考えられる。さらに、コーピング行動の有する機能的側面をストレスプロセスの文脈において詳細に検討していくことによって、ある特定のコーピング行動の選択のみにこだわらなくても、同様の機能を持つと考えられる、より日常的に行うことので

問題ー情動	問題焦点型				情動焦点型			
関与ー回避	関与型		回避型		関与型		回避型	
認知ー行動	認知型	行動型	認知型	行動型	認知型	行動型	認知型	行動型
方略名	計画立案	情報収集	あきらめ	責任回避	肯定的思考	カタルシス	思考回避	気晴らし
具体例	問題解決の計画を立てる	情報を集める	あきらめる	責任を逃れる	良い面を探す	誰かに話を聞いてもらう	くよくよ考えないようにする	気晴らしをする

表1　コーピング方略の8分類

きるコーピング行動にも目を向けることが可能になると考えられる。このような視点から日常的なコーピングレパートリーの充実を図ることができれば、ストレスマネジメント教育の実践上の有用性が高まることが期待される。

（嶋田洋徳・小野久美子）

引用・参考文献

Aldwin, C. M. 1994 *Stress, coping, and development : Testing and interpreting interaction*. London : Sage.

Byrne, D. 1961 The repression-sensitization scale : Rationale, reliability, and validity. *Journal of Personality*, 20, 226-232.

Cheng, C. 2001 Assessing coping flexibility in real-life and laboratory settings : A multimethod approach. *Journal of Personality and Social Psychology*, 80, 814-833.

Cox, T. & Ferguson, E. 1991 Individual differences, stress and coping. In C. L. Cooper, & R. Payne (Eds.), *Personality and stress : Individual differences in the stress process*. Chichester : John Wiley, Pp. 7-30.

神村栄一・海老原由香・佐藤健二・戸ヶ崎泰子・坂野雄二　1995　「コーピング方略の３次元モデルの検討と新しい尺度（ＴＡＣ―24）の作成」　『教育相談研究』第33号 41-47p.

加藤　司　2000　「大学生用対人ストレスコーピング尺度の作成」　『教育心理学研究』第48号　225-234p.

加藤　司　2001　「コーピングの柔軟性と抑うつ傾向との関係」　『心理学研究』第72号　57-63p.

児玉昌久・片柳弘司・嶋田洋徳・坂野雄二　1994　「大学生におけるストレスコーピングと自動思考、状態不安、および抑うつ症状との関連」『ヒューマンサイエンス』第7号　14-26p.
Lazarus, R. S. & Folkman, S. 1984 *Stress, appraisal, and coping.* New York : Springer.
Levine, S. & Ursin, H. 1980 *Coping and health.* New York : Plenum.
三浦正江　2002　『中学生の学校生活における心理的ストレスに関する研究』　風間書房
三浦正江・坂野雄二　1996　「中学生における心理的ストレスの継時的変化」　『教育心理学研究』第44号　368-378p.
三浦正江・坂野雄二・上里一郎　1998　「中学生が学校ストレッサーに対して行うコーピングパターンとストレス反応の関連」　『ヒューマンサイエンスリサーチ』第7号　177-190p.
三浦正江・嶋田洋徳・坂野雄二　1997　「中学生におけるテスト不安の継時的変化：心理的ストレスの観点から」　『教育心理学研究』第45号　31-40p.
名倉祥文・橋本　宰　1999　「ストレス・コーピングが心身の健康度に及ぼす影響について」　『同志社心理』第46号　23-31p.
奥村亮子・青山みどり・広瀬規代美・中西陽子・二渡玉江　2002　「成人看護学実習における学生のストレス・コーピングの縦断的検討」　『群馬県立医療短期大学紀要』第9号　49-56p.
小野久美子・嶋田洋徳・島井哲志・大竹恵子・川瀬英理・平木典子　2003　「ストレスコーピングのための指導者養成プログラム作成の試み(1)：ワークショップ開催時のアンケート結果から」『日本行動医学会第10回学術総会抄録集』第47号
大迫秀樹　1994　「高校生のストレスコーピング行動の状況による多様性とその有効性」　『健康心理学研究』第7号　26-34p.
尾関友佳子・原口雅浩・津田　彰　1991　「大学生の生活ストレッサー、コーピング、パーソナリティとストレス反応」　『健康心理学研究』第4巻第2号　1-9p.

坂田正輝　1989　「心理的ストレスに関する一研究：コーピング尺度（ＳＣＳ）作成の試み」　『早稲田大学教育学部学術研究：教育・社会教育・教育心理・体育編』第38号　61-72p.

佐々木 恵・山崎勝之　2002　「コーピング尺度（ＧＣＱ）特性版の作成および信頼性・妥当性の検討」『日本公衆衛生雑誌』第49号　399-408p.

嶋田洋徳　1998　『小中学生の心理的ストレスと学校不適応に関する研究』　風間書房

嶋田洋徳・秋山香澄・三浦正江・岡安孝弘・坂野雄二・上里一郎　1995　「小学生のコーピングパターンとストレス反応との関連」　『日本教育心理学会第37回総会発表論文集』556p.

島井哲志・嶋田洋徳　2001　『イライラのマネジメント』　法研

神藤貴昭　1998　「中学生の学業ストレッサーとコーピング方略がストレス反応及び自己成長感・学習意欲に与える影響」　『教育心理学研究』第46号　442-451p.

Sidle, A., Moos, R., Adams, J. & Cady, P. 1969 Development of a coping scale. *Archive General Psychiatry*, 20, 226-232.

鈴木伸一・熊野宏昭・坂野雄二　1998　「ストレス対処過程における effort,　distress 次元が心理・生理的反応に及ぼす影響」　『心身医学』第38号　597-605p.

鈴木伸一・嶋田洋徳・坂野雄二　2001　「テストへの対処行動の継時的変化とストレス状態との関連」　『心理学研究』第72号　290-297p.

高田未里・小杉正太郎　2003　「コーピング方略の組み合わせが企業従業員の心理的ストレス反応に及ぼす影響」　『産業衛生学雑誌』　第45号　236p.

竹内登美子　1996　「看護学生用ストレス・コーピング尺度の作成（その１）―因子分析による内的信頼性・妥当性の検討―」　『日本看護研究学会雑誌』第19巻第２号　25-34p.

Zeider, M. & Endler, N. S. 1996 *Handbook of coping: Theory, research and application*. New York: John Wiley & Son.

第3節　米国におけるストレスとストレスマネジメント——現在の状況

本節の目的は、ストレスそのものについて、またストレスに関わる理論および研究、そしてそれらの適用に関して私たちが理解していることについて、米国の現状に照らして概観することである。1では、長く問題となっているストレスとその関連用語の定義、ストレスの蔓延程度、そしてストレスが様々な集団や職業の人々にどのような影響を与えるかについて議論する。2では、特に、近年、研究が発展してきたストレスとテロリズムに関して検討を行い、加えて、一般の人々におけるストレスマネジメント技法について考察する。3では、ストレスマネジメントと疾病について議論し、4では、ある会社がストレスについて企業に勤務する人々に教育を行うために、どのようにインターネット科学技術の力を利用しているのかについて記述する。

セリエ［Selye, 1956］が述べたように、ストレスは非常に複雑な現象である。ストレスは、様々な定義がなされてきたが、簡潔に言えば、日常生活における消耗のことであり、もう少し専門的に言うならば、人における主観的で内的および外的な要求、またはプレッシャーに対する身体的・心理的反応である。私たちは、要求に反応するために、身体的・感情的資源または対処スキルを動員する。このようなストレスやプレッシャー、または緊張に対する身体の慢性反応は、焦燥感、怒り、不安、抑うつ、疲労、頭痛、腹痛、高血圧、片頭痛、潰瘍および心臓発作を引き起こし、ゆくゆくは、ガンのようなさらに深刻な病気を引き起こす。「ストレス」という用語とディストレス、ユーストレス*などの関連用語が多様な意味を持つこと、および精神神経免疫学が発展したことから、マキュウェン［McEwen, 2002］は、「アロスタシス（allostasis）」あるいは「アロスタティック・ロード（allostatic load）」という用語を用いた*。これらの用語は、おそらく将来に専門用語として定着するであろうが、本質的には、単にストレスの類義語である。ストレス、またはアロスタティック・ロードは、人の対処スキルと身体に対する要求との間に不一致があるときに経験される。その結果として、ストレス反応や健康障害が始まる。

ミラー、スミス、ロススタイン［Miller, Smith & Rothstein, 1993］によれば、ストレスは、急性ストレス、頻繁《ひんぱん》に生じる強い急性ストレス、慢性ストレス、外傷性ストレスの四つの異なる形で生じると指摘されている。急性ストレスとは、ほとんどの人が、どのようなときでも経験するもので、短期的であり、通常コントロールすることができる。頻繁に生じる強い急性ストレスは、より深刻で、一般的なライフスタイルの再調整と専門家の支援が必要となる。慢性ストレスは、個人が適切に対処できずに継続するため、最も深刻なストレスであり、抵抗が不調に終わり、専門家の支援が得られない場合、疾病状態に陥る。外傷性ストレスは、重大な急性ストレスの結果生じる。外傷性ストレスは、今日では、心

ディストレスとユーストレス

ディストレスとは、心や身体が不快になったり、病気を引き起こすストレスのことを意味し、一方ユーストレスは、心や身体が快と感じたり、治癒的に働くストレスのことを意味する。

アロスタシスとアロスタティック・ロード

アロスタシス（allostasis, 動的適応能）とは、ホメオスタシスを維持するために起こる変化のことを意味し、急性のストレスに適応するプロセスを説明するものである。アロスタティック・ロード（allostatic load）とは、アロスタシスを妨害する因子であり、ストレスがアロスタシスの適応できる範囲を越えるとアロスタティック・ロードが蓄積され、病気などの不適応が起こると考えられている。

的外傷後ストレス障害（Post Traumatic Stress Disorder）、または頭文字をとってＰＴＳＤという用語でしばしば呼ばれている。

ストレスが個人のパフォーマンスに影響を与えることを示している研究は、多岐にわたって多領域で行われており、多くの科学論文が生み出されてきた。どのような職種においても、ストレスはパフォーマンスに影響を及ぼす。最も多く調査の対象となっている職業は、ビジネス／産業、スポーツ、教育、および医学や看護を含む健康関連の専門家である。これらの人々を対象とした研究から多くのことを学んでいる。研究結果を以下に要約する。

・心拍数の増加、血圧の上昇、呼吸困難、震えなどを含む生理学的変化
・感情的反応（恐怖、不安、怒り、抑うつ、および欲求不満）
・動機づけの低下
・注意の低下や集中不能、意思決定障害などを含む認知的影響
・末梢からの手がかりに対しての反応時間が長くなること、持続的注意の減少
・社会的行動の変化、チームワークの欠如
・他者を援助するなどの向社会的行動の減少
・疾病に対する免疫の低下［Miller et al, 1993］

米国人の50％が、ストレスによって、健康を害していることこそが総合的なコストである。医学的研究によると、病気や疾患の90％がストレスと関連しており、ストレスは、六つの死因、すなわち心疾患、ガン、肺の病気、偶発症候、肝硬変および自殺に関連する

(http://www.stressdirections.com)。したがって、米国において、ストレスによる経済的損失は、生活の質と同様に、莫大であり、深刻な問題となっている。

1　一般の集団を対象としたストレスマネジメント

イースターブルック［Easterbrook, 2003］は、『進歩のパラドックス：人々がさらに不快になる一方で生活はどのように向上するか（The Progress Paradox: *How Life Gets Better While People Feel Worse*）』という著作の中で、中流階級の米国人は、これまでにない裕福さ、科学技術の進歩、および贅沢さを享受しているにもかかわらず、彼らは、日常生活の中でストレス経験を増加させていると述べている。多くの米国人は、彼らの親よりも豊かな生活を送るようになったが、抑うつやストレスはここ数十年で広く蔓延するようになり、世論調査によれば、人々は、将来において、子どもの幸せを懸念している。ストレッサーとして、経済的懸念、テロリズムに関する恐怖、戦争、犯罪、暴力、個人の安全を他者に脅かされること、社会的孤立感、孤独、そして家族や宗教的価値観、絆の衰退などが報告されている。さらに、ますます複雑になる環境は、「選択不安」とされる事柄を生み出し、そこでは、膨大な社会の選択権が負担となり［Easterbrook, 2003］、また個人の自由度が過剰になることがストレスフルな暴虐として経験されるのである［Schwartz, 2000］。

ストレスはまた、ここ一〇年の間に不健康行動が段階的に増加したこと、特に脂肪分の多い食事や身体活動の減少に関連している［Ng & Jeffery, 2003］。おそらく間もなく、不適切な食生活と身体不活動による死亡数は、米国の主要な死因である喫煙による死亡数を上回り、さらに、これら三つの行動によって生じる死亡数を合わせると米国における死因の三分の一を占めるに至るという確証が近年得られている［Mokdad, Marks, Stroup, & Gerberding, 2004］。肥満の蔓延を説明する仮説によると、人々は社会の繁栄に見合う安寧感を得ておらず、明らかに裕福にもかかわらず深刻にいまだ貧しいと感じており、抑うつやストレスの結果、過食を引き起こし、座位中心の生活を送っている［Easterbrook, 2003］。全体的に、二〇〇四年の米国の姿を概観すると、かつてより長生きになり、物質的条件に恵まれ、しかし一方で相当のストレスを経験し、多数のストレス対処を試みなければならないという矛盾にうまく対処しようと試みている、複雑で科学技術の進歩した国であるといえる。

多くの米国人は、膨大なストレッサーを管理しようと試みており、より多くのストレスマネジメント技法の利用が必須となっている。ストレスマネジメント介入は、歴史的に、人々にリラクセーション技法と認知行動的技法を教えることによって、主観的なストレスを減少させることで成り立っている。この手法は、病気への生物医学的アプローチの代表的なものであり、ディストレスの処置を主眼としている。しかしながら、現在は、ウェルネス、*あるいはユーストレス、すなわちストレスの影響を最小限に抑えて機能性を最適化することや生活の質を増進させることが強調されている。ウェルネスは、健康の生物学、心理学、社会学的モデルの中心的構成概念であり、健康とは、単に身体的疾病のないことではなく、むしろ、すべての人に、身体、心、感情、および精神の統合を自身で実現する

ウェルネス
ウェルネスとは、心身が良好な状態であり、たとえ健康上に問題を抱えていても、その中で、自身の可能性を最大限に発揮できるような状態を指す。

ことを強調している。ウェルネスはまた、一九七〇年代の人間の潜在能力開発運動の結果であり、この運動は、人々が、仕事、創造性、関係、健康を含むあらゆる分野において、有意義で成功した生活を構築することを熱望するものであった。

　ウェルネスの第一の特徴は、回復力のあるパーソナリティのことで、様々なストレス状況に適応するために、柔軟に変化する対処スタイルと定義されている。ストレス回復力、または「ストレス耐性」［Ouellette, 1993］は、主に三つのパーソナリティ特性群から成り立ち、ストレッサーを適切に対処する様々な方法で活性化され、相互に作用する。人の持つ回復力の程度によって、ストレッサーに適応する程度とスタイルは説明できる。個人のストレス耐性の例となる心理的特性は、コミットメント、コントロール、およびチャレンジ*である。コミットメントを強く示す人々は、彼らの仕事や交友関係に意味や目的を見出している。彼らは、真剣に、そして創造的に、充分な努力を注ぐ傾向にある。コントロールを強く示す人は、自らの生活環境においての自己の影響力を信じ、行動する傾向があり、概して人生への決断に対して自信を持っている。彼らは、ストレスや問題に直面するとき、自身のインプットを重要なことと見なしている。チャレンジを好む人は、概して問題を自分の安全や安寧を脅かすものとして見るのではなく、乗り越えるべき挑戦であるとみなす。彼らは、これらの変化を、少しの恐怖が伴いはするが自分を成長させる機会として受け入れ、柔軟に問題の探求を楽しむ。コミットメント、コントロール、およびチャレンジの三つのストレス耐性特性は、しばしば、他者を信頼し、信用する受容能力、愛他性、自覚状態、および主張性といった、その他の心理的特性と相互に関連している。

コントロール、コミットメント、チャレンジ

　コントロール、コミットメント、およびチャレンジとは、コバサ［Kobasa, 1979］が示したストレスに耐性のある三つの特性を指す。コントロールとは、成功や失敗の原因を自分の能力や行動に帰属させる内的統制型を取り、自身で結果を統制する自信感を持つことことである。コミットメントは、さまざまな状況や出来事に対し、専心的に関与しようとする傾向である。チャレンジとは、困難な出来事にも積極的に挑戦する傾向を指す。

ストレスからの回復力は、神経科学者によって心と身体の具体的な経路が明らかにされるにつれ、心理生物学的基礎を持つようになるかもしれない[Goldstein & McEwen, 2002]。心理状態は、神経、内分泌、およびホルモンの機能に影響されるとともに、今度は影響をも与える。複雑な心身の関係とその個体内で構築される心理生物学的環境は、個人の急性、および慢性ストレッサーに対処する能力それぞれに、総合的に貢献する。この研究による発見の重要な側面は、一定の神経化学的条件下において、単一の理想的な組み合わせだけが存在するのではなく、むしろ異なるストレッサーが、交感神経とホルモンのシステムの異なった活性化のパターンを導き出すことが認識され、新たな体内の安定性が形づくられていることが示されていることにある。したがって、アロスタシスは、明らかに安定した心理生物学的状態を維持する活発で適応的な神経科学プロセスを反映する。私たちは今、ストレスからの回復力は、文字通り、心理的レベルおよび、生物的レベルの両方において流動性を必要としているという新たな確証と直面しているのである。

米国におけるポジティブ・サイコロジー*のムーブメントは、私たちのストレスへの理解に貢献し、また一般の健常な人たちによって使用されるストレスマネジメント・アプローチをさらに理解することができそうである[Seligman & Csikszentmihalyi, 2000]。高まりを見せるポジティブな主観による経験に基づいた科学は、これまで優位を占めていた病理学を中心とする心理学ときわめて対照をなす。ストレスからの回復力を構築するのに役立つと考えられるポジティブな人格特性が主観的安寧、楽観主義、幸福、自己決定であることは、実証的研究が示している。これらの特性は、愛と使命の受容能力、勇気、対人スキ

ポジティブ・サイコロジー
近年、セリグマン（→21ページ）らが提唱した、人間のポジティブな側面をいかに構築するかに焦点をあてた心理学の新しい潮流。

ル、美的感性、忍耐力、寛容、独創性、愛他性、精神性、才能、および英知と強く関連している。

ウェルネス・ムーブメントがさらに盛んになり、ポジティブ・サイコロジーの領域が回復力の本質を科学的に検証するにつれて、ストレスマネジメント・アプローチは、より探索的で、経験に基づき、個々人に適したものになってきた。人々は、自分にとって意味のあるものは何かを考え、自分自身の日常生活状況に当てはめて、より上手にストレスをマネジメントするための手法を見つけることを推奨されている。したがって、ストレスマネジメントは、認知行動的方略やリラクセーション技法を練習するということ以上のものが必要とされる。さらにいえば、ストレスマネジメントは、これらの手法を使用する間に、誰でも、自己へのいたわりと不確実で混沌とした世界の中でも平和と安定を保つことができるという信念を全体的に包みこむ。この傾向の例として、一般的および特化された場面の双方で、補完的で代替的な訓練を利用することが高まっていることが挙げられる。これらのサービスは、指圧、はり治療、アロマセラピー、バイオフィードバック、カイロプラクティック、誘導イメージ療法、漢方薬、ホメオパシー、マッサージ療法、フィットネスにおける心と身体の形（例えばヨガ、太極拳およびピラテス）、聖職者によるカウンセリング／精神的な注意、リフレクソロジー、リラクセーショントレーニング、および治療的タッチを含むが、ここに挙げたものだけに限ってはいない。こうした介入において興味あることとは、どのように穏やかでよりよい生活の質が実現されるのかに関して、人々がウェルネスを探求し、個人の選択権を広げることに影響していることである。

ユーストレスと強壮を作り出すことを通じて、人の経験を最適に保つために行う努力が増していく一方で、ストレスフルな状況に直面したときに人々の考え方や態度を修正することを助ける認知行動的方略が、ストレスマネジメントとして利用され続けている。認知的再体制化の実践とは、ストレス反応を経験していることに気づくようになった後に続く一連の認知的ステップであり、主要な認知行動的方略である。認知的再体制化では、まず、主観的なストレスの合理性を明確にする。もし、否定的でストレスフルな考え方が合理的であるならば、その問題解決法として、どのようにしてそれらの感情に対処するか（情報収集、アドバイスを求める、何か行動を起こす）、または判断を避けて感情を受け入れ、気分を改善するために何らかの自己治癒法（休養、マッサージ、睡眠）を利用するかなどが挙げられる。もし、ストレスフルな考えが不合理である場合には、認知的再体制化が自動的に行われ、不合理な信念とそれに関係する認知のゆがみが明確にされ、合理的な信念へと再体制化される。認知的再体制化の利用には、一般的に専門的な援助が必要とされ、しばしば構造化されたストレスマネジメント・プログラムの中で行われる。そのほかにも、もっと簡単に身に付けることができる優れた認知行動的方略がある。一例としては、「心に留める、気をつけること」、つまり今この瞬間とそこに付随する身体的、精神的、および感情的経験に十分に意識を払うことである。人々は、彼らの活動の全てに伴って自身の内で何が起こっているのかに注意を払うようにする。同様の方略には、日記をつけること、個人的な肯定的発言、ポジティブな経験に対して意識的に注意を払うこと、自己否定的考えや行動に打ち勝つこと、などが含まれる。これらの認知行動的方略は、集まりあって、ウェルネス、ストレスの回復力、およびストレッサーへ積極的に対処する能力を増進させる。

特定のストレス低減訓練は、ストレッサーに対する「闘争―逃走」反応*を中和するのに役立つ方法として推奨されている。さらに、これらの方略を定期的に実施することは、ストレスの反応性を低下させることと関連している。リラクセーション反応は、ストレス反応に対する生理学上のアンチテーゼ（反定立）であり、多くのストレスマネジメントの専門家は、ストレスの直接的経験に対する治療と予防の両方の意味で、リラクセーション反応を引き出すよう勧めている。この手法の中心的要素には、できたかできていないかの判断を避ける態度、呼吸への集中、くりかえし何かに注意を集中させることが含まれる。人々は、リラクセーション反応を引き出すために、数分、またはそれよりも長く費やすかどうかを選択できる。もし人々が数分しか時間がないのであれば、単に呼吸に集中し、息を吸うごとに五まで数え、吐くごとに一まで後退する方法を選ぶことができる。二〇分以上時間に余裕がある場合は、注意深い瞑想、誘導イメージ療法、ビジュアリゼーション、およびヨガストレッチなどの手法と組み合わせて行うこともできる。

「闘争―逃走」反応
キャノンは、交感神経系が優位となるストレス反応を、戦うか逃げるかの反応と説明している。↓7ページ。

2　ストレスとテロリズム

上記のストレスに関しての記述に加え、米国では、二〇〇一年「9・11」においてテロリストによる攻撃を受けたことにより、ストレスレベルおよび心的外傷後障害（ＰＴＳＤ）

に対する関心がかつてないほどに高まった。この出来事は、被害者、遺族、友人、救急医療とメンタルヘルスケアの提供者、攻撃の目撃者、メディア従事者、世界中の国々など、あらゆるレベルで関与した人々に影響を与えた。「9・11」の出来事に関連して、即時に生じたPTSDの発生率を調べた疫学的調査では、ニューヨーク市において、テロの発生から始めの二ヶ月間に、急性のPTSDと抑うつという大きな負担がかかったことが報告されている［Galea et al., 2002／Schlenger et al., 2002］。当初、ニューヨーク市都市部のPTSD出現率は米国のその他の地域の出現率より高かったにもかかわらず、この重大な国家的トラウマの心理的影響は、直接テロを経験した人のみに限られなかった。PTSDの症状は、テロ発生後二ヶ月間において、米国のいたるところで出現した［Silver, Holman, McIntosh, Poulin, & Gil-Rivas, 2002］。一般的に、高いレベルの心的外傷後症状は、女性で、未婚であり、9月11日以前に内科医に抑うつ、不安障害、または身体的疾病があると診断され、さらにその攻撃にさらされた重度に関連していた。

このテロリストの攻撃が深刻な影響力を持つにもかかわらず、トラウマ的な出来事から自然に回復するメカニズムは、一般的に強く、全体としてその心理的な結果は回復が可能で、精神病理学的なものではなかった。予想されるPTSD症状のほとんどは、一般的なニューヨーク市民［Galea et al., 2003］や米国民［Silver et al., 2002］において、9月11日の攻撃時から六ヶ月過ぎる間に素早く回復した。「9・11」以降のストレスとPTSDの関連症状がマネジメントできた要因として、国家的および社会的サポートシステム、個人の回復力、メンタルヘルス・サービスの活用の増加が挙げられる。ボスカリーノら［Boscarino et al., 2002〕は、惨事の前後に、一般的なニューヨーク市民、特に女性やパニック発作の既往歴のある人々の間で、メンタルヘルス・サービスの活用が増加したことを報告している。9月11日の後遺症のなかで、メンタルヘルスの専門家は主に、認知療法、曝露療法、不安マネジメント訓練、および心理教育などPTSDの治療にメリットがあると認められたいくつかの精神治療的アプローチを提供した。

人が、ストレスフルなトラウマ的出来事に、絶望するのではなく、回復力とともに対応する能力を有するかどうかを決定づけているものが何かについては、いまだ明瞭に理解するに至っていない。しかしながら、生命を脅かす出来事に適応することやポジティブな思考の有効性に関する研究は、自己に対するポジティブな感覚、自己のコントロール感、および将来に対する楽観的な捉え方などが示す普通の人間の知覚が、これは錯覚だとしても、人々が扱う日々の平凡なストレスだけにではなく、激しく生命を脅かす出来事においても、自己管理のために役立つ予備資源となることを示している〔Taylor, Kemeny, Reed, Bower & Gruenewald, 2000〕。

3 ストレスマネジメントと疾病

慢性疾患患者におけるストレスマネジメントには、二つの目的がある。第一の目的は、患者が医師の処方に従い、医療処置に耐え、病気を抱えながらも最善の健康行動をとり、避けられないストレスによる影響を最小限にする可能性を高めることである。一般的に、患者がストレスマネジメントを行うと、彼らは、病気によって重大な影響があるにもかかわらず、彼らのＱＯＬは増進する。第二の目的として、数多くの確証から、ストレスマネジメントは疾患の進行にも影響を与えることが示されている。例えば、ＨＩＶ感染症のように生命を脅かす疾病を患う患者の中でも、楽観的なままでいる人は、より客観的に現実に直面する人よりも、発症が遅く、より長く生存することが知られている［Taylor et al., 2000］。転移ガンの患者のうち、グループセラピーの参加率が高い者は、低い者よりも三倍長く生存している［Cunningham, Phillips, Lockwood, Hedley & Edmonds, 2000］。初期の乳ガンを患う女性でベースライン期において高い無力感を示す人は、無力感の低い患者に比べて、再発、および死亡が生じやすい［Watson, Haviland, Greer, Davidson & Bliss, 1999］。これらの研究は、心理的状態が疾患の進行に与える影響に関して一連の確証が増加していることを示す。

現在まで、疾患に影響を与える効果的なストレスマネジメントの手法が、少なくとも二つあることが確認されている。ストレスを管理している患者は、より健康的な習慣を持ち、ソーシャルサポートを求めることから、認知レベルを介在して、患者におけるポジティブな結果が生じていることに疑いはない。ストレスに耐性のある患者は、より希望に満ちて、一般的に、自身の健康管理に関して前向きである。こうした患者は、自身のためになることと全てを行うことが多い。あまり知られていないが、おそらく、さらに意味深いストレスマネジメントの影響として、次のような事実が示されている。つまり、ポジティブな感情状態には、疾病の進行を抑制するという直接的な生理学的効果が存在するということである［Charney, 2004／Ray, 2004］。このことは、精神神経免疫学の分野として、心が直接的に、疾病と戦うために、内分泌系や神経、免疫機構とどのように相互作用を行っているかを明らかにし始めるという、行動の神経生物学的基礎研究における刺激的な新時代の幕開けを示している。精神機能は、生物心理社会的観点から、実際には脳の活動であり、そのため、試行や信念、態度は、文字通り生理学に影響を及ぼす。コーエン、ティレル、スミス［Cohen, Tyrrell & Smith, 1991］は、強いストレスがあると上気道感染が生じる確率が増加することについて、ポジティブな生化学的相関があることを証明する古典的な研究を行っており、科学者は、ここ一〇年間に、この路線で研究を続けている。この時点では、研究によって得られた確証が、説得力があり、刺激的であるのだが、心理生物学的メカニズムについて、さらに確認し、検討を要する。

心と身体の関係が、慢性疾患に作用していることを調べた絶対的な実証的確証が不足しているにもかかわらず、ストレス低減プログラムは、近年、米国において多くの健康管理場面で提供されている［Roth & Stanley, 2002］。それらのプログラムは、疾患を患う患者に、ストレス回復力、認知行動的方略、およびリラクセーション反応の引き出すことを通して迅速なストレス低減が行えることを教えることによって、彼らの健康とＱＯＬをどのように増進させるかを教育する内容となっている。プログラムは、しばしばグループ場面で指導され、八～一二週間のミーティングと日々行うべき課題から成り立っている。患者は、同じ疾患患者がひとつのグループにされるか（例えば、痛み、肺ガン、ＨＩＶ感染症、心臓のリスク）、また、医学的症状の低減を目的として一般的な場面内で処置が行われる。

プログラムの提供者は、一般的に、健康に対する生理、心理、社会的アプローチに精通し、高い資格を持つヘルスケア・プロバイダー（例えば、臨床看護師、心理学者、医師助手）である。

医療を基にしたストレス低減プログラムに加えて、米国ではこの一〇年の間に、患者の代替医療*（CAM）利用率が顕著に増加している。米国病院協会ヘルスフォーラムが実施した二〇〇三年の統計調査では、病院のCAM依頼が一九九八年（8％）から二〇〇三年（16.7％）の間に二倍に増加したことが報告されている。加えて、24％の病院が、彼らの病院で今後そのようなサービスを依頼することを計画していると回答している。最も一般的に患者へのサービスとして依頼されるのは、マッサージ療法、牧師によるカウンセリング、効果が定かでない、巷のストレスマネジメント・コース、およびヨガである。こうしたプログラムは、経費を制限したり、医師が抵抗を行ったり、研究を基にした確証が不足しているために、いまだチャレンジの段階とされている一方で、患者が、これらのサービスを求め、これらの費用を保険業者に補うことを求める声は増加している。

代替療法
代替療法には、漢方やカイロプラクティック、リラクセーション、ヨガ、芸術療法、サプリメントなど様々な種類があり、西洋医学だけでは力の及ばない面を補うことを目的としている。

4　ストレス問題対処法における新しい発展

前述のように、すべての職業の人がストレスの影響を受けるが、なかでも企業社会が最も注目されているように思われる。この点を念頭において、研究生活をストレス研究と治療にささげたライル・ミラー博士は、企業が被雇用者のストレス問題に対処することを支援するウェブサイトを開発した。「ストレスディレクション」という会社名で、アドレスは以下の通りである（www.stressdirections.com）。ミラー博士とアルマ・デル・スミス博士のウェブサイトの一部には、ストレスの原因やストレス反応、個人のコーピング方略に関して企業社会を教育するための強固な教育モジュールが存在する。いくつかの論文の中で、彼らは、ストレスの金銭的コストと同様に、仕事ストレスと仕事のパフォーマンスの関係を示している。一九八三年にミラー博士は、「ストレス・オウディット」（Stress Audit）として知られる、評価尺度を出版している。このスケールは、精神測定学的に信頼できる数少ない尺度の一つで、病院で、あるいは研究目的で、ストレスを測定する際に利用できる。ミラー博士とスミス博士は、近年、オリジナルの「ストレス・オウディット」を修正し、ストレスを測定するために「パーソナル・ストレス・ナビゲーター」という尺度を開発した。オリジナルの「ストレス・オウディット」と同様に、「パーソナル・ストレス・ナビゲーター」は優れた妥当性と信頼性を有しており、従って教育、研究、および実際の臨床場面において実用性がある。人々が、自身のストレス測定に興味がある場合、または、企業が組織におけるストレスを理解することに興味がある場合は、料金を支払い、ストレス・ナビゲーター・ワークショップに登録する。登録後、二六四項目からなる包括的な質問に回答し、すぐさま、彼らのストレス感受性やストレス源、症状と、母集団を標準として彼らの得点はどの程度なのかを示したストレス・プロフィールとレポートを受け取る。それから個人／企業のストレス対処を助けるために、行動計画が提案される。資源もまた推奨される。

ストレスマネジメント教育にインターネットを活用することは、母集団の大部分に情報を伝えることができるために効果的な方法であり、おそらく日本のような国においても適用できる精巧な技術である。私たちの目標は、ストレスとその影響に関して人々を教育することである。人生からストレスを取り除くことはできないし、そうすべきではないが、人々に対処スキルを教え、慢性ストレスに関連する疾病予防の手助けをすることはできる。

（レオナード・ザイコウスキー、マリー・デシー／葦原摩耶子 訳）

引用・参考文献

Boscarino, J. A., Galea, S., Ahern, J., Resnick, H. & Vlahov, D. 2002 Utilization of mental health services following the September 11 th terrorist attacks in Manhattan, New York City. ***International Journal of Emergency Mental Health***, 4 (3),143-155.

Charney, D. S. 2004 Psychobiological mechanisms of resilience and vulnerability : implications for successful adaptation to extreme stress. ***American Journal of Psychiatry***, 161 (2),195-216.

Cohen, S., Tyrrell, D. A. & Smith, A. P. 1991 Psychological stress and susceptibility to the common cold. ***New England Journal of Medicine***, 325 (9),606-612.

Cunningham, A. J., Phillips, C., Lockwood, G. A., Hedley, D. W. & Edmonds, C. V. 2000 Association of involvement in psychological self-regulation with longer survival in patients with metastatic cancer : an exploratory study. ***Adv Mind Body Med***, 16 (4),276-287.

Easterbrook, G. 2003 *The Progress Paradox : How Life Gets Better While People Feel Worse.* New York : Random House.

Galea, S., Ahern, J., Resnick, H., Kilpatrick, D., Bucuvalas, M., Gold, J. et al. 2002 Psychological sequelae of the September 11 terrorist attacks in New York City. *New England Journal of Medicine,* 346 (13),982-987.

Galea, S., Vlahov, D., Resnick, H., Ahern, J., Susser, E., Gold, J. et al. 2003 Trends of probable post-traumatic stress disorder in New York City after the September 11 terrorist attacks. *American Journal of Epidemiology,* 158 (6),514-524.

Goldstein, D., S. & McEwen, B. 2002 Allostasis, homeostats, and the nature of stress. *Stress,* 5 (1),55-58.

McEwen, B.S. 2002 *The end of stress as we know it.* Washington, DC : Joseph Henry Press.

Miller, L.H., Smith, A.D. & Rothestein, L. 1993 *The stress solutions.* New York : Pocket Books.

Miller, L.H. 2004 *The business case for corporate stress assessment and intervention.* http://www.stressdirections.com

Mokdad, A. H., Marks, J. S., Stroup, D. F. & Gerberding, J. L. 2004 Actual causes of death in the United States, 2000. *JAMA,* 291 (10),1238-1245.

Ng, D., & Jeffery, R. 2003 Relationships between perceived stress and health behaviors in a sample of working adults. *Health Psychology,* 22 (6),638-642.

Ouellette, S. C. 1993 Inquiries into hardiness. In L. Goldberger & S. Breznitz (Eds.),*Handbook of stress : Theoretical and clinical aspects* (2nd ed.).New York : Free Press.

Ray, O. 2004 How the mind hurts and heals the body. *American Psychologist,* 59 (1),29-40.

Roth, B. & Stanley, T. 2002 Mindfulness-based stress reduction and healthcare utilization in the inner city : Preliminary findings. *Alternative Therapies,* 8 (1),60-66.

Schlenger, W. E., Caddell, J. M., Ebert, L., Jordan, B. K., Rourke, K. M., Wilson, D. et al. 2002 Psychological reactions to terrorist attacks : findings from the National Study of Americans' Reactions to September 11. *JAMA,* 288 (5),581-588.

Schwartz, B. 2000 Self-determination : The tyranny of freedom. ***American Psychologist,*** 55 (1),79-88.

Seligman, M. E. & Csikszentmihalyi, M. 2000 Positive psychology. An introduction. ***Am Psychol,*** 55 (1),5-14.

Selye, H. 1956 ***The stress of life.*** New York : McGraw-Hill

Silver, R. C., Holman, E. A., McIntosh, D. N., Poulin, M. & Gil-Rivas, V. 2002 Nationwide longitudinal study of psychological responses to September 11. *JAMA,* 288 (10),1235-1244.

Taylor, S. E., Kemeny, M. E., Reed, G. M., Bower, J. E. & Gruenewald, T. L. 2000 Psychological resources, positive illusions, and health. ***American Psychologist,*** 55 (1),99-109.

Watson, M., Haviland, J. S., Greer, S., Davidson, J. & Bliss, J. M. 1999 Influence of psychological response on survival in breast cancer : a population-based cohort study. ***Lancet,*** 354 (9187),1331-1336.

第2章　ストレスの促進・緩和要因

第1節　家庭・学校におけるストレスと促進・緩和要因

1　子どもの不適応行動の意味

文部省（現文部科学省）［2000］の報告では、子ども達の暴力的な行為（対教師暴力、生徒間暴力、対人暴力、器物損壊）三万六五七八件、いじめ三万一三五九件、三〇日以上の学校欠席者一三万二二二七名、自殺者一一二名という驚くべき数字があげられている。これらの数値は、子ども達が問題解決場面で適切な対応を行うことができなかった結果として見ることができる。すなわち何らかのストレッサーに遭遇し、それに対する解決策として暴力を振るったり家に引きこもったり、あるいは逃避行動として最悪の手段である自殺を図るという行動を選択したものであり、明らかにストレス・コーピング*を誤った結果であるといえる。

ストレスは生きていく上で次々と現れる心理的及び生理的現象であり、ストレスに対処するための方策作りは、幼少から高齢者に至るまでの課題である。しかし、心身の未成熟

コーピング
ストレスへの対処。→9ページ、50ページ。

さや経験不足による学習量の少なさによって、子ども達は大人よりもコーピングの種類は少なく、その結果ストレス耐性が低い。大人も暴力的な振る舞いや引きこもった行動を選択することはあるが、子どもの場合は不適応行動が顕著に表れやすく、目に見える形でいじめや学級崩壊、あるいは家庭内暴力などが発生する。そして学校や家庭で散見される子どもの不適応行動の原因であるストレッサーは、子どもの生活領域特有のものが多く、また子ども達をサポートする形態も大人とは違っている。

2　家庭と学校にみられるストレッサーとコーピング

子ども達にはどのようなストレッサーが存在するのであろうか。ストレッサーは生活領域の中で現れる刺激である。子どもの主たる生活領域は家庭であり、学齢に達していれば学校も加わる。次に家庭と学校におけるストレッサーと、子どもが選択しやすいコーピングについて挙げてみる。なお、本章で述べる「学校」は、ストレス耐性の乏しい子どもについて考察しているため、主として小中学校を対象としている。

(1)　家庭におけるストレッサーとコーピング

乳幼児期の子どもは、親に全面的に依存して生活する時間が長い。親が日常生活全般の世話をし、親の保護を受けて生命を保つという状況が長く続く。そして無力ともいえる乳幼児が受ける最も不合理なストレッサーが「虐待」である。虐待は「身体への虐待」、「保護の怠慢・拒否」、「性的虐待」、「心理的虐待」に分けられるが、いずれの虐待も人格偏倚の原因となりうるような強力なストレッサーであり、場合によれば生命に関わるネガティブな刺激である。大人でも大けがを負うような暴力を加えられたり食事を与えられなかったりすれば一大事であるが、か弱い乳幼児は容易に死に至る弱さを持っている。学齢期に達していても、虐待は子どもの心身の健康を阻害する最も影響力の強い家庭内ストレッサーである。

二〇〇四年、大阪府内の中学三年生の男子が、実父とその内縁の妻から身体的虐待と保護の拒否を受けて重傷を負った事件が起こった。この事件は児童や生徒が虐待の被害を受けやすい対象であることを全国に伝えている。年長者からの暴力や拒否は、子どもにとって抗うことが困難なストレッサーである。児童相談所への虐待相談の件数は年々増加しており［厚生労働省、2003］（**図1**）、就学前の乳幼児が半数を占め、その割合は例年さほど変化していない［厚生労働省、2001］。虐待の主たる加害者は親であるが、虐待行為もまた親のストレス耐性の乏しさと不適切なコーピングとして理解することができる。すなわち、親が何らかのストレスを感じ、それが原因で虐待という誤った対処行動が生じ、その結果虐待による強大なストレスを子どもに付与したと考えられる。

虐待を受けた子どもは発達の遅れや精神的症状を呈しやすいが、大阪府内の中学三年男子のように無気力化してしまう場合もある。これは学習性無力感*（learned helplessness）［Seligman,1975］*によるものであるが、無気力化は引きこもりとして不登校や社会生活全

学習性無力感
→21ページ。

セリグマン（Seligman）
→21ページ。

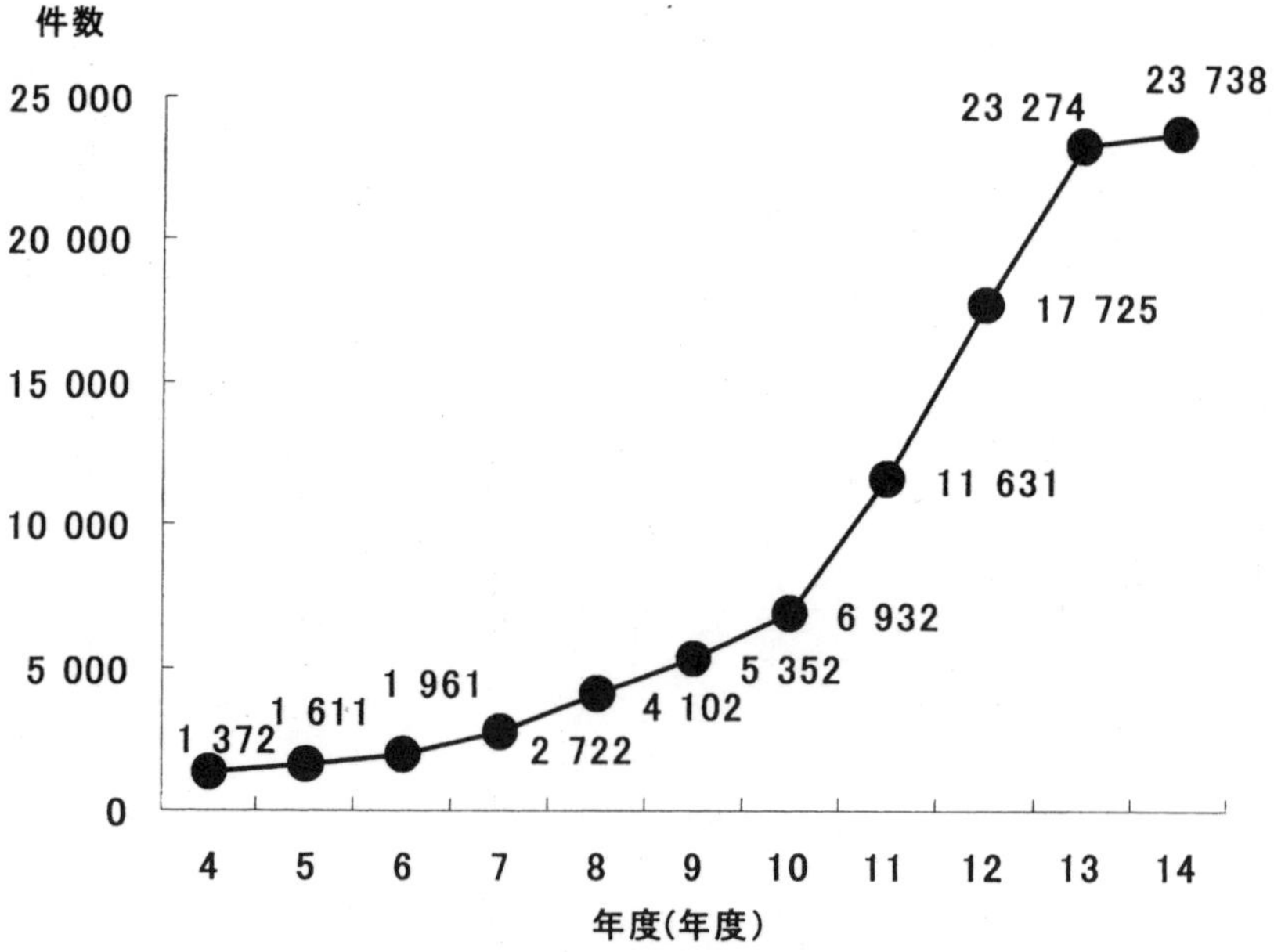

図１　全国児童相談所における虐待相談件数

平成14年度社会福祉行政業務報告の概要(厚生労働省)より筆者が作成

般から遠ざかる行動ともなりうる。性虐待を受けた子どもの場合では、著しい性的行為に走る自滅的なコーピングに至る場合もある。虐待という本人に全く身に覚えがなく、生活上の有能感を根こそぎ剥奪されてしまう不合理な体験に対するコーピングの特徴は、建設的な対応をとれないということである。

家庭内の親子関係は、しつけやその他の教育に関連する重要な交流関係であり、人格や身体能力を形成する大きな影響因子である。そして影響が強いがために、子どもの家庭内ストレスはおおむね親からのストレッサーによって生じる。虐待以外にも、例えば親からの勉学や行動様式・考え方についての期待や家庭の固有の問題などがある。大野［2002 a］は中学生から得られた資料から、デイリーハッスル（日常のいらだち事）が「対人関係」、「時間切迫」、「家庭」、「（他者からの）評価」の四種の因子から構成されることを見出している。そして家庭におけるストレッサーとしては、自分や家族の健康、自分や家族の将来、そして生活が不規則になることが認められた。中学生は家族の健康や将来についての不安を持ち、また家庭での生活時間が不規則になることをストレッサーとして認識しやすいことがわかる。また、対人関係の因子においても、親や周りの期待が強すぎるというストレッサーが認められた。別の小学校高学年の資料では、デイリーハッスルは「対人関係」と「家庭生活」の二因子から構成され、家庭生活でのストレッサーとしては、小遣い、食事、塾・習い事、叱責といったストレッサーが認められた［大野ほか、2003］。子どもに対する家庭のストレッサーは家庭生活全般にわたる内容であり、親との関係で生じることが多いという結果が示されている（**表1**）。

表1　小中学生の家庭内ストレッサ（デイリーハッスル）

小学生高学年	小遣い	食事	塾・習い事	叱責
中学生	自分や家族の健康	自分や家族の将来	生活の不規則さ	親や周りからの期待

大野（2002a），大野ほか（2003）より

子どもは、優等生的対応や反抗といったコーピングを選択することがある。前者は親からの期待に沿うことでストレッサーを増やさないことを目的としたコーピングであり、後者はストレッサーを取り除くための強引な行動である。さらに、親からの強い期待を弱めようとしたり愛情を確認したりするために非行に走る子どももいる。これらの行動は、ストレッサーを除去あるいはその威力を希薄化することを目的としている。非行という手段で自分のストレスフルな状況を理解させ、親の対応を起因とするストレッサーを取り除くあるいは軽減しようとしたり、非行をしてでも親はサポート源として存在することを再認識しようとしたりするのである。なお、似た機制として身体症状が現れるという場合があるが、これは本人自らが積極的に対処した行動ではないことが特徴である。

また、家庭内での誤ったコーピングとして観察されやすい行動は家庭内暴力である。子どもによる家庭内暴力の発生件数は、二〇〇三年度では一、二九一件であり、その数は多い［警察庁、2004］。発現の仕方や根本となるストレッサーの内容はさまざまであるが、明らかに何らかのストレッサーが単独あるいは複数存在し、それ（それら）に対して効果的な対応ができない苛立ちや不安などを補償するために、弱者を攻撃して有能感を獲得しようとする行動と理解される。この場合、ストレッサーに直接働きかける（除去する、効力を軽減する）問題焦点型コーピング*ではなく、情動的興奮を低減させる情動焦点型コーピング*の逸脱型と規定することができる。

家庭内ストレッサーに関しては、ほとんどの場合、親子間の会話や家庭生活での他の交流が、相互理解を深め、ストレッサーの威力を軽減する働きをする。しかし、親からの働

問題焦点型・情動焦点型コーピング
→50ページ。

きかけがあまりにも一方的であり、そして強く、また長く続くときは、子どもも極端な行動に出やすくなる。また、親子間のストレッサーは相互作用的な傾向が強い。親の子どもへの期待は、逆に「子どもが期待通りになってくれるか」というストレッサーを親側に生じさせる。親としては、子どもの健康や将来についての不安を抱くことが多いが、その不安の程度が強すぎると、子どもに影響し、子ども自身が自分や家族の健康あるいは将来の家庭について不安を感じるという不安の「やりとり現象」を生み出しうる。

(2) 学校におけるストレッサーとコーピング

親は子どもの発達に関する悩みを持ち、子どもの成長についてのストレッサーを感じることが多い。そして就学すると、子どもの成長には勉学の成果という基準が加わってくるため、学校の成績が親子の家庭内ストレッサーとなりうる。しかし、子どもにとっては学校で多くの刺激を受けるために、成績以外のストレッサーも存在する。小学校は子どもの集団生活スキルを高めることに、中学校は思春期で多感な子どもが自己と他者のあり方を学ぶことに多くの機会を与える場所でもある。それゆえ、学業のストレッサーに加えて、他人との関係に関連するストレッサーが存在する。例えば、ネガティブな対人関係ストレッサーとしていじめ行為が挙げられる。いじめ行為は加害者であった者が被害者に転じたり、些細なきっかけで被害を与えられたりすることがある。まさに部分強化スケジュールによる恐怖条件づけに似た負の感情を生じさせる強いストレッサーである。対人関係のストレッサーには教師との関係も含まれている。体罰によって行き過ぎた指導をする教師は明らかに好ましくないストレッサーである。また、子どもを支援するための身近な大人である教師が支援を拒むこともストレッサーとなりうる。子どもがいじめを受けていることを伝えても、適切に動けない教師はストレス源を増やす元となる。

嶋田［1998］は小学校生活（高学年）に特化した子どものストレッサーを測定する尺度作成において、「先生との関係」、「友達との関係」、「学業」、「叱責」の四因子をストレッサーとして同定した。すなわち学業以外に大人や同級生達との関係でストレスを生じやすいことが示された。また、岡安ら［1993］の中学生を対象としたストレッサー尺度では、「教師との関係」、「友人関係」、「部活動」、「学業」、「規則」、「委員会活動」の六種のストレッサーが認められており、小学生よりも成熟度が進んでいるためにストレッサーの内容が分化しているものの、教師や友人との関係がストレッサーとなりうることがわかった（**表2**）。さらに厚生労働省［2001］の平成十二年度保健福祉動向の概況では、一二歳から二四歳までの年代のストレス源は「職場や学校での人づき合い」が最高の比率を得ている（**表3**）。対人葛藤や交流の仕方に悩む子どもが多いことが、これらの資料からも見てとれる。

当然のことながら、受験・進学といった子どもの学業ストレッサーも存在する。今や中学受験は考えられて当然の進路選択として進学熱が高まっている。ベネッセ教育研究所［1991］の調査では、小学六年生の約半数が中学受験を試みた学校さえ報告されている。同時に荒れた雰囲気の学校で勉強せざるをえない体験も学校ストレッサーとして挙げるこ

表2　小中学生の学校ストレッサ

小学生高学年	教師との関係	友達との関係	学業	叱責		
中学生	教師との関係	友人関係	部活動	学業	規則	委員会活動

嶋田［1998］, 岡安ら［1993］より

表3　若者が訴えるストレッサ

	職場や学校での人づきあい	家族関係	自由にできる時間がない	仕事上のこと	自分の健康・病気・介護	家族の健康・病気・介護	収入・家計
12〜14歳	36	10.5	25.8	1.5	6.6	1.8	2.7
15〜24歳	34.2	9.7	17.5	22.2	8.9	3.8	15.4

平成13年度国民生活基礎調査の概況より

とができる。子どもは将来を十分に展望できるほどの知識や体験がないため、勉学のストレッサーは家族からの期待を反映した進路選択をしやすく、学業のストレッサーは家庭内ストレッサーと強く結びついている。

学校における不登校、校内暴力、非行などの不適応行動は誤ったコーピングとして理解できる。いじめ行為もまた、何らかのストレッサーによって引き起こされた情動焦点型のコーピングである。ストレッサーの発生が家庭と学校の両方に関係していることと同様に、学校での誤ったコーピング行動は家庭と学校に同時に影響を及ぼす。不登校は家庭への引きこもりの一端ということがあり、非行は家族にとって大きな問題となる。ストレッサーと誤ったコーピング行動は、家庭と学校の両方の生活領域にまたがっている。

3　家庭と学校におけるストレス低減の方法とコーピング行動の促進要因

ストレスを低減する作業は建設的なコーピングを行うことにほかならない。コーピングの効果は、ストレッサー、認知的評価、情動的興奮、そして身体的興奮という四種のストレス関連現象への対応で区別することができる[大野、2002 b]。次に各現象に対するコーピングについて説明していく（**図2**）。

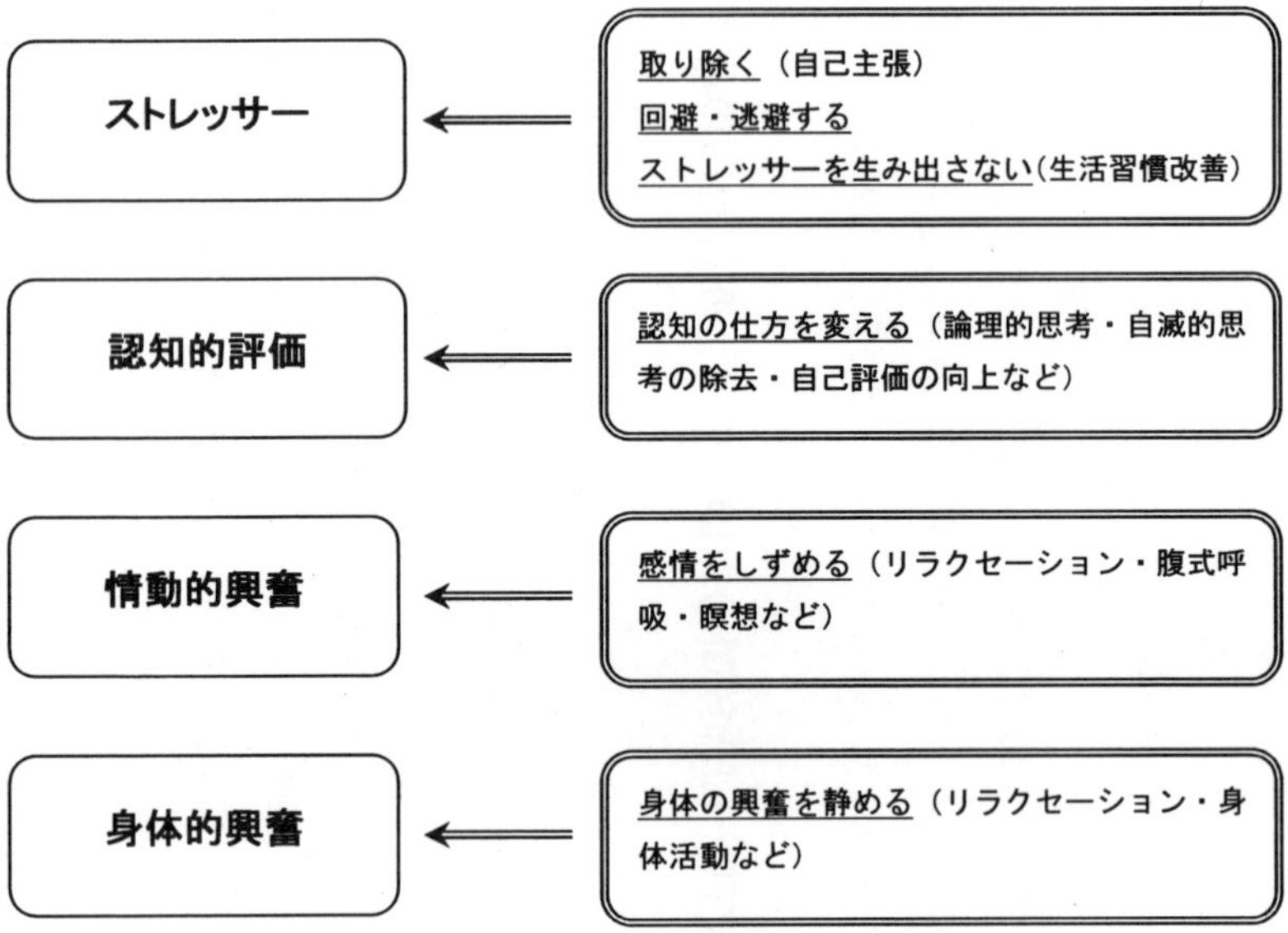

図２　ストレス関連現象とコーピングの種類

(1) ストレッサーに対するコーピング

ストレッサーに対するコーピングとは、ストレッサーを除去したり、その効力を弱めたりする問題解決に焦点づけられた行動である。

ストレスマネジメントにおいては、まずストレスの原因であるストレッサーの除去の実施可能性を考慮するところから始まる。虐待を受けているならば、虐待自体を取り除くことが必要である。また、いじめ行為についても、いじめをなくすように考えていかねばならない。こういうストレッサーを除去するためのコーピングとしては、虐待ならば法的措置を行使することである。虐待の事実を児童相談所に通報し、子どもを保護することから始まる。いじめ行為については、被害者自身が自己主張（assertion）によって解決を図ったり、家族や教師という周囲の大人が協力していじめっ子を処遇したりすることが考えられる。

子どものストレッサーのひとつである勉学に対しては、コーピングを除去するということを選択するのは現実的ではない。なぜなら児童・生徒・学生は勉強をすることが本分であり、それゆえ学業のストレッサーを取り除くことは不可能に近い。高校生や大学生は退学という手段でストレッサーを取り除くことはできるが、これはリスクの大きいコーピングであり選択しがたい。このような除去することが困難なストレッサーに対しては、耐えて努力することも必要なコーピングとなりうる。学業のストレッサーが進路の選択の幅を広げ、将来の生活の質を高めるなら、我慢した結果はユーストレス*（eustress）となる可

ユーストレス
→55ページ。

能性が高い。

また家族や教師は、子どもが有するストレッサーの脅威の程度を考え、場合によればストレッサーがある環境から逃げるようにし向けたり、一時的に違う生活領域を与えたりすることも必要であろう。どうしても学校内で落ち着いて生活できないならば、一時的には登校を控えることを考えてもよい。この場合、建設的な目的をもとになされた行動であることから、引きこもりや不適応行動としての不登校とは結果が違ってくる。

次に、生活管理も必要なコーピングとして挙げられる。ストレスを溜めやすい条件のひとつに心身の不安定さがある。疲れていれば風邪をひきやすいことと同じで、心身が不安定であれば、ストレッサーの脅威はより強くなる。そのため、日頃からストレスを溜めにくいような生活管理に努めておくことが重要となる。塾通いで遅くまで活動する日が続くことは、ストレッサーに弱い心身を生みやすい。

(2) 認知的評価に対するコーピング

ラザルス*［Lazarus,1984］のトランスアクショナル・モデル*に見られるように、ストレス発生には刺激を評価する段階がある。認知的評価*と呼ばれる精神作業であるが、評価を誤ればストレッサーを感じてストレスを溜めてしまいやすい。例えば、出来事の原因を外罰的に受け取る認知的評価が続けば、他者への非難に終始して被害者としての自分にばかり考えが向かって落ち着けない。人が眉をひそめただけで、自分への敵意を感じて対抗し

ラザルス
↓15ページ。

トランスアクショナル・モデル
↓15ページ。

認知的評価

てしまうという場合がそれに該当する。また親や教師からの注意について、人格を否定されたかのように受け取ってしまう子どもは、即座に攻撃性を示したり落ち込んだりしやすく、自らストレスを背負い込みやすい。特に子どもは限られた知識及び生活体験によって評価が偏りやすい。逆に主観ではなく複数の可能性を考慮して刺激を理解するならば、正しく判断できて適切なコーピングを選択しストレスは溜まりにくい。このような論理性を基にした評価の仕方を学ぶことが、ストレスを溜めないための認知的評価に対するコーピングである。

→44ページ。

　認知的評価の修正には、論理的思考の獲得、自滅的思考の修正、自己評価の向上といった方法を学ぶことが重要となる。これらの学習は、親や教師など周囲の大人が考え方について教育することが必要であり、親は子どもとの会話を通して物事の正しい理解の仕方を教え、同様に教師も学校で評価の修正を指導する機会を持つことが望まれる。親子の会話や、教師による児童や生徒への生活指導は、余分なストレスを溜め込まないための認知様式を子どもに教育するための絶好の機会である。

　一方、親などの大人もまた子どもへの過度な期待（誤った評価）を持ってストレスを溜めることがある。「脇目も振らずに一生懸命に勉強をする」、「教師の言うことには従うべきである」という期待は、子どもひとりひとりの感情や志向を無視した考えを基にしている場合がある。このような状況では、大人は期待に沿わない子どもの行動をストレスフルに感じてしまいやすい。それゆえ、大人もまた認知的評価の修正を試みる努力が必要である。

(3) 情動的及び身体的興奮に対するコーピング

ストレッサーの脅威を感じた場合、情動と身体の興奮状態が生じる。情動の興奮は、不安、恐怖、悲しみ、あるいは快活な気分といった心的現象を指す。そして情動の興奮と連係して筋肉の硬直、心拍率の上昇と血流量の増加、発汗といった交感神経系の賦活や副腎皮質の働き（身体的興奮）が起こる。情動及び身体の興奮は、精神不安定、高血圧・血栓などの身体疾患、免疫力の低下をもたらしやすく、好ましくない結果を生じる場合がある。情動的及び身体的興奮に対するコーピングとしては、身体を弛緩させてリラックス状態を導くことや、身体活動を通して興奮を低減させることが挙げられる。具体的には、リラクセーション・トレーニングや自律訓練法のような筋弛緩を目的としたコーピングと、適度な運動によるストレス物質の解消と身体的興奮の低減がある。

家庭の役割のひとつは体を休め心理的にもくつろげる場所を提供することであり、子どものストレス低減において家庭が有する責任は大きい。子どもにとって、家庭は居心地の良い場所であり、リラックスできて余分なストレスを溜め込まないでいられる場所であることが必要である。そのためには、親は勉学への働きかけやしつけなどの家庭内教育に加えて、家族としての包容力ある対応ができるように努めねばならない。虐待や過剰な進学熱は、子どもにとってストレス低減の場所を失うことになる。家族団らんや親子の会話による安心感は、子どもをリラックスした状態に導き、結果としてストレス低減に役立つという意義を持つのである。

一方で、学校は他人との関わりが多く、また勉学に専念する場所でもあるため、子ども達は緊張を強いられる状況にある。しかし学校は、教育の中でストレスマネジメントを教え、子どものストレス耐性を高めるための教育の機会を与えることができる最適な場所でもある。実際、文部省（現文部科学省）［1999］は、子ども達のイライラや不安の訴えの多さ、保健室利用率の高さという現実への打開策として、「心の発達」（小学校）、「心の健康」（中学校）、「精神の健康」（高等学校）という教科を通した健康維持と心身の障害の予防策を提案している。これらの教科には学校の教育機能を活用して子ども達がストレスマネジメントを学び、ストレス関連の疾患や問題行動を予防することが含まれている。我が国において、学校でストレスマネジメントを教える試みは一九九四年から始まった［竹中ほか、1994］。そして国の施策として健康教育がより強く求められたことと並行して、学校におけるストレスマネジメント教育が普及し始めた。二〇〇二年には、教師や心理学者が中心となって日本ストレスマネジメント学会が設立され、学校教育におけるストレスマネジメント教育について活発な議論と実践発表がなされるまでに至り、数多くのストレスマネジメント教育法が考案され実施されている。また、一九九五年から導入が始まったスクールカウンセラーや、一九九八年から制度化された心の教室相談員も、学校におけるストレス低減のための二次・三次予防的教育機能として活動することが可能である。

現在の学校教育は、子ども達のストレス・コーピングのスキルを高める役割を担うようになってきている。そして学校における活動に共通するところは、リラックスしながら本来の能力を存分に発揮することを目的としていることであり、情動及び身体の興奮を抑えるような工夫を行う必要性が高まっている。

(4) 建設的なコーピング行動を促進する要因

子どもへの励ましや協力はソーシャルサポートといわれる。ソーシャルサポートは「他者から提供される有形または無形の援助」であり、「困難な状況に直面した場合に、なぐさめや励ましを受けたり（情緒的サポート）、問題解決のために役立つ情報を提供してもらったり（情報的サポート）、問題を解決するための手助けをしてもらったり（実体的サポート）」する行為である［岡安、1997］。ソーシャルサポートの効果はストレスコーピングにとって重要である。ソーシャルサポートは必要な時に情緒的な安定をもたらし、有形の資源と援助を与えてくれる［Caplan, 1974］。支援的な親の存在は、子どもがストレス下で適切に判断するためのもっとも重要な要因であり、コーピングの能力を高めるストレス緩衝の役割を果たす［Auerbach & Gramling, 1998］。このようなストレス・コーピングに多大な効果を有するソーシャルサポートの力が弱いということは、ストレッサーに対して適切なコーピングを図ることが難しい状況にあり、健康を維持し適応性の高い生活を送ることに対して不利益となりやすい。

これまで述べてきたように、家庭と学校を主たる生活の場とする子ども達のストレス予防には、周囲の大人の協力が必要となる。親や教師が子どもに適切なコーピング行動を教え、さらにコーピング行動を遂行できるように励ましたり協力したりするソーシャルサポートがある環境を整えることが重要となる。家庭と学校で支援的な大人の存在の有無は、子どものストレスの程度を大きく左右する。

4　さまざまな領域との連係

就学する子どもがいる場合、家庭と学校は分離した生活領域ではなく、お互いにかなり密接な関係にある。その両方の領域でストレスの緩和や予防がなされない場合、子どもはストレスを溜め、ストレスによる不適応行動や疾患を生じやすい。家庭は他のどこにもない安寧と家庭内教育を提供し、学校はコーピングスキルの向上を教育するという機能を果たすことで、それぞれの領域で生活する子どものストレスマネジメントが初めて発揮される。そして家庭も学校も大人が子どもを取り巻いている。それぞれに大人からのソーシャルサポートがあることで、スキルを高め発揮することができるのである。

それゆえ、子どもへの支援を十分に果たすためには、大人自身もストレスに負けないようにコーピングスキルを高めておく必要がある。大人は学校の代わりに職場という生活領域が存在している。また家庭の維持という責務も有している。さらには地域の一員として活動する機会も大いにありうる。子どものストレス低減には大人からの働きかけが必須であることから、家庭と学校だけでなく、大人が属する職場や地域におけるストレスマネジメントについても考えていくことが必要となる。結局のところ、ストレスマネジメントはすべての社会領域で連係しながら取り組む課題といえる。

5　まとめ――ストレスに対する促進要因と緩和要因

最後にこれまで述べてきたことを、ストレス発生の促進要因と緩和要因の視点から改めてまとめてみたい。

(1)　環境による影響

学習熱にあおられた不規則な生活時間や勉学による座位中心の行事は、通常よく見られるストレス促進要因である。虐待や親からの強制的な命令、学校におけるいじめなどは日常性を欠いた促進要因として考えられる。さらにここで加えるなら、購買欲をそそって欲求不満を募らせる商品情報の氾濫、遠距離の通学、ストレスによる疾患を生みやすい体力の低下といった現象もストレス促進要因である。地域環境としては、騒音、享楽的な雰囲気、防犯の不徹底などが促進要因として挙げられる。

ストレス緩和要因は、家庭では親子の対話、親の安定した精神状態、金銭を含めた安定した家庭運営が挙げられる。学校ではストレス耐性を高めるための教育を行うことである。これらの緩和要因では、子どもの周囲にいる大人達自身も、ストレスを溜めて子どもに不十分な配慮で対応しないようにすることが重要となってくる。大人は子どものソーシャルサポート源になれることが必要なのである。

(2) 個人的特徴

個人的な特徴におけるストレス促進・緩和要因としては、パーソナリティ・行動傾向、心身の障害がある。タイプA行動（Type A behavior）［Friedman & Rosenman*,1974］はストレスを促進するパーソナリティとして有名である。好ましくない出来事の原因を他者や運などの外的要因に帰属する外的帰属という認知様式もまたストレス促進要因である。逆に、ストレスに強いパーソナリティとしてコバサとカーン［Kobasa & Kahn,1981］のhardiness*（強壮）が有名である。すなわち物事に没頭する（commitment）、困難な出来事を挑戦と見なして努力する（challenge）、人生は自分のコントロールの支配下にある（control）と捉えるという特徴を持った人はストレス耐性が強いとされる。

このような個人が有する特徴によるストレス促進・緩和要因は、子ども達にも関係することである。子ども達がタイプA行動者にならず、冷静な判断で原因帰属を行い、頑健さを持って生活できるようになることはストレスマネジメント教育の目標であり、子どものころから必要な教育的視点である。

また、身体や精神の障害を有する子どもは、日常生活において強いストレッサーを受けることが多くなる。歩行困難な子どもは生活する上で多大な苦労を強いられる。精神的に不安定な子どもは他の子ども達と違って生活力が低くならざるをえない。環境的要因として、そのような子ども達に対する差別的な待遇が存在することもある。

フリードマンとローゼンマン（Friedman & Rosenman）

ともに心臓病学者。一九五九年、三〇〇〇名の男性をタイプAと非タイプA（タイプB）に分けて八年余り追跡調査を行ったところ、タイプAはタイプBの二倍以上の虚血性心疾患発生率が見られた。タイプA行動は、不安や焦燥感をもとにした敵意や時間切迫感などを特徴とする。なおその後の研究で、タイプAの行動特徴のうち、怒り、敵意、そして攻撃性が心臓に負担を与える根本要因として見なされている。

コバサのhardiness

hardinessの構成要因であるcommitment, challenge, controlはその頭文字をとって3Cと呼ばれる。高いhardinessは肯定的な言葉で自分に言い聞かせ、ストレスにさらされていても肯定的な感情を示して高い欲求不満耐性を示す。また身体的な健康度も高いとされる。

(3)　社会的な活動

児童養護施設、児童相談所、そして養護学校などの機関は、家族からのサポートの弱さや虐待、あるいは心身の障害といったストレスを受けやすい子ども達に対して保護的な役割を担い、ストレス緩和のためのソーシャルサポート源として機能しており、社会的なストレス緩和要因である。勉学はしたいが金銭的な事情で困難な状況にある子どもを支援する奨学金制度もまた、社会的なストレス緩和要因として見ることができる。

（大野太郎）

引用・参考文献

Auerbach, S. M. & Gramling, S. E. 1998 *Stress Management-Psychological Foundations.* Princeton-Hall, Upper Saddle River, N.J.

ベネッセ教育研究所 1991『中学受験モノグラフ・小学生ナウ』第11巻8号

Caplan, G. 1974 *Support systems and community mental health.* New York : Basic Books.

Friedman, M. & Rosenman, R. H. 1974 *Type A behavior and your heart.* New York : Knopf.

警察庁 2004『平成15年度警察白書』

Kobasa S. C., Maddi, S. R. & Kahn, S. 1981 Hardiness and health. *Journal of Personality and Social psychology,* 37, 1-11.

厚生労働省 2001『平成12年度児童相談所における児童虐待相談処理件数報告』

厚生労働層 2001『平成12年度保健福祉動向の概況』
厚生労働省 2002『平成13年度国民生活基礎調査の概況』
厚生労働省 2003『平成14年度社会福祉行政業務報告の概要』
Lazarus, R. S. & Folkman, S. 1984 *Stress, appraisal and coping.* New York : Springer.
文部省 1999『教育白書』
文部省教育課程審議会 2000『生徒指導上の諸問題の現状について（答申）』
岡安孝弘 1997「健康とストレス」島井哲志（編）『健康心理学』培風館 99-109p.
岡安孝弘・嶋田洋徳・丹羽洋子・森 俊夫・矢富直美 1992「中学生の学校ストレッサー評価とストレス反応との関連」『心理学研究』第63号 310-318p.
大野太郎 2002 a「包括的ストレスマネジメント教育実践に関する研究」『早稲田大学大学院人間科学研究科博士学位論文』
大野太郎 2002 b「ストレスマネジメント教育とは」大野太郎（編）『ストレスマネジメント・テキスト』東山書房 10-42p.
大野太郎・山田冨美雄・堤 俊彦・百々尚美・野田哲朗・服部祥子 2003「小学生版ストレス関連尺度の開発—DSS-K の作成—」『日本健康心理学会第16回大会発表論文』184-185p.
Seligman, M. E. P. 1975 *Helplessness : On depression, development and death.* San Francisco : Freeman.
嶋田洋徳 1998『小中学生の心理的ストレスと学校不適応に関する研究』風間書房
竹中晃二・児玉昌久・田中宏二・山田冨美雄・岡 浩一朗 1994「小学校におけるストレス・マネジメント教育の効果」『健康心理学研究』第7号 11-19p.

第2節　職場におけるストレスと促進・緩和要因

現代の産業ストレスの促進要因としては、技術革新やコンピュータ化、情報過多、グローバリゼーション、あるいはバブル経済の破綻による深刻な不況など多くの環境要因があり、こうした社会環境の中で生活している現代人は深刻なストレス状況を経験している。例えば、厚生労働省の行った労働者を対象としたアンケート調査［厚生労働省大臣官房統計情報部、2002］では、約60％の人々がなんらかのストレスを強く感じていることを報告している。そして、それに伴うストレス性健康障害が増加する傾向にあり、これに対する対策の必要性が叫ばれている。

一九八八年、労働安全衛生法*が一部改正されて、職業ストレス性疾患の予防と対策に重点がおかれたことは、それまでの労働災害や職業病中心の考え方からの大きな転換を象徴している。厚生労働省の指導要項の中にも、従来の健康測定に加え、運動指導、メンタルヘルスケア、そして栄養・保健指導などの包括的な対処が勧められている。しかし、実際的な問題としてこれらをどのように実現していくかの具体的な方法論については、今後の

労働安全衛生法

職場における安全衛生管理体制、労働災害を防止する措置等について規定する法律で一九七二年に制定された。その後、時代の変化や労働災害の変遷に伴い数回にわたって改正されてきた。最近では、疲労やスト

課題として残されている。ここでは、職場におけるストレスの促進要因と緩和要因について述べる。

1　人間環境モデル

レヴィ*［Levi,1987］は、人間と環境との関連の中に（**図1**）のようなストレス性疾患のモデル（human ecological model）を提唱した。図に示すように、環境要因として自然環境および社会構造、社会的プロセスから、種々の心理的・社会的、物理的・化学的ストレッサーが生じ、それに個人要因としての心理的・生物学的プログラムがあいまって、認知的、情動的、行動的、生理的反応が生じ、それが病気の前段階（準備状態）をつくり、さらにはある疾病・不健康状態に進展していくというものである。ここで、社会的支援（ソーシャルサポート）とストレス対処能力は、これらのプロセスに対する緩衝要因として働いている。そして、このモデルは、それぞれの要因がフィードバックしあうことでダイナミックなシステムとして機能していることを意味している。このようにストレスとは、ある固定したものではなく、多変量、多因子間におけるプロセスであるという考えが主流となっており、これらのモデルをもとにしたストレス評価、ストレス対策が始められつつある。その代表的なものは、ハレルとマクレイニー［Hurrel & MacLany, 1988］のNIOSH職業性ストレス調査表*で、職業性ストレッサーとストレス反応、健康障害や個人的要因、社会的支援などを評価するものである。日本でも、厚生労働省の研究班［下光輝一ほか，2000］

レスを感じる労働者が増加していること、「過労死」や「自殺」が大きな社会問題としてクローズアップされていることから「職場のメンタルヘルス」に重点が置かれている。

レヴィ（Levi）
スウェーデンのカロリンスカ医科大学ストレス研究所を設立して以来長く所長を勤め、スウェーデンのストレスに関わる基礎的研究、社会・職場環境に関する研究、心理社会的ケアに関する研究を統括している。この研究所からは、世界的に著名な多くのストレス研究者が輩出している。

NIOSH職業性ストレス調査票
米国国立労働安全衛生研究所（Na-

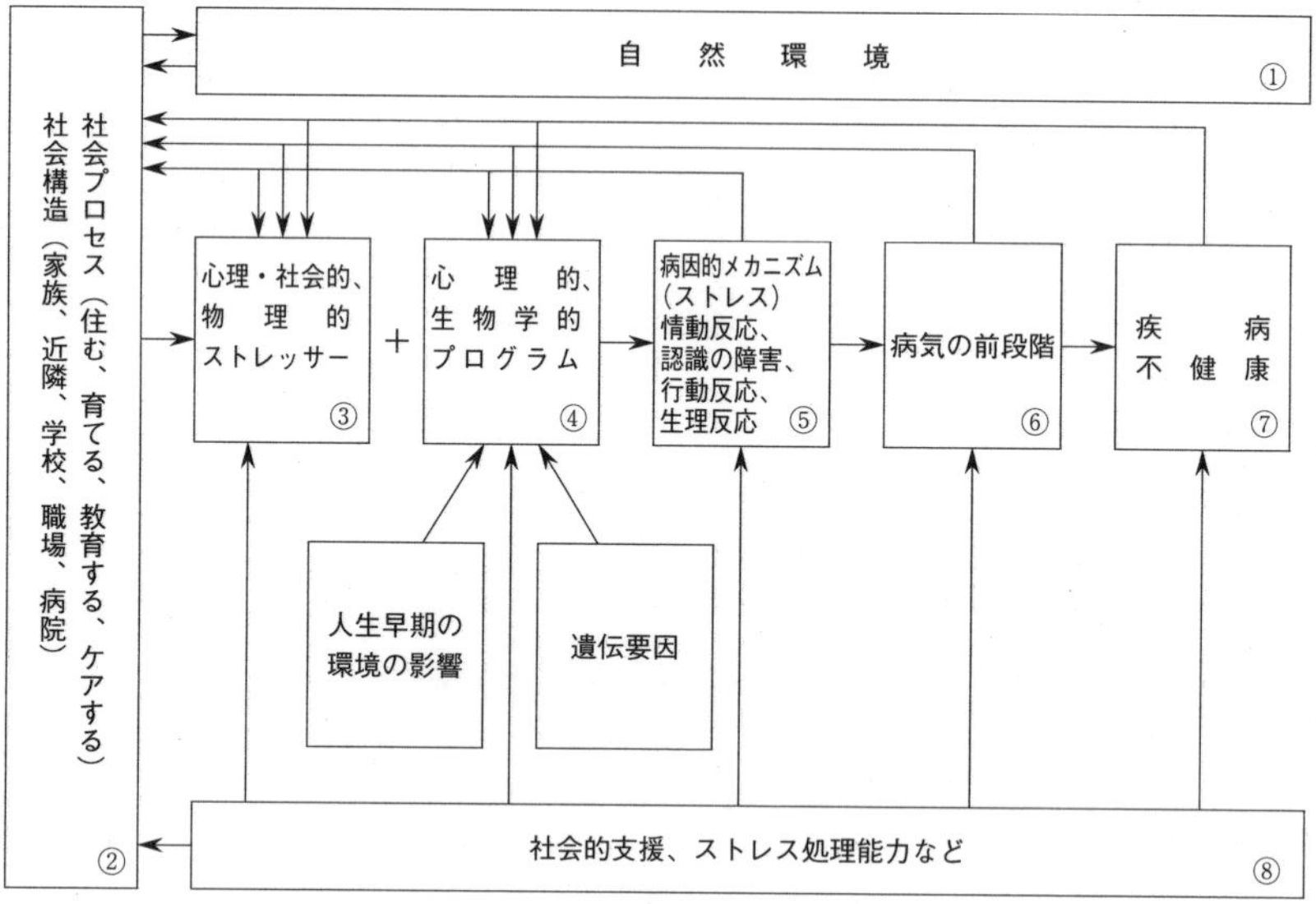

図1　人間と環境との関係の理論モデル（Human Ecological Model）

tional Institute for Occupational Safety and Health：NIOSH）で開発されたストレス調査票。作業環境や仕事の質・量そして人間関係によるストレッサー、ストレス反応および個人要因や緩衝要因についての多面的な質問で構成されている。厚生労働省の研究班で日本語版および短縮版が開発され、インターネット上でも公開されている。↓30ページ。

で調査が進められているが、職場のストレス要因や個人的要因あるいはそれに関連する様々な緩衝要因など多変量を解析することにより、行動科学的なストレスの評価と対策を行い、ストレス病の一次予防に役立てることが期待されている。

2　職場のストレス促進要因

職場の中でよくみられるストレス要因については、**表1**に示すように、職場の人間関係、仕事の質、仕事の量、仕事への適性、昇進・昇給の問題などであった。これらについて以下にカテゴリー別に分けて述べる。

(1)　人間関係によるストレス

人間が二人いればストレスになるというように、どの世界でも人間関係は複雑であり問題をはらんでいる。比較的枠組みの自由な集団の中では、気に入らない人とはつきあわなければすむことであるが、これが職場の上司と部下という関係になると、いやでも毎日顔をつきあわせ、話をせざるをえなくなる。気に入らなくても生活のためにはがまんして働かなくてはいけないところに、職場の持つ特殊な状況がある。人間としての能力にはそれほどの違いがないことが多いにもかかわらず、えてして上の者は愚鈍に見え、下の者は反抗ばかりしているといった関係になると職場の雰囲気が悪化してゆく原因となる。

表1　自分の仕事や職業生活での「強い不安、悩み、ストレス」をもつ労働者の割合

項　　　目	1987	1992	1997
労働者　計	100.0%	100.0%	100.0%
「強い不安、悩み、ストレス」有	55.0	57.3	62.8
仕事の質の問題	55.4	41.2	33.5
仕事の量の問題		33.9	33.3
仕事への適性の問題	29.7	25.8	22.8
職場の人間関係の問題	51.6	47.9	46.2
昇進、昇給の問題	22.1	18.9	19.8
配置転換の問題	8.4	5.8	7.5
転勤に伴う転居の問題	2.8	1.9	1.7
単身赴任の問題	1.7	1.2	1.3
定年後の仕事、老後の問題	19.3	15.8	17.3
雇用の安定性の問題	—	—	13.1
職場の喫煙の問題	—	—	3.9
その他	3.8	11.5	10.4
「強い不安、悩み、ストレス」無	45.0	42.7	37.2

［1997年　労働省調査］

(2)　仕事の質・量に関するストレス

欧米諸国に比較して日本人の労働時間の多いことは事実である。過重労働、長時間労働、

交代性勤務や仕事の過重責任などは、職場のストレス要因として当然ながら考慮されねばならない。最近では、フレックスタイムの導入や週四〇時間労働などの時短がすすめられてきているが、実情はまだまだ多くの問題をかかえている。二〇〇二年には、厚生労働省より「過重労働による健康障害防止対策*」が出され、時間外労働の削減、健康管理措置の徹底によりストレス性健康障害の予防がはかられることになった。しかし、この対策は、残業届けを出さないで労働するいわゆる「サービス残業」なるものが行われるようになり、より一層の問題点をはらむこととなった。

(3) 環境変化によるストレス

職場の中では、昇進、配置転換、転勤、単身赴任、リストラや転職などの立場の変化が常に起っている。こうした状況の変化により、それまでの安定した立場から新たな立場へ移行する際には、それ相応のエネルギーと柔軟性が必要とされる。立場の変化とともに、人間関係も変化して行くので新しい状況に適応するには相当のストレスがかかることがある。また、退職、リストラといった生活基盤に関わる状況変化は、将来に対する生活設計などの先行き不安が増大して、より深刻なストレス状況になることが予想される。また、単身赴任では、環境変化とともに社会的支持基盤の変化が大きく、それまでのソーシャルサポートの喪失とそれの再構築が大きな課題となる。

「過重労働による健康障害防止対策」

近年の過労死・過労自殺の増加に伴い、二〇〇二年に厚生労働省より「過重労働による健康障害防止のための総合対策について」という通達が出された。この中で、過重労働の基準として労働時間による区分が提案され、月四五時間以上の残業者は産業医が健康状態について書面確認し、月八〇時間以上では面談対応するという方針が出された。しかし、労働時間一律対応にはサービス残業などさまざまな問題が提起されている。

(4) テクノストレス

最近、コンピュータの職場への導入が盛んになり、コンピュータのない職場はないと言っても過言ではない。テクノストレスとは、コンピュータ作業に従事することによる様々な心身の健康障害を意味し、その病態はテクノ不安症とテクノ依存症と分けられている[Brod, 1984]。テクノ不安症とは、コンピュータ・テクノロジーを受け入れようとする際のあがきに起因するもので、その苦悶がイライラ、焦燥感、頭痛、悪夢、コンピュータ学習への抵抗の形をとってあらわれるコンピュータ不適応状態である。テクノ依存症とは、コンピュータへの過剰適応の結果、論理回路による思考しかできなくなり、感情表現を喪失したり、多様で複雑な人間関係を回避するようになるもので、落ち込んだり種々の身体症状を呈するようになる。現代社会では、コンピュータ化が進むことによって、テクノ不安症は少なくなり、一億総コンピュータ依存症の時代へと向かっている。また、長時間ディスプレイ作業を続けることによる種々の症状はVDT障害*として取り扱われている。

3 職場のストレス緩和要因――ストレスマネジメントの方法論

先にあげたレヴィ[1987]のhuman ecological modelをもとにストレスマネジメントの方法論を考えてみると、**表2**に示すように、1 ストレッサーの軽減、2 認知的評価の修正、3 ストレス反応のコントロール、4 社会的支援の発展、5 ストレス対処能力の

VDT障害

VDT (Visual Display Terminal) 障害とは、長時間にわたって端末作業に従事することによるさまざまな障害をいう。主な症状は、肉体的・精神的疲労、眼精疲労、頸肩腕症候群などである。予防法として、端末の調整や机・イスや照明などの作業環境管理、長時間の端末作業を継続しないことや休憩・休養をとるなどの作業管理、健康診断や疲労度測定などの健康管理が提案されている。

開発に集約される。いずれの方法を活用するかは、ストレッサーの種類と程度、個人的資源の程度、環境的な要因などによって適宜選択されるべきである。

(1) ストレッサーの軽減

現実的なストレス状況がはなはだしく、それによって心身の症状を呈していることが明らかな場合は、ストレッサーの軽減あるいは回避を考慮する。休職・自宅療養あるいは入院治療は、現実的なストレスからの回避の代表的なものである。これらの方法は、安静・治療により心身の機能が回復する時間を稼ぐという意味では効果があるが、再び職場復帰から社会生活へともどっていくわけであり、その中での機能回復という目標を掲げた治療方針が重要である。

環境調整としては、職場の配置転換、転勤、転地などがある。ただし、このような対処はむしろ慎重に行う必要がある。なぜなら、環境変化そのものがストレッサーとなり、新しい環境に適応するための心的エネルギーを必要とするからであり、また患者の満足いくような職場環境が得られることはむしろ少ないからである。したがって、現在の環境の中での適応様式の改善を支持するような治療的接近が望ましい。

職場のストレス要因としては、人間関係によるものが最も多いと報告されている。したがって、自己への気づきと他者との交流パターンの分析を目指す交流分析は、人間関係を改善するためのソーシャルスキルとして有力である。

表2　ストレスマネジメントの方法論

1．ストレッサーの軽減
2．認知的評価の修正
3．ストレス反応のコントロール
4．社会的支援の発展
5．ストレス対処能力の開発

(2) 認知的評価*の修正

ストレッサーの強さよりも、個人の受けとめ方や対処行動に問題がある場合は、ストレッサーの軽減をはかる方法では十分な効果をあげることは困難である。心身相関の気づきや洞察をうながす精神療法、ストレッサーに対する誤った対処行動を修正する行動療法、*ストレスの認知的評価の修正をはかる認知行動療法*が有効である。

(3) ストレス反応のコントロール

ストレスによる生体の反応をコントロールする代表的な方法としては、①運動処方、②リラックス法、③バイオフィードバック法がある。

① **運動処方**　ストレス緊急反応においては、高まる緊張は　闘争—逃走反応*（fight or flight）をするための準備状態をつくり、これは身体的活動を十分行うことによって（例えば、走って逃げる）解消される。現代のストレス社会では、身体的活動を伴わない慢性ストレス状態が問題の核となっており、これを運動によって解消しようとすることは理にかなっている。運動処方とは、個人の年齢・体力にもとづいて最も適切な運動の種類や量を決定し処方するものである。

② **リラックス法**　ストレスはある意味では、緊張状態であり、この解消にはリラックスが効果的である。リラックスする方法としては、ゆっくり風呂に入って休養をとる、好

認知的評価
↓44ページ。

行動療法
学習理論や行動理論にもとづき、症状を誤って学習された不適応行動と考え、不適応行動の修正や適応行動の再学習をめざす治療技法の体系をいう。主張訓練、系統的脱感作法、社会的スキル訓練など多くの技法があり、治療対象としてはかなりの広範囲にわたる障害に対して行われている。

認知行動療法
行動や情動の問題に加え認知的な問題も治療の目標とし、クライエントの自己理解を促進し、問題解決能力を向上させ、セルフコントロールをめざす治療技法の総称をいう。偏った考え方、極端な認知の仕方は、ストレス状況を過度にとらえそのためにストレス反応を増大している可能性があり、認知的な修正が必要となる場合がある。

きな音楽を聴く、自然の中でくつろぐなどでもよい。系統だったものとしては、漸進性筋弛緩法*、自律訓練法*、ヨーガ、気功、禅、瞑想法などがある。いずれの方法も、専門家の指導を必要とするが、自分で練習し体得するという点では共通しており、セルフコントロールの方法としては有力である。

③ **バイオフィードバック法** バイオフィードバックとは、平常では知覚できない生体情報を何らかの機器を媒介として信号としてフィードバックし、それをもとに自律神経系の制御を試みるという方法である。生体情報として、心拍、血圧、脳波、筋電図、皮膚温などを用いた機器が市販されている。最近では、スポーツ選手のメンタルトレーニングにも応用されている。

(4) 社会的支援(ソーシャルサポート)の発展

同じストレッサーが加わっても、ソーシャルサポートのある人とない人では、受けるストレスには明らかに差がある。ストレス病に陥り、医療機関を訪れる人の多くは、適切なソーシャルサポートが得られず、孤立を深め、症状を介してのコミュニケーションをはかろうとして苦悶している。医療スタッフの支持的援助はもちろんであるが、職場の中でもこうした人たちのための支援ネットワークを構築することが重要である。

闘争―逃走反応
→7ページ。

漸進性筋弛緩法
ジェコブソンにより開発されたリラクセーション法で、全身の筋肉の緊張、弛緩を繰り返すことにより弛緩状態を学習する方法をいう。ウォルピは、彼の開発した系統的脱感作法に簡略版の筋弛緩法を取り入れて、不安の逆制止法として用いている。

自律訓練法
ドイツの精神科医シュルツにより開発されたリラクセーション法で、自己暗示により心身のリラックスをめざす精神生理学的訓練法をいう。手足の重感練習、温感練習などにより、さまざまな生理的変化が起こることが確認されており、交感神経系の活性の抑制による作用と考えられている。

(5) ストレス対処能力の開発

ストレスの認知の仕方、対処行動のとり方、反応の現われ方には個人差が大きいのと同様に、ストレスの解消の仕方にも個人差が大きい。ある人にとってはストレス解消になっても、他の人にはかえって逆効果になってしまうこともある。個人に適したストレス解消、ソーシャルスキルを普段から身につけ、ストレス病になる前に適切な対処をとれるようにしたいものである。

4 職場のメンタルヘルスのすすめ方

職場のメンタルヘルスは、ストレス関連疾病の予防と対策という観点からすすめていく必要がある。「こころ」の病気だけではなく、「からだ」の病気にもストレスの影響は深刻であり、心身両面からの総合的な健康づくりが強調されねばならない。以下に職場の中でメンタルヘルスを進めていく上で留意すべき点について述べる。

① **プライバシーの保護**　心身両面からの健康管理職場の中ではプライバシーの問題もあり、あまり精神面、心理面にかたよるものには抵抗がある。あくまでも、心身両面からの健康管理・健康づくりというアプローチが必要である。その一つの方法としては、従来行われている健康測定（健康診断）とあわせて心の健康診断（ストレスチェック）を行う

ことが考えられる。この際、プライバシーの保護には万全を期し、被験者が不利益を被らないように配慮することが重要である。

② **手作りの対策**　企業の構造的特徴、風土、それまでの健康管理の状況など各企業で千差万別であり、一律に同じ方法を実行するのは困難でかつ実効があがらない。その企業にあった進め方を考慮し、手作りの対策をたてることが重要である。また、企業で行う健康管理というと管理するものとされるものという軋轢が生じやすい。あくまでも、健康は個人が守るものであり、健康スタッフはそれを援助するという姿勢が重要である。

③ **チームワーク**　産業医、看護婦、保健婦、カウンセラーあるいは健康管理担当者などのチームワークを大切にする。職場全体を見通す産業医の養成は必要であるが、産業医だけでは企業のもつ多様な側面には対応できない場合が多く、他のスタッフと連携をとりながらメンタルヘルスをすすめていくことが望ましい。

④ **健康教育・メンタルヘルス研修**　メンタルヘルスは精神障害だけを対象としているのではなく、心身の健康管理にぜひとも必要なものである。社員が気軽に医療スタッフに健康相談できるような雰囲気づくり*をすすめていくために、社員全員にメンタルヘルスに関する健康研修を行い理解を深めていくことや社内報を媒介にしたコミュニケーションをはかることも重要である。職場のストレス要因としては、人間関係によるものが最も多い。特に、管理職に問題がある場合には職場全体に被害が及ぶ可能性が強い。したがって、新任の管理職には徹底した人材管理・活性化および社会支援スキルの講習を受けるように配慮することが望ましい。また、超高齢化社会に突入しようとしている現在、高齢化にとも

事業場における労働者の心の健康づくりのための指針
二〇〇〇年八月に、旧労働省より発表された指針で、事業者が行うことが望ましいメンタルヘルスケア（心の健康づくり対策）の原則的な実施方法が示された。①セルフケア、②ラインによるケア、③事業場内資源によるケア、④事業場外資源によるケアの四つのケアの促進がすすめられている。

なう生活習慣病の増大が大きなテーマである。糖尿病、高血圧、動脈硬化、狭心症・心筋梗塞などはストレスやライフスタイルと深い関連があり、これらの予防については若年のうちから対策を進める必要がある。そのためには、生活習慣・ライフスタイルやストレス解消を含めた健康づくり研修を長期的展望を持って実施して行く必要がある。

5 おわりに

社会構造が複雑になるとともに、心理社会的ストレスが多種多様となり、それに伴うストレス性疾患が増加している。急性のストレスによって発症する病態もあれば、慢性的なストレス状況の中で不健康な生活習慣や行動様式となり二次的な種々の疾患へと移行するものもある。したがって、ストレスの評価と対処という問題は、治療医学的な観点からも予防医学的な観点からも重要である。産業保健の現場でも、従来の労働災害や職業病から心身症やうつ病、適応障害などを含めたメンタルヘルス上の問題に重点を移しつつある。特に、生活習慣病*に対しては、早期発見・早期治療から一歩進んで、予防や健康づくりをも含めた総合的なストレスマネジメントが必要である。こうした産業ストレスと健康障害の問題は、二十一世紀社会の大きなテーマであり、行動科学的な取り組みが希求されている。

職場のストレス促進要因を明らかにし、緩和要因を発展させてゆくことが、ストレス性健康障害の一次予防に寄与するものと考える。

生活習慣病
以前は成人病と総称されていたが、不適切な生活習慣による慢性の病気として一九九六年に生活習慣病に変更された。これには、脳血管障害、心臓病、糖尿病、癌、胃潰瘍などが含まれ、生活習慣改善による治療、予防が一義的に重要とされている。

（野村　忍）

引用・参考文献

Brod, Craig. 1984 *Techno Stress : The Human Cost of The computer Revolution.* Addison-Wesley（池央耿・高見　浩（訳）　1984 『テクノストレス』新潮社）

Hurell, J.J. & McLaney, M.A. 1988 Exposure to job stress-A new psychometric instrument, *Scand J Work Environ Health*, 14（Suppl.1）, 27-28.

厚生労働省大臣官房統計情報部 2002『労働者健康状況調査の概況』　厚生労働省

Levi, L, 1987 Society, brain and gut ; A psychosomatic approach to dyspepsia. *Scand. J. Gastroenterol*, Suppl. 128, 120-127.

永田頌史 1999「わが国におけるストレス・マネージメントの実態と課題」『産業ストレス研究』第7号 1-5p.

下光輝一 1992「スウェーデンにおけるストレス研究」『タイプA』第3号　46-53p.

下光輝一　ほか　2000「主に個人評価を目的とした職業性ストレス簡易調査票の完成」『労働省平成11年度作業関連疾患の予防に関する研究』　126-164p.

第3節　医療施設（患者・医療者）におけるストレス促進・緩和要因

1　患者のストレスと促進・緩和要因

(1)　身体疾患とストレス

何らかの体の病を煩っている患者は、疾病それ自体がストレスとなるばかりか、日常経験する雑多なストレッサーへの気づきや対処に支障が出、強いストレス反応から鬱状態に陥ることすらある。

筆者はこれまで、種々の職種につく広範な年齢層を対象としていくつかのストレス調査をおこない、対象者が罹患する疾病と、ストレッサー、ストレス反応ならびにストレス緩衝要因との関係を探るいくつかの知見を得てきた。ここでは、そのうちの一調査結果から知り得る興味ある事実を紹介する。すなわち、どのような病気がストレスを促進し、あるいは緩和するかを知る資料である。

(2) ある調査から

筆者らによる調査は、加齢、性、ジェンダータイプがストレス状況やストレス緩衝要因に与える影響を検討することを目的として、二、〇〇〇名弱を対象として実施したものであった。分析の結果、ストレッサーは男性が強く、加齢につれて減少した。一方、ストレス反応に性差は認められず、加齢につれて直線的に減少した［山田ほか、2000］。ジェンダータイプに関する結果は興味深いもので、心理的両性具有型のストレッサーとストレス反応得点は伴に低く、逆にストレス緩衝要因であるコーピング、自尊感情、ソーシャルサポート、健康自己統制感、ストレス耐性などが他のジェンダータイプより高かった。この調査結果に基づいて筆者らは、早期高齢者を対象としたストレスマネジメント教育のプログラムに、ジェンダーアイデンティティの修正を組み入れた。すなわち男性高齢者の中にはかたくなに他者からの援助を受けたがらない人がいるが、身体的な病気になる前に他者からの援助を享受できるように、男性性を弱め、女性性を高めるためのプログラムを作った。

本稿では、身体の病気や既往症について尋ねた質問項目への回答と、ストレス関連尺度との関係に焦点をあてて分析し、患者のストレスの実態を検討する。疾病の種類によってストレスの度合がいかに異なるかを知った上で、患者対象のストレスマネジメント・プログラムについて述べたい。

① 対象者

本調査は、一九九九年の五月から八月にかけて、大阪府内に本社を置く複数の企業従業員約二、四〇〇名と、大阪府内在住市民約一、〇〇〇名を対象として「こころの健康指標」を郵送し、専用回答用紙に回答のうえ、専用回収封筒に入れて郵送によって回収したものであった。

一九九九年一〇月末までに、鉄鋼関係企業従業員四三九名、同被扶養者二一三名、青果会社従業員三一五名、銀行従業員三〇名、大阪府堺市、泉大津市、岸和田市、富田林市の公民館主催事業参加者一四六名、大阪府太極拳教会シニアメンバー一二六名、堺市高齢者スポーツ会メンバー七八名など一、八五二名から回答が寄せられた。回答用紙に年齢と性別が両方が記載された男性七三七名、女性一、〇八四名の計一、八二一名について分析が行われた。

② 「こころの健康指標」

「こころの健康指標」はA四判一四ページから成る冊子で、ストレッサー、ストレス反応をはじめ、以下の一一個のストレス緩衝尺度で構成され、合計一八八問から成っている。回答はすべて回答用紙に記入し、専用封書に厳封して提出してもらう形式をとった。

・ストレッサーとストレス反応

ストレスの原因となるストレッサーと、結果として現れるストレス反応は、ＧＡＳ

研究会版日常イライラ尺度ならびにストレス反応尺度を用いて計測した。
①日常イライラ尺度：GAS研究会版日常イライラ尺度は、日常の些細なできごとに対する認知的評価イライラ感（デイリーハッスル）として評定するもので、宗像［1995］の「日常苛立ちごと尺度」を参考に生活領域、人間関係領域、仕事領域におけるできごと二二項目を独自に選択し、イライラ感を、「そうでない」、「まあそうである」、「大いにそうである」の三件法で回答するものであった。
②ストレス反応尺度：GAS研究会版ストレス反応尺度は、不安、うつ、怒り、心身症状、不適応行動、ならびにストレス事態で果敢に対処しようとするポジティブ行動などの範疇に属する三二症状から構成され、「まったくなかった」、「わずかにあった」、「かなりあった」、「とてもつよくあった」の四件法で回答するものであった。

・ストレス緩衝要因

ストレッサーとストレス反応との間に介在して、ストレッサーの衝撃を緩和したり調整する介在変数として、コーピング尺度をはじめ以下の九つの尺度を用いた。
①コーピング（一一項目）：尾関［1994］の三因子構造をもつコーピング尺度を参考に、積極的焦点的対処四項）、情動焦点的対処三項目、ならびに消極的対処四項目を測定する一一項目からなる尺度を構成し、「まったくやらない」、「たまにしている」「ときどきしている」、「いつもしている」の四件法で回答するものであった。

②健康ＬＯＣ（一二項目）：　渡辺［1985］を参考に、六項目からなる外的統制尺度と、六項目からなる内的統制尺度の計一二項目からなる尺度を構成し、「まったくそう思わない」「そう思わない」「思う」「かなりそう思う」の四件法で回答するものであった。

③ユーモア（一〇項目）：　上野ら［1992］が用いた一〇項目からなるユーモア尺度を、「まったくそう思わない」「そう思わない」「思う」「かなりそう思う」の四件法で回答するものであった。

④ストレス耐性（一四項目）：　コバサ［Kobasa, 1982］のストレス耐性を計るために、コミットメント五項目、コントロール四項目、ならびにチャレンジ五項目の計一四項目からなり、「まったくそう思わない」「そう思わない」「思う」「かなりそう思う」の四件法で回答するものであった。

⑤自尊感情（一四項目）：　下仲ら［1997］の一〇項目から成る自尊感情（self esteem）尺度に新たに四項目を追加した計一四項目からなる尺度で、「まったくそう思わない」「そう思わない」「思う」「かなりそう思う」の四件法で回答するように改めて用いた。

⑥タイプＡ尺度（一二項目）：　前田［1985］のタイプＡ尺度の一二項目を用い、「いいえ」、「しばしば」、「いつも」の三件法で回答するものであった。

⑦ソーシャルサポートネットワーク（一〇項目）：　松崎ら［1990］のＳＳＱ９などを参考に、サポート提供者を一〇種あげ、それぞれに「一人もいない」「一人だ

けいる」「数名はいる」「たくさんいる」の四件法で回答するソーシャルサポートネットワークサイズ尺度を構成した。

⑧ジェンダー（二〇項目）：ベム［Bem, 1974］に基づいて伊藤［1978］が開発したジェンダー尺度（MHF尺度）の形容詞から、男性性一〇項目、女性性一〇項目を交互に並べた二〇の形容詞リストに、女性性に関連すると思われる社会的スキルなどの一二項目を加え、それぞれの形容詞が「ほとんどあてはまらない」「あまりあてはまらない」「どちらでもない」「ややあてはまる」「かなりあてはまる」の五件法で回答するものであった。

今回の分析では、独立変数として現在治療を受けている病気の有無、ならびに疾患名を用いた。すなわち、ストレス関連指標について、男女別全平均値、治療を受けていないグループの平均値、ならびにその他の疾病群の平均値を比較することにする。

③　結果と考察

表1に、現在加療中の疾病グループごとの平均ストレス関連尺度得点を示す。全被験者および疾病を有しないグループの平均値と、各疾病グループの平均値の比較を行うと興味深いものがある。疾病を有しているからストレスの度合が強いとは限らず、逆に弱い場合もみうけられるからである。

図1は、ストレッサー得点について、加療中の病気がない健康群の平均値を基準として、疾病を有するグループの平均を差分として棒グラフで示したものである。全被験者、なら

的 制	内的 統制	LOC	ユーモア 感性	ユーモア 受容	ユーモア センス	コバサの３Ｃ			セルフエフィカシー	ソーシャルサポート	タイプ A	男性性	女性性
						COMMIT	CONTOL	challenge					
4.8	17.5	32.8	10.2	17.8	27.9	14.5	10.8	12.6	36.9	23	9.6	29.7	29.4
5.1	17.9	32.8	11.6	19.6	31.3	14.9	10.4	12.5	38.2	27.3	10.5	33.6	32.3
4.1	17.3	33.2	11.0	18.0	29.0	14.7	10.6	13.6	38.6	27.5	9.6	32.4	29.2
4.9	17.5	32.6	11.2	18.9	30.1	14.2	10.2	12.5	37.7	28.1	8.5	30.1	28.3
5.0	16.0	31.0	10.3	17.7	28.0	13.7	9.2	11.2	36.0	32.0	10.5	29.0	28.3
4.7	16.9	32.2	11.1	18.7	29.8	13.8	10.7	12.9	37.0	23.3	9.8	31.2	29.0
5.4	17.8	32.4	11.8	18.9	30.7	14.0	10.5	13.1	37.8	28.1	7.0	31.3	30.8
5.7	17.1	31.4	11.9	19.0	30.9	14.9	10.3	12.1	38.2	28.3	11.2	31.7	33.8
5.5	18.5	33.0	11.2	17.7	28.8	15.0	11.5	13.7	34.2	23.2	8.2	33.5	28.2
4.8	17.3	32.5	11.5	19.4	30.9	14.4	10.0	12.6	36.2	28.8	10.4	31.2	28.6
4.9	17.4	32.5	11.4	18.9	30.3	15.0	11.0	13.5	39.3	25.7	10.3	34.0	30.5
5.2	16.2	30.9	11.5	19.1	30.6	13.7	10.3	12.4	37.2	26.9	7.8	30.1	27.8
4.7	17.3	32.6	10.7	19.1	29.7	15.4	10.7	13.4	37.8	25.5	9.7	30.8	29.5
6.2	17.0	30.8	11.1	18.6	29.7	14.8	9.5	12.1	37.5	28.2	9.7	29.9	27.8
4.3	16.3	32.0	10.0	19.0	29.0	13.8	10.3	12.5	35.5	28.0	10.8	33.0	25.3
5.8	16.2	30.4	11.5	18.8	30.2	14.5	10.0	12.7	36.8	36.2	9.5	30.1	29.2
8.7	18.0	29.3	10.7	22.3	33.0	15.0	10.7	12.3	40.7	26.0	12.3	31.0	26.7
7.6	17.6	30.0	11.6	18.4	30.0	13.7	10.3	13.1	37.9	27.6	8.7	33.1	24.7
5.8	17.3	31.5	11.4	19.1	30.5	14.5	10.5	12.0	36.1	26.4	7.8	29.8	27.3
3.4	16.6	33.3	11.0	17.8	28.8	13.9	10.5	13.7	37.8	28.2	8.1	33.0	29.8
8.3	17.0	28.8	11.8	19.5	31.3	14.8	9.6	12.8	38.3	27.7	9.3	34.6	31.0
3.0	18.0	35.0	11.5	19.0	30.5	12.5	10.0	10.5	43.0	19.0	11.5	35.5	29.0
6.7	16.5	29.8	10.0	18.8	28.8	14.3	9.8	13.0	35.5	30.5	10.0	32.2	30.8
5.3	18.2	32.8	11.7	18.0	29.7	14.8	9.0	11.2	37.8	28.8	7.3	29.5	32.7
5.8	16.8	31.0	11.7	19.1	30.8	15.1	9.4	12.9	38.5	27.9	10.1	31.0	30.3
3.4	17.8	34.4	11.4	19.6	31.0	15.0	10.0	12.2	36.8	28.8	8.2	27.2	28.4
3.8	17.5	33.7	10.9	20.3	31.2	14.7	10.9	13.9	37.7	28.2	10.3	29.9	28.8
5.2	17.0	31.8	11.0	20.0	31.0	13.9	9.7	12.9	36.6	28.4	10.2	30.3	29.6
4.5	17.0	32.5	11.1	18.6	29.7	14.2	10.4	13.2	37.7	26.4	9.1	31.3	29.0
5.0	17.1	32.1	11.3	19.7	30.9	14.5	10.1	12.9	37.7	28.6	9.2	31.0	29.2
4.5	17.1	32.6	11.0	18.6	29.6	14.3	10.5	13.3	37.8	26.3	9.3	31.5	29.1
5.1	17.2	32.1	11.3	19.5	30.8	14.4	10.1	12.8	37.6	28.5	9.2	30.9	29.2

表1　治療中の病気とストレッサー、ストレス反応、ストレス緩衝要因(平均値)

治療中の病気：平均値	性別	n	ストレッサー	ストレス反応	ポジ反応	不安	心身症状	うつ	積極対処	消極対処	他 支
心筋梗塞・狭心症	男	12	10.1	21.8	5.9	8.5	3.5	1.8	9.9	6.2	1.
	女	11	5.7	17.1	7.4	7.8	3.4	2.0	10.6	6.7	2.
高血圧症	男	91	9.6	16.2	6.5	6.7	2.7	1.1	10.6	5.5	1.
	女	105	8.4	16.0	6.6	6.5	3.3	1.2	11.6	6.4	2.
低血圧症	女	6	9.3	20.8	4.7	9.2	4.3	1.2	9.2	4.0	3.
高血圧症	男	24	10.7	19.0	5.8	8.2	2.7	1.2	11	5.6	2.
	女	20	5.4	14.2	6.6	5.8	3.7	0.9	11.6	7.6	2.
心臓弁膜症	女	9	7.7	14.2	7.6	5.0	3.9	1.1	14.6	8.9	3.
通風	男	6	11.2	23.0	6.3	9.5	3.5	1.2	11.5	6.5	2.
貧血	女	23	10.6	23.1	6.3	10.5	4.7	1.7	12.3	7.2	2.
胃・十二指腸潰瘍	男	28	11.7	20.0	6.7	7.9	3.6	1.0	10.6	5.4	2.
	女	13	5.6	17.0	6.5	7.2	3.9	1.0	10.1	5.0	2.
肝臓病	男	15	6.3	17.9	5.7	7.8	2.5	1.2	11.7	5.9	2.
	女	10	8.8	19.3	5.2	8.2	3.4	2.9	10.2	6.3	2
リウマチ様関節炎	男	4	11.0	22.8	6.0	9.5	3.0	2.0	10.5	5.3	2
	女	13	12.8	20.8	6.2	8.6	4.2	1.8	11.7	5.8	2.
腎臓病	男	3	13.0	23.0	6.3	10.7	6.3	0.0	7.3	4.3	0.
	女	7	11.1	19.0	8.1	8.4	3.0	1.3	14.4	7.0	4.
甲状腺疾患	女	8	8.5	17.5	6.6	8.1	3.3	1.9	10.3	6.6	3
糖尿病	男	11	6.2	14.4	6.9	5.8	2.5	1.1	11.6	6.0	2
	女	12	9.3	16.8	8.1	6.3	2.9	1.7	11.1	6.4	2
喘息	男	2	12.5	17.5	8.5	9.0	1.5	2.0	11.5	5.5	0
	女	6	10.7	25.5	5.5	12.8	4.3	1.8	13.0	6.2	4
慢性気管支炎	女	6	4.8	17.7	8.5	7.2	3.0	2.0	10.2	7.3	1
子宮筋腫	女	14	7.5	19.6	5.6	7.4	4.6	1.4	12.4	7.6	2
乳房疾患	女	5	7.0	13.4	7.6	6.4	1.8	1.4	11.0	6.0	2
アレルギー性疾患	男	12	9.4	20.3	6.0	9.2	2.6	1.1	10.8	4.9	2
	女	41	9.8	22.9	6.5	10.4	4.2	1.6	11.7	6.2	2
加療中の病気なし	男	499	8.7	18.1	6.1	7.7	2.5	1.4	10.1	5.5	1
	女	725	8.0	18.7	6.7	8.5	3.3	1.4	11.9	6.4	3
全員	男	728	9.0	18.2	6.2	7.7	2.7	1.3	10.3	5.5	2
	女	1048	8.2	18.6	6.6	8.3	3.4	1.4	11.8	6.4	2

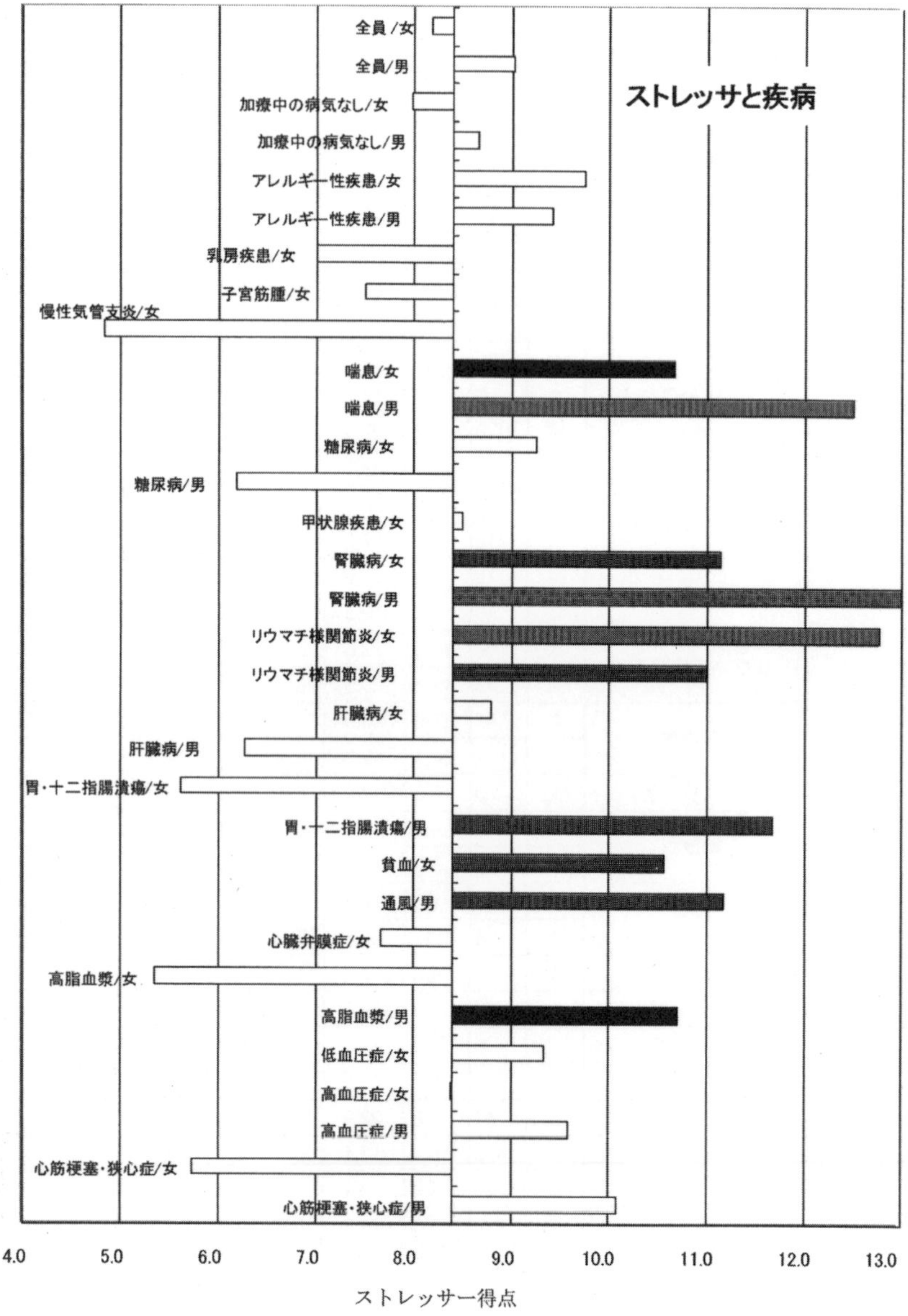

図1　ストレッサー（日常いらいらごと）得点と疾病

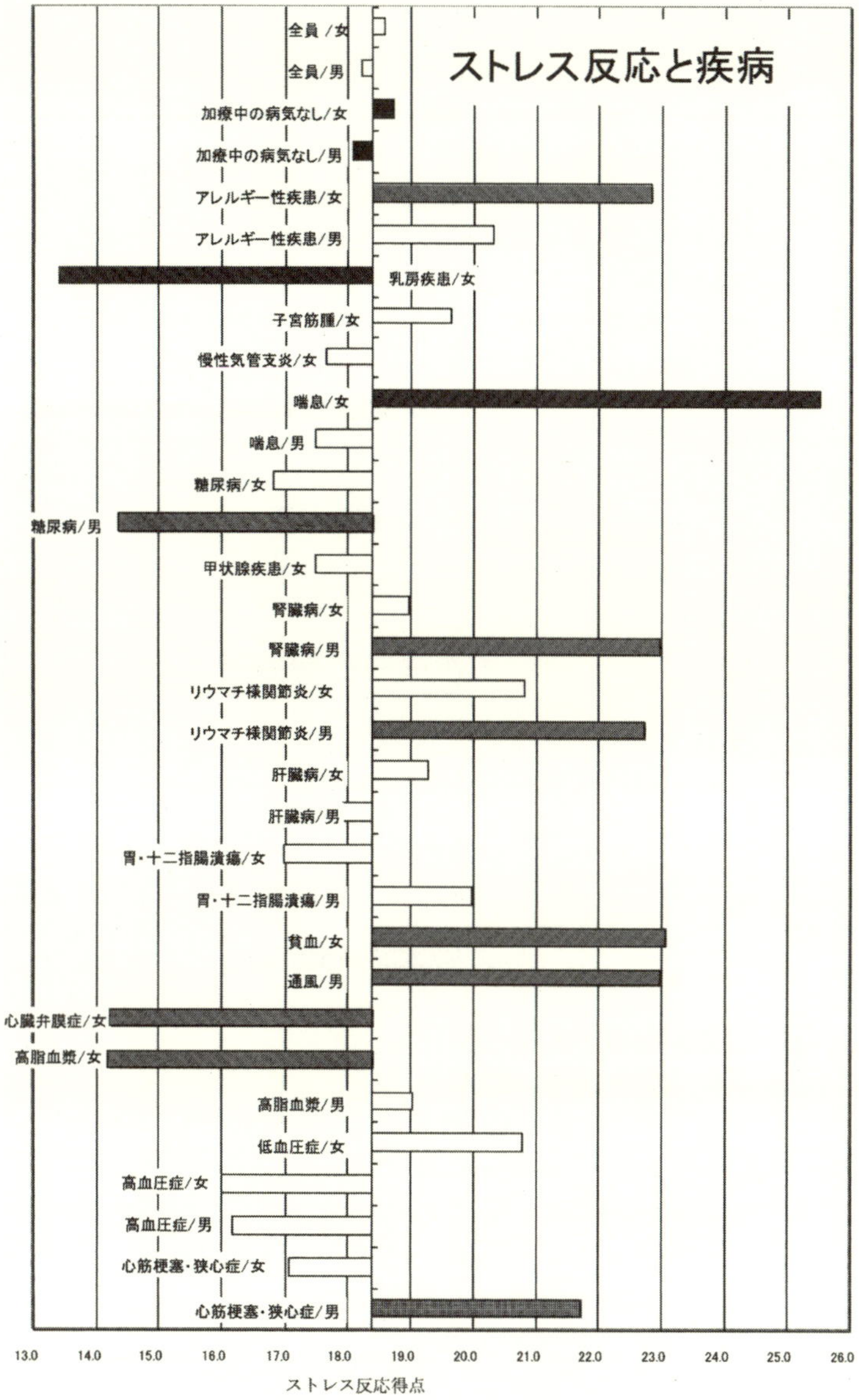

図２　ストレス反応得点と疾病

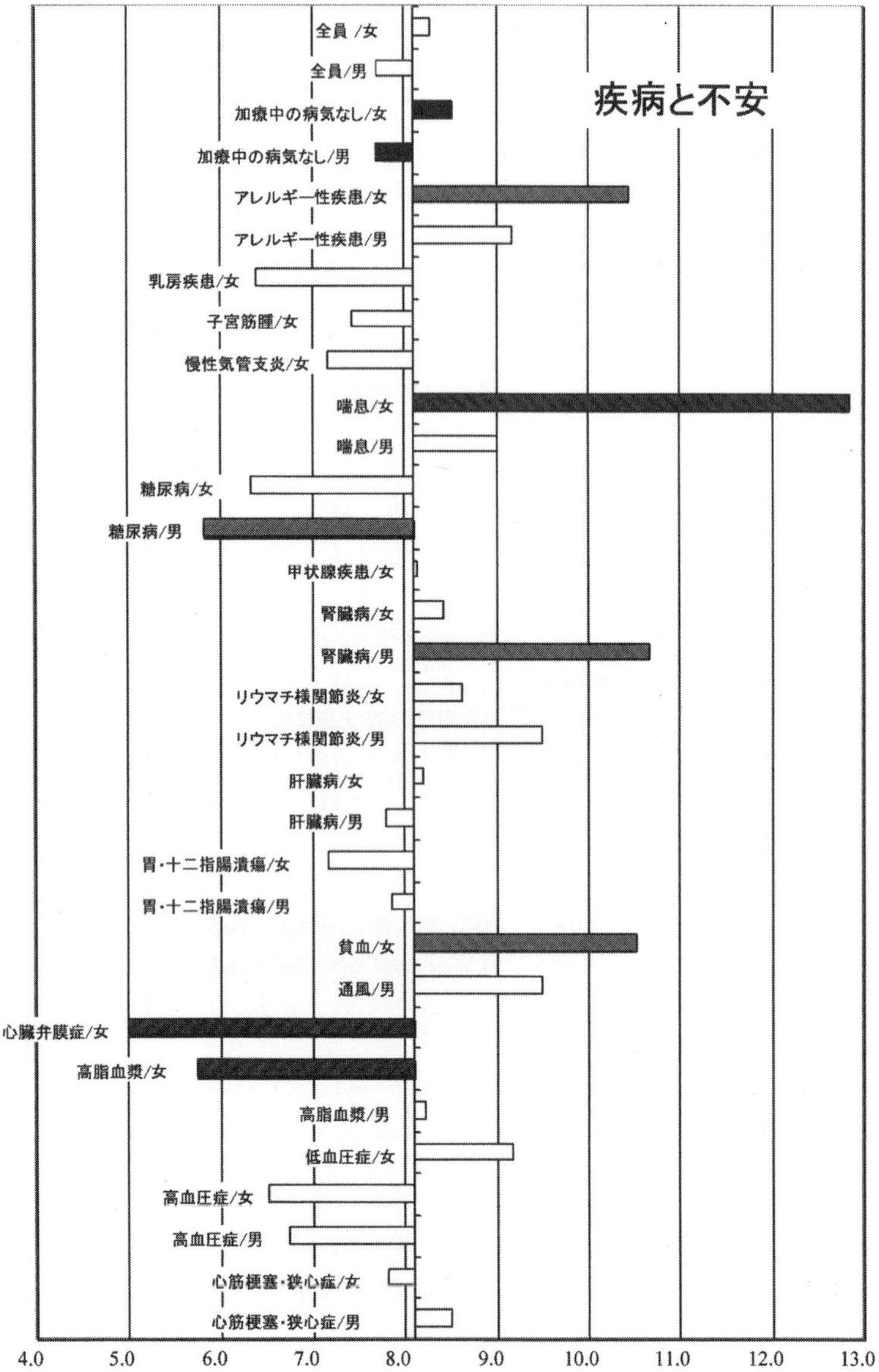
疾病と不安
全員 /女
全員/男
加療中の病気なし/女
加療中の病気なし/男
アレルギー性疾患/女
アレルギー性疾患/男
乳房疾患/女
子宮筋腫/女
慢性気管支炎/女
喘息/女
喘息/男
糖尿病/女
糖尿病/男
甲状腺疾患/女
腎臓病/女
腎臓病/男
リウマチ様関節炎/女
リウマチ様関節炎/男
肝臓病/女
肝臓病/男
胃・十二指腸潰瘍/女
胃・十二指腸潰瘍/男
貧血/女
通風/男
心臓弁膜症/女
高脂血漿/女
高脂血漿/男
低血圧症/女
高血圧症/女
高血圧症/男
心筋梗塞・狭心症/女
心筋梗塞・狭心症/男
4.0
5.0
6.0
7.0
8.0
9.0
10.0
11.0
12.0
13.0

図3　不安得点と疾病

びに健康群のストレッサー得点の平均値±1Dsは、おおむね8±6点である。この基準値をうわまわるグループは、腎臓病、リュウマチ、喘息患者群である。また逆に慢性気管支喘息を患う女性は3点ほど低い。胃・十二指腸、高脂血漿、ならびに心筋梗塞・狭心症を患う男性は低いが、女性患者では逆に高い。これらの疾病を有するほど、男性では日常いらいらごと（ストレッサー）が多いが、女性では逆に少ないことを示している。

図2に、健康者の平均値を基準として、疾病群の平均ストレス反応得点を差分として棒グラフで示した。ストレス反応得点の基準値は、おおむね18±11点である。図をみると、喘息群のストレス反応得点は基準を7点上回っている。アレルギー性疾患、腎臓病、リウマチ様関節炎、貧血で加療中の女性、ならびに心筋梗塞・狭心症の男性グループは基準値を3点以上上回っている。また逆に乳房疾患、心臓弁膜症、高脂血漿の女性、および糖尿病患者は男女ともストレス反応得点は基準点を4点以上下回っている。

ストレス反応得点の下位尺度「不安」得点について同様の方法で**図3**に図示した。不安得点の基準点8±6点と比べて、喘息女性群は五点以上高く、腎臓病の男性、貧血およびアレルギー性疾患の女性はそれぞれ2.5点以上高い。また心臓弁膜症の女性は3点低く、高脂血漿の女性、糖尿病の男性群は逆に、2点以上低い。

以上の結果は、身体疾患がなんらかの形で、ストレッサー、ストレス反応、なかでも不安得点の高低に影響していることが示唆される。疾病群の人数が少なく、結論を導くには少し無理もあるが、体の病気はストレス認知や不安などの感情状態に影響することはまちがいなさそうである。しかも、疾病の種類によって、ストレッサーへの認知やストレス反応の有無、中でも不安症状において促進的に働いくものもあれば、逆に抑制的に働くものもありそうで、今後の研究が期待される。

不安を中心としたストレス反応は、ときとして身体疾患の治療効果を阻害することもある。また感情状態が高ぶり、興奮した状態では冷静な医療的ケアに障害が生まれることも十分考えられる。患者への不安マネジメントや、リラクセーションを中心としたストレスマネジメント介入が薬物による治療効果に促進的な効果をもつことが期待される。

（山田冨美雄）

2　医療者のストレスと促進・緩和要因

(1)　医療者とストレス

ストレスを抱える患者あるいはストレス性の疾患をもつ患者へのケアを提供するのは医療従事者である。しかし、医療者自身は自分のストレスマネジメントができているのであろうか。医療職はストレスの強い職業であることはよく知られている。医療職は対人サービスであり、また、人命にかかわる仕事でもあり緊張も続く。さらに、夜勤や過重労働といった労働環境も加わり、医療者にはストレッサーが多い。医師の自殺や、看護師の燃えつき（バーンアウト）といった問題が取り上げられ［宗像、1996］、特に看護師は他の医療者よりストレスが強いことが指摘されている［田尾、1989］。現在、我が国の医療は高度化・複雑化し、患者の高齢化・重症化、人々の価値観の多様化など、さまざまな社会の変化が生じ、ますますストレッサーの多い環境となるであろう。

(2) バーンアウト*

バーンアウト
↓178ページ。

医療者のバーンアウトが問題にされはじめたのは、一九七〇年代にフロイデンバーガー［Freudenberger, 1974］やマスラック［Maslach, 1976］によって提唱されてからである。対人援助に従事していた者がある目的や関心に対し献身的に努力してきたにもかかわらず、努力は報われず、心的なエネルギーを使い果たし、抑うつ、無気力、さらには自己嫌悪に陥り、また、身体的な不調をきたすといった状態となる。我が国でも一九八〇年代から、この問題が取り上げられるようになり、多くの報告がなされてきた。稲岡［1988］は、バーンアウト研究に共通してみられる性格特性として、「共感的、人間的、繊細的、献身的、理想的な志向が強く、つまり、機械志向でなく〝人間志向〟であり、同時に、不安定的、内向的、強迫的、熱狂的であり、他の人々と容易に同一化しやすいなどのパーソナリティ特性を有している」と指摘している。このことからも、理想を目指し意欲的で献身的な医療者はバーンアウトに陥りやすい特性を持ち合わせているようである。

特に看護師のバーンアウトの報告は多く、宗像［1988］の研究によると看護師は一般医師と比べ、バーンアウトに陥っている率は二倍近く高い。看護師は仕事量も多く、その上高度な技術・知識が求められ、対人ストレスも高い。一生懸命働いても、それが当たり前であり、評価されなかったり、感謝されないこともある。このようなストレスに満ちあふれた医療環境の中で活動するには、ストレスマネジメント能力を高めることが不可欠であるといえよう。

(3) 新卒看護師のリアリティショック

看護師がストレスの強い職種であることは、先に述べたが、中でも新卒看護師はさらにストレスが強く、多くの問題を抱えている。さまざまな身体症状や不眠・抑うつを訴え、外来受診や欠勤する者、配置転換や退職によりその職場を去る者など、職場に適応できない者がいる。その背景にはリアリティショックがある。新卒看護師は、学生時代に卒業後の実践活動への準備をしているにもかかわらず、実際に職場で仕事を始めるようになって予期せぬ苦痛や不快さを伴う現実に出くわして、身体的・心理的・社会的にさまざまなショック症状を表す。これはクレイマー［Kramer, 1974］がリアリティショックと命名したものであるが、ショックの反応は怒りや敵意で現れたり、欲求不満が高まり身体的にも疲れやすく病気になりやすい。また、怒りはうつ状態や引きこもるといった反応で現れることがある。

筆者が五〇〇床以上の病院で勤務する新卒看護師一一六名を対象に行った研究［水田、

2004 a］では、新卒看護師のストレス反応をＧＨＱ28＊（General Health Questionnaire）で調査した結果、就職三ヶ月時にうつ傾向が八割以上（軽度の症状約五割、中等度以上の症状約三割）認められた（**図1**）。

また、新卒看護師は仕事の失敗や職場の人間関係から仕事を辞めたいと思うことが多く、さらには自尊感情も低下し、就職三ヶ月までに約七割が仕事を辞めたいと思ったことがある。**図2**は新卒看護師がリアリティショックから回復していく過程と回復を妨げる要因を表しているが、新卒看護師は、今まで経験したことのない患者や治療法に遭遇し、不安と緊張でいっぱいである。さらに、ゆとりもなく、慣れない人間関係や学生時代と現実の相違に悩み、職場の人間関係の調整をしながら、仕事を覚え、仕事と自己の価値観の調和をはかっていくのである［水田、2004 b］。

ＧＨＱ28
ゴールドバーグによって開発された精神健康調査評で、具体的症状、不安と不眠、社会活動障害、うつ傾向がわかるものである。

3　医療者のストレス緩和の課題

(1)　高度化・複雑化した医療現場の問題

医療者のストレスの原因として、高度化・複雑化した医療現場の問題がある。入院期間の短縮から、軽症の患者は外来・在宅で医療を受け、入院している患者は重症化している。また、医療の進歩はめざましく、高度な技術・知識を要する治療・検査が次から次に増え、新しいことを覚えるのも大変である。患者の生命を疾病から守る医療従事者は、医療事故

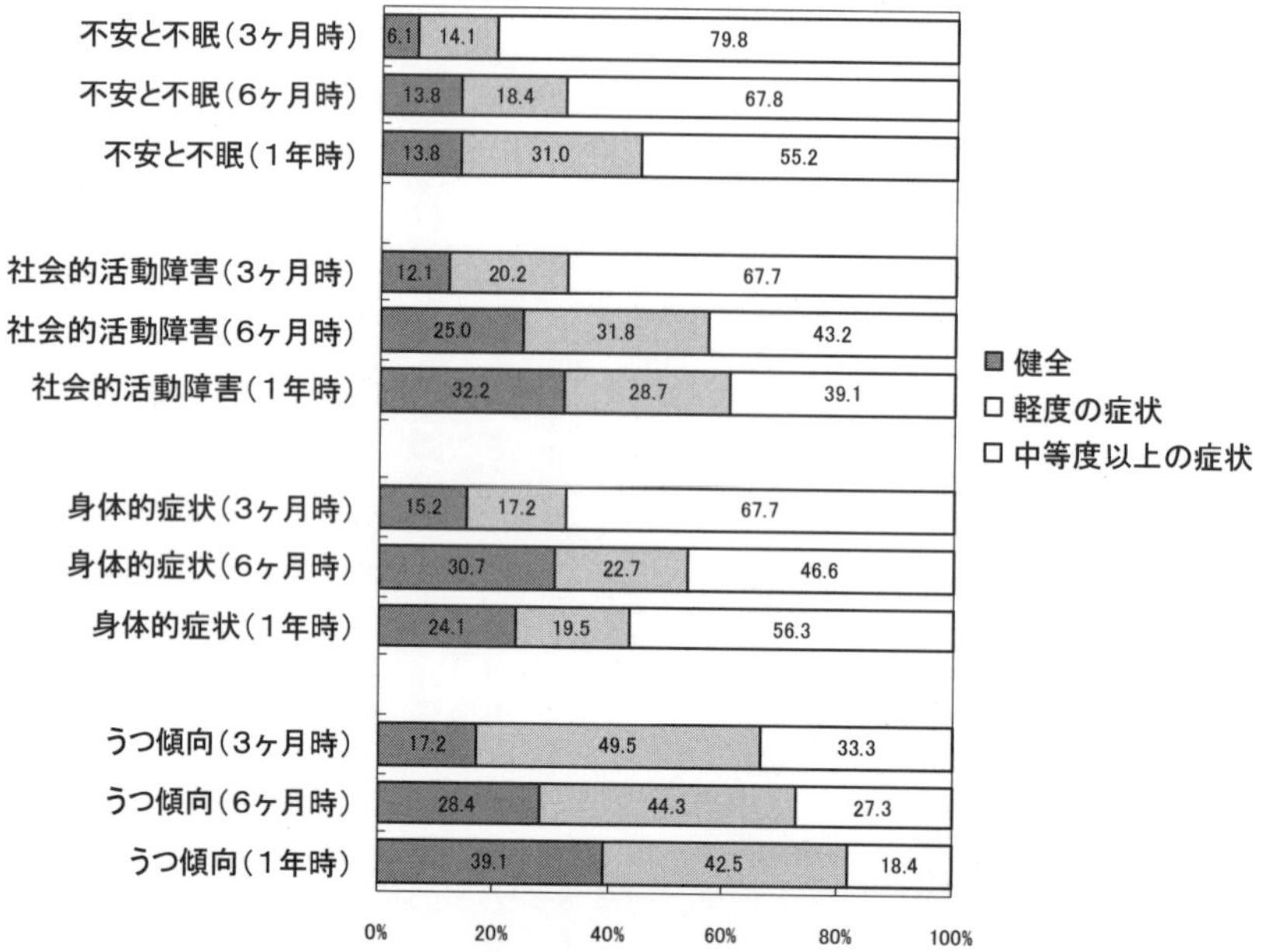

図1　新卒看護師の GHQ 下位因子の分布

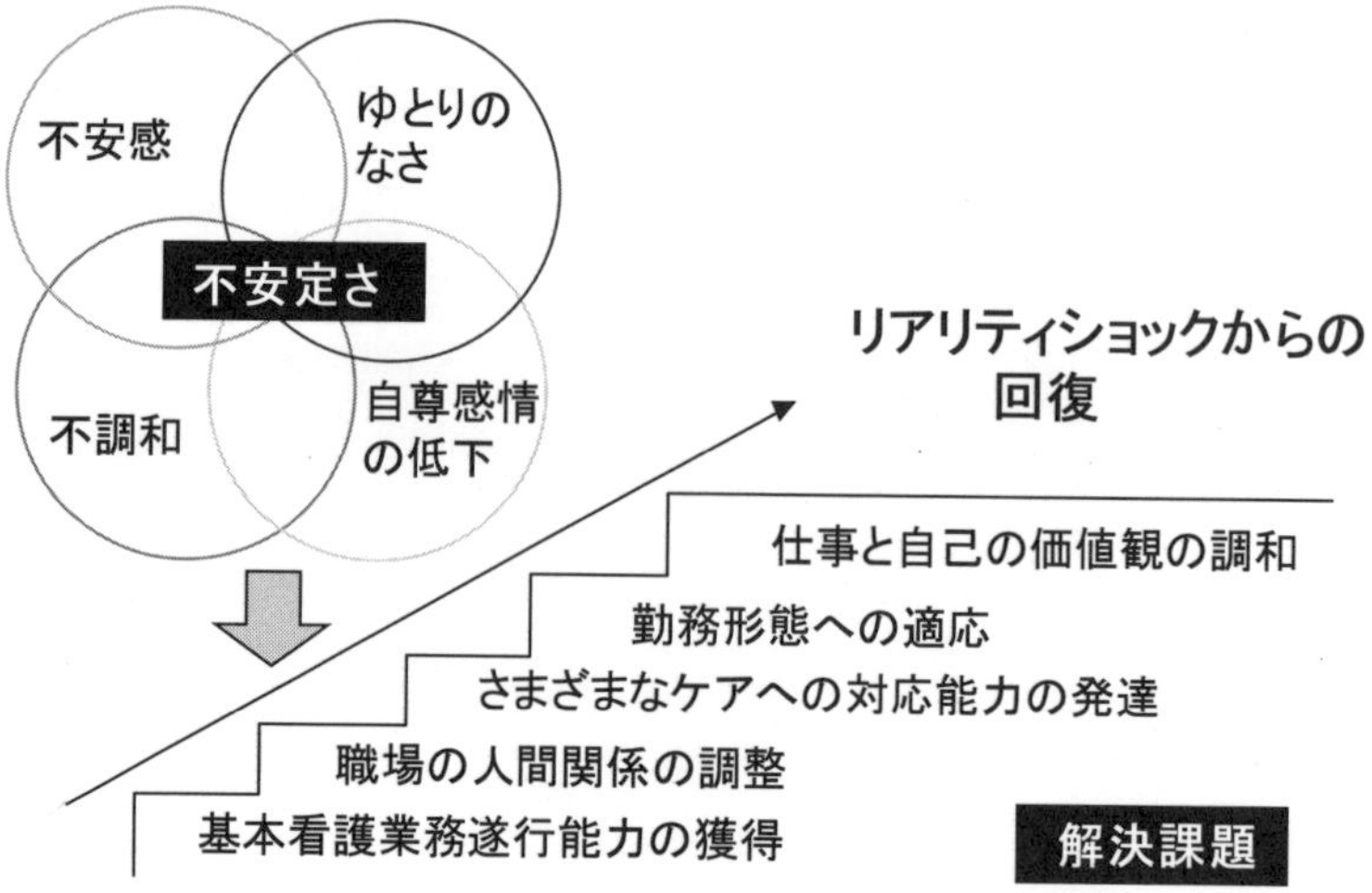

図2　リアリティショックの回復過程と回復を妨げる要因

防止にも追われる。安全を守らなければならないが、それには現場は人手不足と言えよう。山内［2000］は、日本国民の「安全のコスト」への認識が不足していることを指摘している。安全を守ることへのコスト意識を変えていく必要があるであろう。日本の医療従事者数は、米国と比べるとはるかに少ない。米国は高い人件費を投入し高度な医療を提供している。岡部［2002］によると、一九九八年の米国の一病院当たりの医師・看護師・その他の病院従事者数は、医師が日本の一・七倍、看護師が二・五倍、その他の病院従事者数が六・九倍であり、圧倒的に日本の病院の従事者数は少ない。米国は平均在院日数が六日と少ないこともあり、人数だけでは比較はできないが、その他の病院従事者数が少ないということは、看護師が何でもやらざるを得ない状況にあり、業務は煩雑となりストレスもたまる。高度化・複雑化している医療において、もっと他職種に分業されるような医療報酬制度も考えていかなければならないであろう。

(2) ソーシャルサポートネットワーク

ソーシャルサポートとは、さまざまな定義があるが、社会的葛藤や心理的葛藤のもつ精神的、身体的健康への悪影響を緩和する力があり、愛され、価値があるとみられ、ネットワークの一員であると信じさせてくれる情報である［Cobb, 1976］。

チームで仕事をする医療従事者にとって、特にソーシャルサポートがストレスの緩衝となることは間違いない。チーム間の人間関係の良い職場はチームでサポートしあい、良いケアも提供でき、仕事での達成感や満足を得ることができる。また、上司のサポートが看護者のバーンアウト傾向を抑制する［山崎、2000］と報告されているように、人に認められることにより達成感が得られ、バーンアウトも軽減できるものと思われる。筆者の研究でも、新卒看護師の精神健康度が良い者は職場内のソーシャルサポートが多く、精神健康度が悪い者はソーシャル・サポートが少なかった。このように、ストレス緩和にソーシャルサポートは不可欠であり、良い医療チームを作っていくことが課題である。

(3) 教育における課題

医療者のストレスが問題になっているが、教育機関でストレスマネジメント教育を取り入れているところは、まだまだ少ない。患者のストレス対処を学んでも、自己のストレスをマネジメントすることを学んでいないのである。今後、ストレスマネジメント教育を医療者の教育機関に普及していくことが望まれる。

まず、どのようなストレスが医療の現場にあるのかを知り、その対処法を学生時代から徐々に学ぶ必要がある。医療職は対人サービスであり、さらにチームで医療を行うため、学生時代にコミュニケーション能力のスキルを高めておく必要がある。自己主張ができるトレーニングは必要であるが、日本では新人の場合、何もできないのに主張だけすると反感を買う。そのため、自己の役割に応じた発言ができるように訓練する必要があるだろう。また、ソーシャルサポートを得られるように、サポート資源をいかに活用するかの訓練も大切となるだろう。
医療者へのストレスマネジメント教育は、自己の健康保持ができることにより、患者へ良いケアが提供でき、さらに、患者のストレスマネジメントへも発展できる。医療者へのストレスマネジメント教育は必要性が高いと言えるであろう。

（水田真由美）

1 引用・参考文献

Bem, S. L. 1974 The measurement of psychological androgyny. *Journal of Consulting & Clinical Psychology*, 42, 155-162.
伊藤裕子 1978「性役割の評価に関する研究」『教育心理学研究』第26号 1-11p.
Kobasa, S. 1982 The hardy personality：Toward a social psychology of stress and health. In J.Suls and G. Sanders（Eds.）, *Social Psychology and Illness.* Hillsdale, NJ : Elbaum.
前田 聡 1985「虚血性心疾患患者の行動パターン：簡易質問紙による検討」『心身医学』第25号 297-306p.
松崎 学・田中宏二・古城和敬 1990「ソーシャル・サポートの供与がストレス緩和と課題遂行に及ぼす効果」『実験社会心理学研究』第30巻第2号 147-153p.
宗像恒次 1995『ストレス解消学 過労死・がん・慢性疾患を越えるために』 小学館
尾関由佳子 1993「大学生用ストレス自己評価尺度の改訂」『久留米大学大学院比較文化研究科年

報』第1号　95-114p.
下仲順子 1997「中年からの老化予防総合的長期追跡研究報告書：中年からの老化防止に関する心理学的調査」『第五回一斉調査（1995）』財団法人東京都老人総合研究所
上野良重・高下保幸・原口雅浩ほか 1992「ストレス緩衝要因としてのユーモアのセンス」『人間性心理学研究』第10号　69-76p.
山田冨美雄・土肥伊都子・百々尚美・浅田　博・大谷　昭　2000「高齢者を対象としたストレスマネジメントのための基礎調査：加齢、性、ならびにジェンダータイプの影響」『大阪ガスグループ福祉財団研究調査報告書』第13号 141-151p.

2～4　引用・参考文献

Cobb, S. 1976 Social support as a moderator of life stress. *Psychosomatic Medicine*,38,300-314.
Freudenberger, H. J. 1974 Staff burnout. J. Soc. Issues, 30, 159-165.
稲岡文昭　1988「米国における Burnout に関する概要、研究の動向、今後の課題」『看護研究』第21号 140-146p.
Kramer, M. 1974 *Reality Shock why nurses leave nursing*. C.V.Mosby,St Louis.
Maslach, C. 1976 Burned out. *Human Behavior*, 5 (9),16-22.
水田真由美　2004 a「新卒看護師の精神健康度と離職願望」『和歌山県立医科大学部記要』第7巻 21-27p.
水田真由美　2004 b「新卒看護師の職場適応に関する研究――リアリティショックからの回復過程と回復を妨げる要因」『日本看護科学会誌』第23巻第4号 41-50p.
水田真由美　2004 c「新卒看護師の職場適応に関する研究――リアリティショックと回復に影響す

る要因」『日本看護研究学会雑誌』第27巻第1号　91-99p.

宗像恒次　1988　「燃えつき現象研究の今日的意義」『看護研究』第21号 122-131p.

宗像恒次　1996　『最新行動科学からみた健康と病気』メヂカルフレンド社

岡部陽二　2002　「医療システムの日米比較」　医療経済研究機構（監修）『医療白書』二〇〇二年度版　161-199p.

田尾雅夫　1989　「バーンアウト――ヒューマン・サービス従事者における組織ストレス」『社会心理学研究』第4巻2号 91-97p.

山崎登志子　2000　「バーンアウト傾向と性格特性、ソーシャル・サポートとの関係―病院規模による比較―」『日本看護研究学会雑誌』第23巻第2号 29-41p.

山内隆久　2000　「事故防止への心理的アプローチと安全文化の醸成」医療経済研究機構（監修）『医療白書 2000 年度版』269-277p.

第4節　災害時・危機管理におけるストレスとその促進・緩和要因

1　災害とは

災害は、突然発生し生活環境を破壊することで、コミュニティ（地域社会）やそこに暮らす人々の生活をおびやかす。災害時には、災害の内容や規模によって、生活物資の援助や負傷者の治療などの活動が必要となる。被災者は、生命の危険を経験したり、家族や住居を失うこともあり、喪失体験と悲嘆にくれる。その一方、ライフラインの寸断や復旧作業の遅れなどへのいらだちや怒りを感じ、避難生活への適応に疲労困憊したり、見通しのもてない将来に対する不安が大きくなるなど、多大な心理社会的影響を受けることになる。したがって、災害時の危機管理においては、ストレスに注目した対応が必要なのである。

災害は、ラファエル*［Raphael, 1986］によると、「個人や社会の対応能力を超えた不可抗力的なできごとや状況、さらに少なくとも一時的には個人や社会の機能の重大な崩壊状態をもたらすもの」と定義され、その原因、形態、経過などから分類される。

まず、災害は、その原因から「自然災害」と「人為災害」に大別される。自然災害は、地震、火山噴火、洪水、津波、台風、崖崩れ、干ばつなどであり、人為災害には化学物質

ラファエル（Raphael）

オーストラリアの精神医学者。現在、ニューサウスウェールズ州保健局精神健康センター所長、クイーンズランド大学名誉教授。「災害の襲うとき」は、阪神淡路大震災後、被災者のケアにあたる精神科や心理相談の関係者に多く読まれた。

による中毒事故、放射能事故、ダムの崩壊、交通・輸送機関の事故などが該当する。

自然現象が起こっても必ず大きな災害になるとは限らず、地震の場合に耐震性を欠く建築物によって被害が拡大したり、台風や洪水の場合、河川改修不足などの社会資本の整備状況が被害の規模を左右する。また、災害への備えや、避難勧告に対して適切な行動が取れるかどうかという観点からは、防災教育の不足が問題となる場合もある。一方、人為的ミスによる火災が、乾燥や強風といった気象条件と結びついて大火となる場合もあり、自然か人為かのいずれか一方が原因と言うよりも双方が交錯するケースもある。

複雑な要因がからみあう災害の類型化のために、バートン*［Barton, 1969］は四つの因子を提案した。すなわち、衝撃の範囲（地理的広がり、被災者数）、発生のスピード（突然、緩徐、慢性的）、衝撃の期間（単回性、反復性）、コミュニティの準備状態である。さらにグリーン*［Green, 1982］は、災害がコミュニティに対して中心的か周辺的かという因子も提案した。列車事故など、災害がたまたま形成された集団に発生し、生存者が正常に機能している地域社会に戻っていく場合は、周辺的災害となる。一方、コミュニティのすべての物質的・機構的構造が影響を受ける地震や洪水などの災害は中心的災害とされる。WHO［1992］は、災害と被害者の予後を評価するために、上述の五つの因子を考慮すべきとしている。その他、災害は、死傷者数、損壊家屋数、被害総額などの規模からも分類される。

このように、災害は人々に強い恐怖と衝撃を与え、予測と制御の可能性が低い大きな脅威であるため、心身にさまざまな程度の障害をもたらすストレス源となる。

バートン（Barton）
アメリカの社会学者で、社会心理学的に集団的なストレスを分析し、類型を提案した。ストレッサーの物理的な特徴だけでなくコミュニティと社会の社会構造、文化とイデオロギーの特徴を取り扱いながら分析した。社会階層問題や社会福祉の研究でも著名である。

グリーン（Green）
トラウマとPTSDの研究が専門であるが、特に、トラウマやPTSDの衝撃が身体的な健康にどのように影響しているかについて、ジョージタウン大学メディカルセンターにおいて実証的な研究を進めている。

2　災害の心理的影響

(1)　災害のもたらすもの

災害のもたらす心理的影響は、**図1**のように整理できる［加藤、1999］。災害時には、生命の危険にさらされたり、悲惨な光景を目撃したりする。その経験が心的外傷性のストレスを発生させる。家族や愛する人を亡くすなど対象喪失を伴う場合、その関係性の強さによって悲哀反応も様々である。生活環境の激変、通学先や勤務先を失った場合にも悲哀反応が生じる。こういった深い心の傷に対してケアを行うことで回復につながっていく場合もあるが、後遺症としてＰＴＳＤや適応障害が生じる場合もある。また、悲哀反応に対するケアによって、悲しみの整理を進め、苦悩を乗り越えることができる場合もあるが、適切な援助が得られない場合にはうつ状態や身体症状が出ることもある。災害直後の衝撃や喪失などの直接的影響に続いて、生活習慣の変化や将来設計の変更を強いられるなどのライフイベントにより二次的ストレスの影響を受ける。これらのストレスへの対処の成否によっては、うつ症状、身体症状、アルコール依存、適応障害に到る場合もある。ただし、災害の種類や規模によって、影響の出現の仕方は異なる。

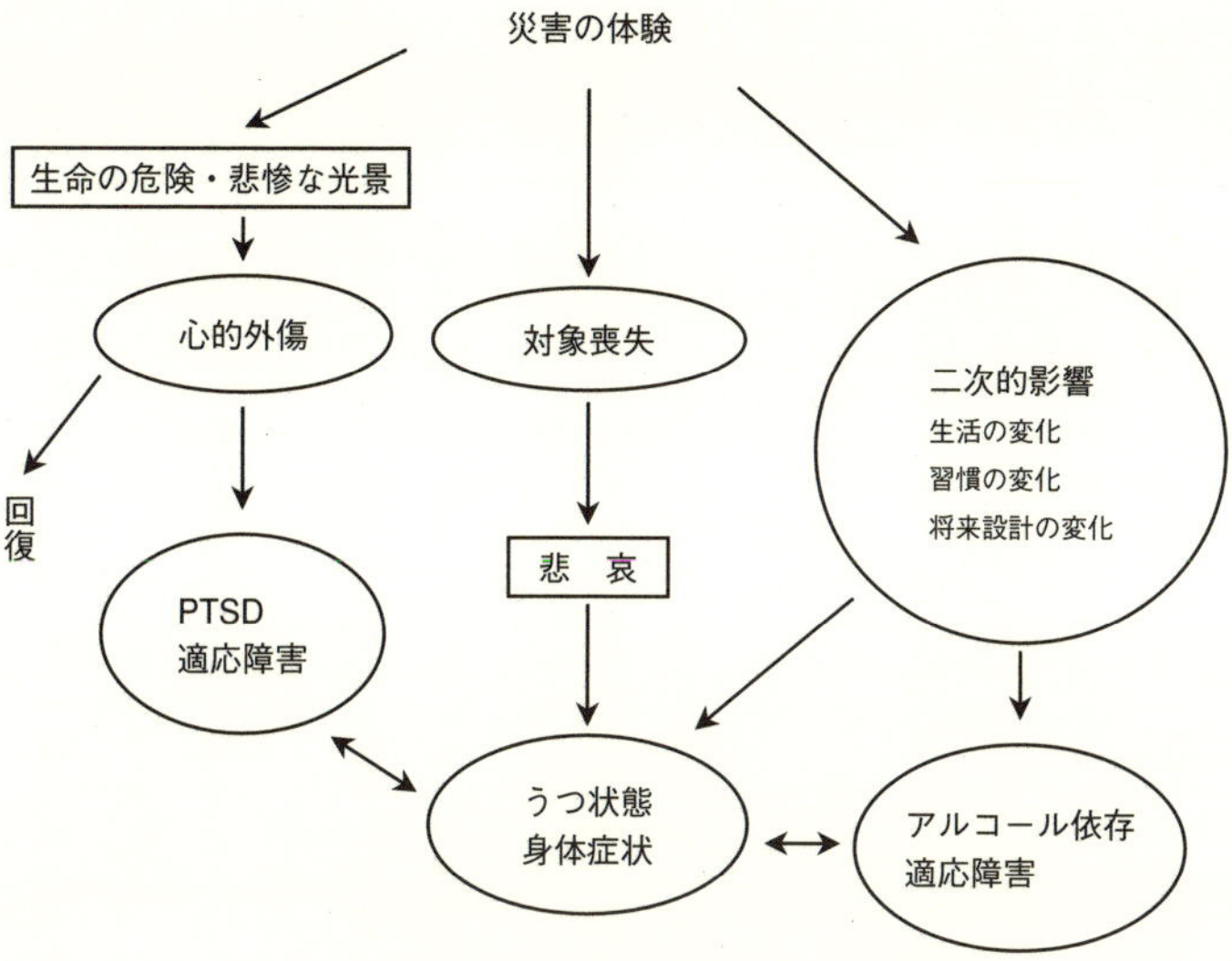

図1　災害のもたらす心理的影響[加藤, 1999]

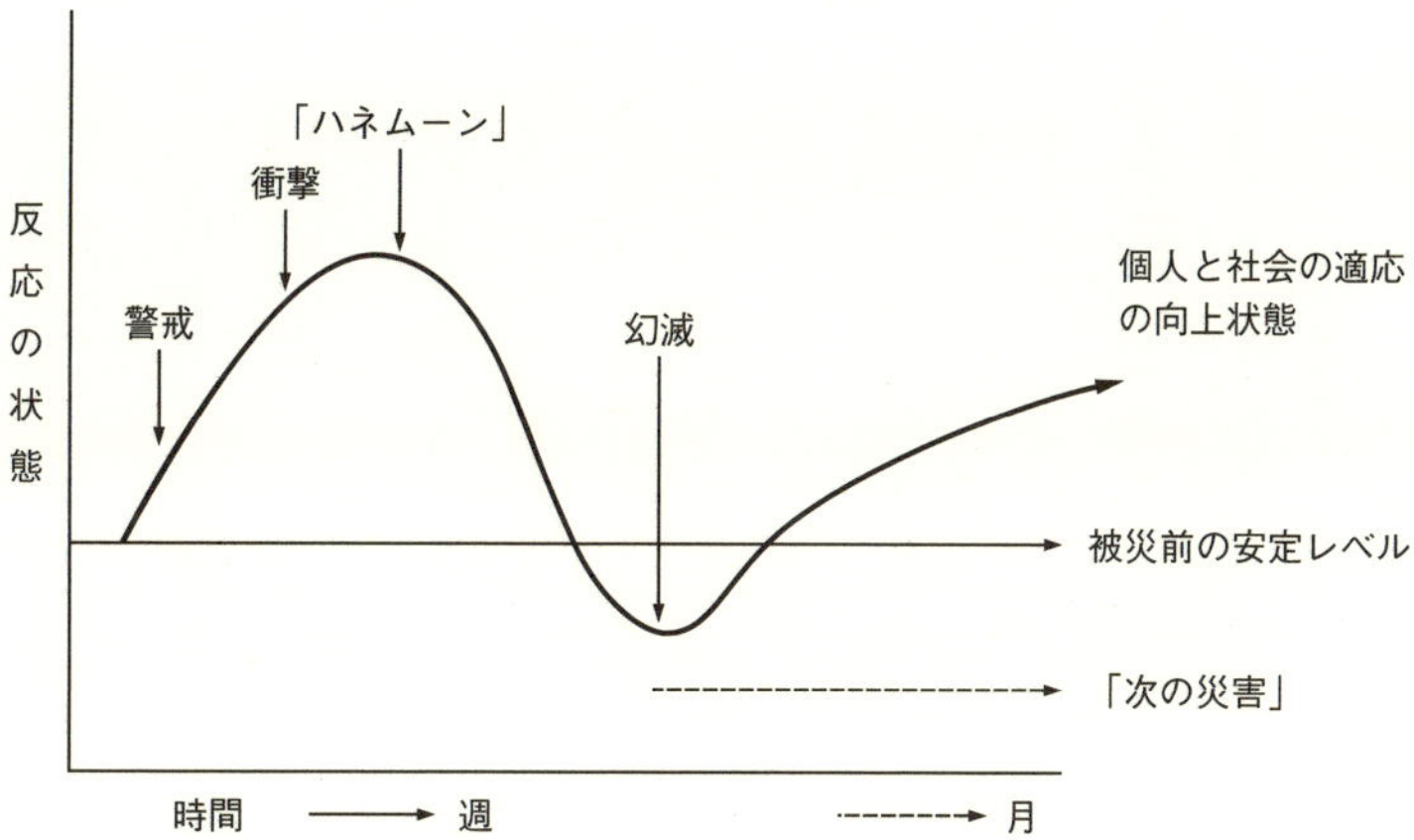

図2　災害反応の経過[Raphael, 1986]

(2) 災害反応の時間経過

ラファエル［1986］は災害反応の時間経過を**図2**のように示した。

「警戒」段階では、台風や大雨など予報によって災害発生が予測される場合に、不安状態が生じ、兆候を感じることで緊張が高まる。この段階では、情報そのものがストレス促進要因になる。

「衝撃」段階は、災害の発生時に、まさに環境の破壊や人々への被害が及ぶ時である。自分自身が負傷したり死の恐怖を感じるだけでなく、身近な人々の負傷や死亡を目撃する場合もある。極度の恐怖や不安を経験する一方、覚醒水準も高いままである。ショックから身体が動かなくなるほど不安を感じたり、何をしていいか分からない状態になるなど、不適応反応がみられる。このような災害直後の情緒的反応、いわゆる急性ストレス反応は、**表1**のようにまとめることができる［山崎ほか、1996］。こうした反応は、災害を経験した場合、誰にでも起こりうる自然な心身反応と考えられる。

「ハネムーン」と呼ばれる時期には、被災者たちは、安全な場所に避難したのち、治療や援助を受けることで愛他的になったり、相互扶助的な活動で安心感や秩序を回復していく。被災後一、二ヶ月の経過により、ショックから立ち直り、気分も高揚した状態のなかで前向きに復興に取り組む状況になる。生存の喜びと共通被災体験による相互連帯感からくるあたたかさ、明るさが特徴である。暗い雰囲気に沈みがちなストレス状況を一時的に緩和することにもつながる。

表１　災害後の情緒的反応（[山崎ほか、1996]より作成）

a．初期反応	感覚が麻痺した感じになり、高揚気分、安堵感、生き残ったことに対する肯定的な気持ち。 外傷体験に対する正常な反応で、持続は比較的短い。
b．回避反応	災害時の体験を思い出させる刺激を避けようとしたり、感情をシャットアウトしようする反応。強い不安、災害時の体験のフラッシュ・バックや侵入的想起、悪夢、パニックを伴う覚醒など。 親や友人と話をしなくなったり、夢や希望を失う。
c．外傷後ストレス障害（PTSD）	非常に強い恐怖・驚き・絶望を伴う体験をした後に起こるもので、数週間から数年にわたって持続。ときには数ヶ月以上たってから症状が現れることもある。 ⑴恐怖体験を思い出し混乱（フラッシュバック） ⑵反応性が低下 ⑶覚醒レベルが上昇
d．喪失体験反応	家族・知人の死や大切にしていたものを失うことによる症状。とくに子どもでは、次の６つの症状が中心になる。 ⑴精神的混乱（自己が崩れ落ちるような感覚で、行動・思考がまとまらなくなる） ⑵喪失の否定 ⑶感覚の切り離し ⑷過度の無力感 ⑸強い罪悪感 ⑹激しい怒り

それに続く「幻滅」段階と呼ばれる被災後数ヶ月を経過した時期には、徐々に災害の報道が少なくなり、世間の関心も薄れてくるなかで、被災者は元の生活への復帰という現実に向き合わなければならない。災害直後からのストレスに加えて、職業生活を含めた環境変化への適応を余儀なくされるという新たなストレスが加わる。現実への直面がストレス促進要因となる場合がある。例えば、避難所から仮設住宅へ移動が順調に進まないことへのやり場のない怒りから、個人間のトラブルや飲酒のトラブルになる事例も報告される。自力でうまく乗り越え自立に向かう被災者がいる一方で、取り残されたような気持ちや生活ストレスが重なり、疲労を感じ、無気力、うつ状態になる被災者もいる。結果として地域の連帯感も薄れ、全体的に幻滅感が漂うようになる。

そして「再建」段階では、避難所の解消、仮設住宅への転居完了など、地域社会のインフラの復旧が進む。被災者は、居住環境や近隣の新しい人間関係に慣れていかなければならないという新たな課題がストレス促進要因となる。個人や社会の適応が進み被災前の安定レベルに回復するように、被災者への社会的支援が引き続き求められるが、現実問題として、災害はメンタルヘルスに長期的影響を及ぼすことも指摘したい。北海道南西沖地震の六年二ヶ月後の被災者に対する調査［藤森・藤森、2000］によると、精神健康度を測定するGHQ28*の結果でハイリスク群とされた者は54.6%であり、長期にわたって精神的症状の有訴率が高いことが報告されている。また、PTSDのスクリーニングのためのIES－Rの結果では、PTSDの疑いのある被災者は22.5%と判定され、長期的影響が見られた。災害ストレスの特徴として、林［2000］は、重層的構造をもつことを指摘している。災

GHQ28
↓125ページ。

害ストレスは、災害時の悲惨な体験を核とする災害トラウマによるもの、被災直後の混乱期に発生する喪失によるストレス、それに加えて、復旧期、復興期と時間経過ごとの状況変化に伴う度重なる環境移行によるストレスなど累加的、重層的にストレス促進要因をとらえる必要がある。

3 各段階における適応のリスク因子とその対応

(1) 災害発生前、発生時

災害への適応、早期回復を目指すためには、被災の各段階における適応のリスク因子に注目する必要がある。適応のリスク因子について、フリーディ*ら［Freedy et al., 1992］は、時間的経過、個人と環境諸因子の相互作用から考えるべきであると指摘し、**表2**のようにまとめた。

災害以前の平常時については、次のような傾向が指摘されている。人口学的傾向として、幼児と高齢者はストレス反応リスクが高く、性別については、男性より女性が高リスクである［藤森・藤森、2000］。また、被災以前にどのようなライフイベントを経験してきているか、精神医学上の病歴なども被災への適応に影響を及ぼす。以前に受けた心的外傷、とりわけ幼少期から青年期の喪失体験が関係するという［van der Kolk*, 1987］。また、課題解決や感情コントロールなど従来の生活状況への適応状況、社会的関係の中での相互援

フリーディ（Freedy）
サウスカロライナ医科大学精神医学・行動科学学部および犯罪被害者研究治療センターに所属し、自然災害と精神衛生に関する研究を行っている。

ヴァン・デア・コルク（van der Kolk）
ボストン大学医学部精神科教授・

助経験の有無もリスク因子となる。

災害発生時には、生命や身体への脅威、悲惨な状況の体験、家族の喪失など、被災体験そのものがリスク因子になる。この段階では、まず被災者に安全を保証し安心してもらうことを目標にケアをすすめる。特に、激しい不安をコントロールするための支援が必要である。負傷者の手当、避難場所や援助提供が最優先されるべきであるが、併行して各種メディアを活用し、重要な情報を正確に伝達しなければならない。その内容は、火の元始末を含めた避難の仕方、危険の回避方法、被害状況報告が中心になる。最近では、自然災害のおそれのある場合に、新聞・テレビ・ラジオの天気予報やニュースで、被害を予防し拡大を防ぐための情報を積極的に流すようになってきた。例えば、NHKラジオの防災キャンペーンなどは、インターネットとリンクしながら、平常時も防災に関する情報提供を行っ

表2　災害への適応のリスク因子
[Freedy ほか、1992]

災害前のリスク因子
・人口学的な特徴（年齢など）
・重度のライフイベント体験
・軽度のライフイベント体験
・精神医学的な病歴
・対処行動
・社会的支援
災害時のリスク因子
・被災体験
・被災体験の認識状況
統御性の低さ
予測性の低さ
生命への脅威の強さ
災害後のリスク因子
・当初の苦痛度
・ストレス性ライフイベント体験
・対処手段の喪失
・対処行動
・社会的支援

トラウマセンター医療部長。トラウマの適応に関して、発達的、生物学的な視点から研究を行っており、特に、トラウマ性の記憶に関する研究で著名である。

てきている（http : //www.nhk.or.jp/osaka/bousai/index.html）。これらの情報が、被災者に的確に伝わることで、不安からくるストレスを緩和することができる。心理面の配慮については、近隣の相互援助や外部支援によって救助や応急処置が進み、安全が確保された段階で開始する。喪失体験をした被災者への個別ケアは優先事項である。一方、被災者一般に向けて、ラジオ・テレビ、集会などを通じ、心的外傷後のストレス反応は誰もが経験する正常な範囲の反応であることの説明は、心身反応についての不安を低減し、ストレスを緩和することになるであろう。一般に保護者は、子どもの心身面の反応について心配し、事件や事故をどのように話したらいいのかとまどう。そのためにも心理教育として冷静かつ実際的な対応法を伝えることは不安を低減し、ストレス反応を緩和し、悪化を防ぐ予防的介入である。一例だが、筆者は二〇〇一年の9・11米国同時多発テロをボストンで経験した。事件当日、夕刻のテレビのニュース番組では、児童心理学者が出演し、子どもたちの安全感や安心感を確保し、不安や疑問にどう答えたらいいのか、保護者に向けて、自宅での対応の仕方を簡潔に伝えていた。また、相談窓口になるホットラインの電話番号も広報された。事件当日の下校時に、帰宅後に予想される子どもの反応と保護者の対応の仕方について説明した保護者向けの文書を発行した学校もあった。さらに、治療や相談を提供してくれる窓口リストやインターネット上のコンテンツの紹介もあり、不安を低減し、ストレスを緩和することに役立ったことと思う。また、海外で発生した災害に対して、日本からの日本語を介した支援も行われた（目黒臨床心理士オフィス http : //www.sheport.co.jp/site/mcpo/information.html）。

災害発生当日のケア
負傷者の手当、避難場所の確保、援助物資の提供、情報提供（避難の仕方、危機回避の方法被害状況など）

←

災害発生から数日後
応急処置が進み安全が確保された後に、心理的ケア（喪失体験、悲嘆作業の個別ケア）

←

災害発生後一週間から一〇日後
質問紙や聞き取りによるアセスメントに基づいた個別心理的ケアとソーシャルサポートの開始

←

災害復旧期から復興期
ソーシャルサポートおよび被災者の自身と自己コントロール感の回復をめざす精神的支援の推進／定期的アセスメントによる適切なソーシャルサポートの継続

図3　ケアの進め方

(2) 災害発生後

また、災害後の時期には、まず被災自体の衝撃の強さがリスク因子になる。どのようなライフイベントをどのように経験したかが、被災者に影響を及ぼす。最もストレスが強いのは死別である。被災者は、住居損壊、金銭的損失、失業に対する問題解決などを迫られるが、対処能力や対処手段が著しく損なわれていて対応できないこともある。自信や自己コントロール感の喪失など、心理的苦痛への対処能力も低下傾向にある。こういったライフイベントへの対処能力や対処手段の損失経験も、急激なストレス状況に到るリスク因子となる。被災者が被災体験という自身のライフイベントをどう認識するかによっても、感情と身体の諸反応が決まる［Lazarus* & Folkman, 1984］。特に、ライフイベントのコントロール可能性、予測可能性が及ぼす脅威の程度が強いほど感情面への悪影響が大きい［Foa* et al., 1989］とされる。したがって、迅速に安全を確保し安心感を回復するために、被災者全体に向けての心理教育的なメッセージが早期に発信されることが必要なのである。ただし、心的外傷性のライフイベントに対する反応の仕方に個人差が存在することに留意すべきである。例えば、役割認知からくる罪責感、当事者がライフイベントに対してもつ無力感なども、ストレスを促進する要因になるであろう。そのためには、質問紙調査や聞き取り調査などによるリスク因子に関わるアセスメント（評価）が必要である。アセスメントには、IES－R（出来事インパクト尺度）、GHQ精神健康調査（世界保健機構版）、PTSS（外傷後ストレス反応尺度）、DES（解離症状尺度）などが利用でき、罪責感

ラザルス（Lazarus）
→15ページ。

フォア（Foa）
ペンシルバニア大学不安治療研究センター長。不安の精神病理学とその治療法で著名であり、また、アメリカ精神医学会（APA）による精神障害の分類と診断基準であるDSM－ⅣのPTSD作業グループの代表をつとめた。

や無力感の強い個人を特定し、個別のニーズにあった適切な社会的支援（ソーシャルサポート）をすることがストレスの緩和につながる。

ラファエル［1986］も、災害後に対人関係の緊密さが強まること、つまり対人相互作用による共同社会的な治療効果が被災後の病的状態の高まりを予防するという社会的支援の重要性を指摘している。特に、家族と親族の存在、友人・知己との人間関係のネットワークが有効で、そこでは、ストレス軽減に役立つような情緒面、情報やその他有形無形の支援を共有できる。ただし、被災者が災害の影響から回避や否認を示し続けている場合には、外部からの社会的支援が被災者に届かない状態になり、対人的相互作用や親密な関係を減少させ、心身症状、ストレスの促進につながることも予想される。このようなケースには、回避や否認についての個別ケアを先行しなければならない。具体的には、カウンセリングが中心になるが、症状によっては、心的外傷性記憶を取り扱いながら進める精神療法である、EMDR（Eye Movement Desensitization and Reprocessing）や暴露療法、PE（Prolonged Exposure）、認知行動療法、薬物療法による治療的アプローチが必要になる場合もある。

さらに、ラファエル［1986］は、災害の予後との関連で、自らの災害体験を他者に話すことで体験の意味づけを行い自分の感情に気づく「トーキング・スルー」を経験した人たちが順調な経過をたどることを指摘している。日下ら［1997］も、阪神・淡路大震災後の調査で、トーキング・スルーが被災者のストレスを軽減させ、状況を客観視し、自分を取り戻していくのに役立っていたことを確認し、話せる環境の必要性を強調した。その他に、被災者が災害体験から回復していくための対処方法として、ラファエル［1986］は、情動面では、人間が人間に対して抱く「愛着」、「リーダーシップ」の発揮、「集団への帰属意識」、過去の危機対処や生存の経験を回顧する認知的統制力による「克服への試行」、「希望の喚起」が重要であるとしている。また、被災直後の救助活動への従事、公共的な儀式・祭典への参加、これからの生活への希望の源泉としての「未来への認識」が行動面での対処方法として災害体験を克服する有効な手段であると述べている。

これらのことと併行して、積極的に心身を休めるリラクセーションなど体験的ワークの導入［冨永、2003］も災害後のリラクセーションやリフレッシュによるストレス緩和のあり方の一つの提案になる。

(3) 災害復旧期・復興期

立ち直りに向けての復旧期では、生活面に関する新たな課題が加わる。例えば、避難所から仮設住宅へ、さらに恒久住居への環境移行には、金銭面、時間的、対人関係の面でのさまざまな困難が伴う。このような経験は、対処手段や対処能力が著しく損なわれた状況では大きなリスク因子となる。対処行動の回復に向けて、外部からの社会的支援によるストレス軽減をすすめると同時に、被災者の自信や自己コントロール感の回復につながる精神的側面の支援が必要である。

長期的なリスク因子について、藤森・藤森［2000］の調査によると、北海道南西沖地震の六年二ヶ月後、精神健康面の非回復者とＰＴＳＤ症状を示す人について、次のような特徴を指摘した。比較的長い時間が経過した後には、被災直後の衝撃の強さの影響は薄れ、年齢や性別がリスク因子となる。特に、高齢女性は仕事や家事への再適応・回復が進まず、経済的困窮状態にあり、相談相手がいないという傾向があるという。これらの特徴は災害後の長期的なリスク因子と考えられ、ストレスの緩和のためには、個人の自助努力ももちろんのことながら、長期間の定期的アセスメントに基づいた行政や地域社会からの社会的支援の継続が必要である。

4 災害救援者への支援

災害・災害後の各段階における被災者の生活面・心理社会的側面のケアの重要性については上述した通りであるが、被災者支援に携わる救援者にとっても、ストレスは大きな課題である。とりわけ災害支援にあたる消防士、警察官、救助者、救急医療関係者などに、職業的役割として急性および慢性のストレス反応が生じるリスクが大きく、これは緊急事態ストレス（Critical Incident Stress：CIS）と呼ばれる。大規模災害の場合は、救援者といえども同時に被災者である場合も決してまれではない。

災害救援者が受けるストレスについて、松井・畑中［2003］は、下の**図4**のように業務と業務以外に分け、四段階のストレッサー・レベルを設定し、ストレス反応との関係を整理した。救援者個人レベルのストレッサーや日常的業務のストレッサーが日常ストレス反応と関係し、小規模の惨事、広域災害や大規模な死傷事故など極端に強いストレッサーが惨事（緊急事態）ストレス反応を引き起こすというものである。

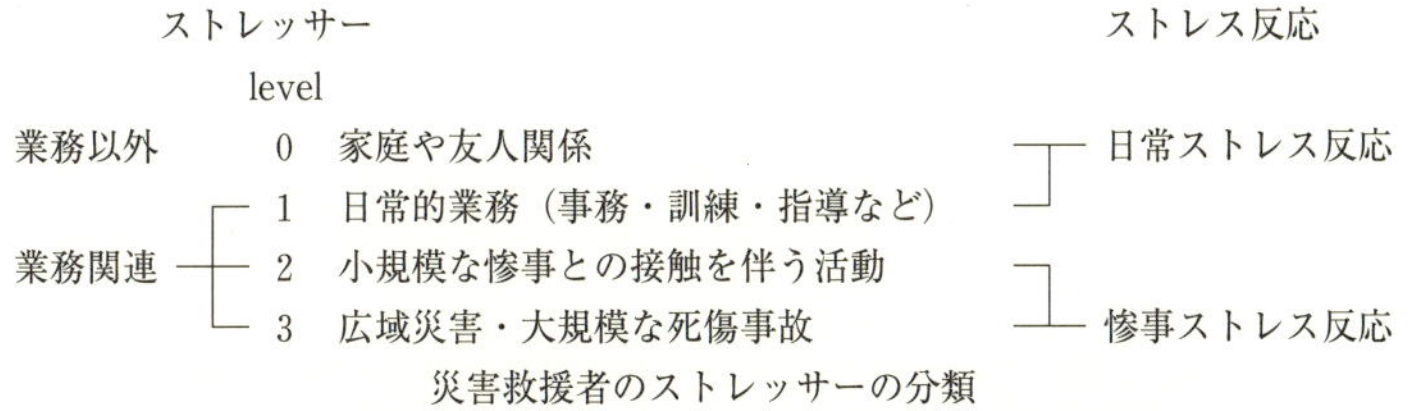

	ストレッサー level		ストレス反応
業務以外	0	家庭や友人関係	┐ 日常ストレス反応
業務関連	1	日常的業務（事務・訓練・指導など）	┘
	2	小規模な惨事との接触を伴う活動	┐ 惨事ストレス反応
	3	広域災害・大規模な死傷事故	┘

図4 災害救援者のストレッサー［松井・畑中，2003］

災害救援者へのケアの目標は、災害救援者自身のPTSDを含む外傷性のストレス障害に到らないようにケアすること、いわゆる「燃え尽き症候群（バーンアウト）」といわれる反応を防ぐことである。

被害者・被災者支援において援助者がバーンアウトを起こしやすい要因、つまり、援助者側のストレス促進要因として、小西［2000］は、孤立感、感情的枯渇、成果が認識しづらい、一方的感情の供給、高すぎる目標設定の五点を指摘している。すなわち、ケアの過程で傷ついた気持ちを他者と共有できず孤立感を抱く、被災者の感情を受けとめる過程で自身の感情的枯渇を起こし疲労がたまる、援助成果は目に見えにくく認識しにくい、被災者に対して一方的に援助的感情を送り続けることが要求され疲労する、被災者の精神面での完全な回復を目指すように目標を設定してしまう、といった傾向のことである。

援助者自身のメンタルヘルス維持のためには、援助者がそれぞれ孤立しないような配慮、援助者間で問題を話し合うためのセルフヘルプグループの設置などが求められる。それらにより、バーンアウトの予防やストレス緩和につながることが期待される。さらに、援助者個人に向けたコンサルテーション、スーパービジョン・システム*などを整備し、ケアの進め方について援助者を支援していく。特に、援助者が若干不安定になっている場合には、それは異常事態に対する正常な反応であることを伝え、休息を十分とるよう提案することもストレス緩和にむけて必要な事柄である。

援助組織に向けての取り組みも求められる。大阪教育大附属池田小学校事件*後のケアにおいては、精神医学や心理学の専門家一四名に「外部アドバイザー」への就任を依頼し、

スーパービジョン・システム
援助者がよりよい臨床実践を行うために、クライエントへの理解や援助の進め方を報告するにあたって、臨床経験の深い心理療法者から助言指導を受けること。

池田小学校事件
二〇〇一年六月八日に外部からの

個別の事例について相談し、ケアの実践について定期的報告会を開くなどして提案や助言を得てきた。これらは、組織的なコンサルテーションやスーパービジョンの一例であり、実際のケアの質を高めると同時に、直接ケアにあたっている援助スタッフに向けた支援として、有効なストレス緩和要因となる。

5　まとめ

災害とストレスの関係は、災害発生前、災害発生時、発生直後、復旧期、復興期へと時間的経過によって被災者が新たなライフイベントによってストレスを経験し、その重層化するストレスへの対応を迫られる。つまり、災害直後には、災害の発生そのものがストレス促進要因となるが、災害の復旧、復興の過程では、被災者が経験するライフイベントが二次的な促進要因となることが多く、支援者は災害後の対応としてのストレス緩和に努めなければならない。そのため、ストレスマネジメントを含めた心理教育の実施、被災者の状況についてのアセスメントに基づき、支援を必要とする人への継続的な支援を提供していくことが求められる。心理教育の目標は、急性期のストレス反応に適切に対処してＰＴＳＤに到らないように回復の支援をすすめることと、新しいストレスへ向き合う際の対処力をつけることにある。特に、災害の影響は長期にわたることが多く、アセスメントに基づくケアを継続していくと同時に、自分でできるストレスの軽減の方法としてストレスマネジメントの習得も災害からの回復に必要な課題である。これらの包括的な教育プ

侵入者により、小学校一年と二年生の自動八名が殺傷され、一五名の児童と教師が重軽傷を負った。幼い小学校のトラウマケアについて、前例がほとんど無いなかで、外部の医療専門家から助言を得ながら、大阪教育大学の精神医学や心理学のスタッフとスクールカウンセラーにより、学級集団全体を対象にしたグループワーク、保護者への心理教育などの取り組みによってトラウマケアがすすめられた。その後、児童の個別の状況に対応したケアを中心に進められた。

ログラムの例として、大野［1999］は、災害後の時間経過にともなう被災者の生活状況の変遷によりストレッサーが変化してくることに対応したストレスマネジメント教育内容を提案している。将来の災害時のストレス緩和と回復に備え、心理教育プログラムとして参考になるものである。

その他に考慮しておく点として災害の子どもへの影響について、保護者のストレス反応との関係や学校におけるケアの側面からも検討する必要がある。また、援助者のストレスマネジメントについては後回しになりがちであり、それも視野に入れたストレスマネジメントを計画していくべきである。

（瀧野揚三）

引用・参考文献

Barton, A. H. 1969 ***Communities in disaster : a sociological analysis of collective stress situations.*** Garden City, N. Y. : Doubleday.（安倍北夫（訳）1974『災害の行動科学』 学陽書房）

Foa, E., B. Stekeetee, G. & Rothbaum, B. O. 1989 Behavioral/cognitive conceptualizations of post-traumatic stress disorder. ***Behavior Therapy,*** 20, 155-176.

Freedy, J.R., Resnick, H.S. & Kilpatric, D.G. 1992 Disaster and Mental Health. In Austin, L. S.(Ed.), ***Responding to Disaster : A Guide for Mental Health Professionals.*** Washington D.C.: American Psychiatric Press.（石丸 正（訳）1996『災害と心の救援』 岩崎学術出版社）

藤森立男・藤森和美 2000「自然災害が被災者の精神健康に及ぼす長期的影響、災害の被災者の精

神的回復過程に寄与する諸要因の研究」『平成9年度〜平成11年度文部科学省科学研究費補助金（基盤研究(B)(1)）研究成果報告書』 1-23p.

Green, B.L. 1982 Assessing levels of psychological impairment following disaster: Consideration of actual and methodological dimensions. *Journal of Nervous and Mental Disease*, 170 (9), 544-552.

林 春男 2000「日本社会における災害トラウマ」中根允文・飛鳥井 望（編）『外傷後ストレス障害（PTSD）』中山書店 319-326p.

加藤 寛 1999 「「こころのケア」の4年間―残されている問題」 こころのケアセンター（編）『災害とトラウマ』 みすず書房 151-172p.

van der Kolk, B. A. 1987 *Psychological Trauma*. Washington, D.C.: American Psychiatric Press.（飛鳥井 望・前田正治・元村直靖（監訳）2004『サイコロジカルトラウマ』 金剛出版）

小西聖子 2000 『援助者は何ができるか トラウマの心理学』 日本放送出版協会 110-119p.

日下菜穂子・中村義行・山田典子・乾原 正 1997 「災害後の心理的変化と対処方法」『教育心理学研究』第45巻第1号 51-61p.

Lazarus, R.S. & Folkman, S. 1984 *Stress, Appraisal, and Coping*. New York: Springer.（本明 寛ほか（訳）1991『ストレスの心理学：認知的評価と対処の研究』 実務教育出版）

松井 豊・畑中美穂 2003 「災害救援者の惨事ストレスに対するデブリーフィングの有効性に関する研究展望1」『筑波心理学研究』第25号 95-103p.

大野太郎 1999 「災害後のストレスマネジメント教育―予防教育ガイドラインづくり―」 『日本生理人類学会誌』第4巻第1号 29-34p.

Raphael, B. 1986 *When Disaster Strikes. How Individuals and Communities Cope with Catastrophe*. New York: Basic Book.（石丸 正（訳）1989 『災害の襲うとき―カタストロフィの精神医学』 みすず書房）

冨永良喜　2003　「ストレスマネジメントとトラウマ」　『ストレスマネジメント研究』第1巻第1号　27-31p.

WHO：World Health Organization 1992 *Psychosocial Consequences of Disasters Prevention and management.*（中根允文・大塚俊弘（訳）1995　『災害のもたらす心理社会的影響―予防と危機管理―』創造出版）

山崎晃資・加藤由起子・吉田友子・河合健彦・成田奈津子・渥美真理子・平野浩一　1996「災害と子どものメンタルヘルス」『精神療法』第22巻第1号　3-14p.

第3章　予防行動変容としてのストレスマネジメント

第1節　行動変容理論とストレスマネジメント

近年、ストレスマネジメントは、臨床的ニーズとは別に、ストレス関連の諸問題や疾患の予防として存在感を強めてきた。本節では、「日常生活におけるストレス低減の努力」をストレスマネジメント行動と見なし、人々にその行動を生じさせたり、恒常的に継続させることを目的として、「行動変容」の考え方を適用することにする。

行動変容とは、本来、対象となる行動を明確にした上で、その行動を採択、変容、あるいは継続・維持させることを目的として行動変容の理論・モデル、あるいは技法を適用することを意味している。しかし、「行動変容」という用語は、近年、わが国においても頻《ひん》繁《ぱん》に使用されるようになっているものの、その用語の使用には多くの混乱が見られる。その混乱の一つは、行動変容イコール行動療法と考えられている点にある。行動療法*は、行動理論をもとに編み出された心理療法であり、いわゆる健康行動の変容をねらった介入は行動療法的な内容を含んでいたとしてもそれは療法ではなく、正確には行動理論を用いた介入となる。米国では、行動理論を用いた介入を“behavior modification”と呼んで、“behav-

行動療法
→104ページ。

ior therapy"と分けて用語が使用されている。さらに、米国では、後に述べるトランスセオレティカル・モデル（Transtheoretical Model：以下ＴＴＭ）の適用が健康行動全般の変容を目的としたプログラムにおいて優勢になってきており、ＴＴＭで使用される"behavior change"*という用語が"behavior modification"も含めて「行動変容」全般を示す用語として使用されるに至っている。*

本節では、最初にストレスマネジメントの考え方の変化を述べた上で、ストレスマネジメント行動の変容に用いられる理論・モデルおよび技法を紹介し、最後に、ストレスマネジメント行動プログラムの提供に関して、行動変容の立場でアプローチの方策を整理する。

1　ストレスマネジメントの考え方の変化

ストレスマネジメントという用語は、ストレス対処を目的に従来から用いられてきた数多くの技法の総称として使用されてきた［Lehrer & Woolfork,1993］。それらの技法は、必ずしも臨床場面を想定して開発されてきたものではない。しかし、現在、ストレスマネジメントの名称で使用されている技法は、臨床場面で頻繁に使用されながら今日に至っている内容である。わが国におけるストレスマネジメントは、かたや産業医学を中心とする職場のメンタルヘルス改善を目的として実践が行われ、また心理学分野においては主にストレス対処という枠組みの中で魅力ある研究対象となってきた。これらの意味合いは、どちらかというと予防措置よりはむしろ対症療法として発展を遂げ、ストレスマネジメントは、

"behavior change"
現在、米国において健康関連職に従事している誰もがＴＴＭを知っており、ＴＴＭの一般的知識のみならず現場に合わせてその適用も広がっている。そのため、ＴＴＭで頻繁に使用される"behavior change"という用語は、一般にも広く行き渡っており、行動変容を総称する用語として定着している。

個人を対象とした取り組みとして広く認知されている。しかし、現在、米国を中心に、ストレスマネジメントの考え方は大きく変化を遂げている。これらの変化は、ストレスマネジメントにおける、①予防措置の重要性、②ストレスマネジメントそのものの内容変化、および③集団的アプローチの普及である。

変化の一つとして、すでに米国では数十年も前から、臨床場面とは別に、予防措置としてのストレスマネジメントの重要性が認識され続けていることである。例えば、ザイコウスキー［Zaichkowsky,1996］は、米国におけるストレスマネジメントの歴史を概観し、「ストレスに備える」という予防措置の考え方はすでに一九八〇年代から始まっていることを示唆している。過去のストレスマネジメント・プログラムが、重大な危機の結果、あるいは臨床的な対処が必要な場合に限って行われてきたのに比べて、最近では、人々がストレスにさらされた時に、自ら対処できるような「備え」としての役割を担うようになっている。最近、教育現場で注目を集めているストレスマネジメント教育は、この予防措置を目標に開発されたストレスマネジメントの教育的アプローチと言える［竹中ほか、1994／竹中、1997］。

二つ目の考え方の変化は、ストレスマネジメントの内容として、従来の技法よりはむしろ、日常生活の中で行う内容が重視され始めてきたことである。この考え方の変化は、予防措置としてのストレスマネジメントの役割や位置づけにも関わっている。最近行われているストレスマネジメントの研究においては、従来から頻繁に引用されてきた内容、すなわちストレス対処のために臨床現場でも用いられてきた伝統的な技法、またストレス心理学で議論されてきた対処方略の概念（例えば、情動焦点型対処や問題焦点型対処など）よりはむしろ、日常生活の中で行う、きわめて具体的でありふれた内容が記述されている。例えば、散歩を行う、趣味を積極的に行う、友人と語らうなど、いわゆる気晴らしや気分転換など思考の切り替え的要素を含む活動全般である。最近のストレスマネジメント研究においては、ストレスマネジメントの内容を、「ストレスを低減させる何らかの努力」と定義し、それらの努力を行うことを行動と捉えた研究が行われるようになっている［Laforge et al.,1999／Nigg et al.,1999／Riley et al.,2000］。日常生活においてストレスを低減させるために行う何らかの努力を人々に行わせることは、ストレス関連の諸問題や重篤な疾患を予防する意味で特に重要である。日常生活において何らかの努力を行うこと、すなわちライフスタイル全般に関わる意識や行動の変容は、病院などで特別に行う臨床的努力と比べ、様々な健康問題の予防に効果が大きいことが知られている。例えば、米国における一九六八年から一九七八年の一〇年間における心疾患死亡率の急激な低下の原因を分析したゴールドマンとクック［Goldman & Cook,1984］の報告では、死亡率の低下にライフスタイルに関する行動変容が高く貢献していることを示している。彼らの報告では、心疾患死亡率の低下に対して、機器の開発、緊急治療の整備、バイパス手術の発展、投薬の進歩など臨床的介入の効果は39.5％であったのに対して、禁煙、コレステロール値の認識、公衆教育キャンペーンなどライフスタイルの行動変容に関する介入が54％も貢献していることを明らかにしている。最近、わが国の研究においても、ストレスマネジメントの内容として、日常生活で実行可能であり、きわめて身近な行動に注目する研究も見られるようになった。例えば、中村［2004］の研究では、男女二一一名の高齢者に対して「ストレスを低減させるために行う何らかの努力」の内容を問い、その結果、趣味活動（45.1％）、他者との会話（24.1％）、身体活動（21.2％）などの行動をストレスマネジメント行動と見なすようになっている。これら日常生活の行動に目を向けることは、ストレスマネジメントをまさに予防措置と見なす方向性に合致している。

最後に、ストレスマネジメントの大きな流れとして、個別で行われてきた臨床的アプローチとは別に、ポピュレーションアプローチ*、すなわち広くメディアを使用して多くの人々に働きかけるアプローチが普及してきたことである。従来、臨床的アプローチとして行われてきた個別相談・指導は、効果はあったとしても、大勢の人にその効果を広げる、すなわち普及を進めるという観点では効率が悪く、そのため費用対効果も悪かった。つまり、個別指導は、『効果』という観点では高いが、一方、『接触度』という観点では必ずしも効率がよいとは言えない。逆に、集団指導（キャンペーンや各種イベントを含む）では、『効果』が低い代わりに、『接触度』にかけては多くの人を対象に取り込めるというメリットがある。新しい指標として、『影響力＝効果×接触度』［Napolitano and Marcus,2002］という観点に立てば、個別相談・指導も集団指導もあまり変わらないことになる。そこで、両者の利点を活かした指導形式が考えられる。一般に、「ターゲット化」および「テイラー化」と称されているが、例えば対象者をストレスマネジメント行動実践に関するレディネス（準備状態）の程度によっていくつかの小グループに分け、それぞれのグループに応じた介入を行い（ターゲット化）、加えて個々の対象者のニーズに合わせた内容を加味する

ポピュレーション・アプローチ
近年、健康行動に関して、対症療法的な臨床的アプローチとは別に、ポピュレーション・アプローチの重要性が指摘されている。ポピュレーション・アプローチは、多くの人たちに対象に、情報伝達的、また行動科学的に働きかけることで予防教育に果たす役割は大きい。

（テイラー化）という介入形式である。この形式は、後に述べるように、ストレスマネジメント行動の実践を勧めるアプローチの内容を、それぞれのグループに応じて変えていくというステージに適合した行動変容アプローチ（ＴＴＭや社会的マーケティング*）につながっていく。

2　行動変容とストレスマネジメント

近年、行動変容の考え方は、多くの健康行動に対して急速に適用されるようになっている。ストレスマネジメントも健康行動の一つであり、行動変容の理論・モデルおよび技法を用いて日常生活のストレスマネジメントを継続して行わせることは意味がある。ここでは、まず、行動変容の概略を述べ、ストレスマネジメント行動プログラムの全体を構成する行動変容理論・モデルの内容を紹介する。その後、これらのプログラムの中で使用できる行動変容技法について述べる。行動変容理論・モデルは、集団から個人までを対象としたヘルスプロモーションの研究において発展し、一方、行動変容技法は、個人を対象とした研究・実践の中で開発されてきたと考えられる。

(1)　アドヒアランスの重要性

行動の維持や継続は、アドヒアランス（adherence）と呼ばれている。マイケンバウムとターク［Meichenbaum & Turk,1987］によれば、「アドヒアランスとは、個人およびヘル

社会的マーケティング
人々の安寧（wellbeing）や社会における安寧の規範を改善させるために、広告マーケティングにおける概念、ツール、およびプログラムを使用して人々の行動に影響を与えるようにデザインすることである。

スケアの専門家が、相互に満足し、肯定的な健康関連の結果を導くような一連の活動が継続し、随意的でしかも自由選択的な過程」と定義されている。アドヒアランスと同義的に使用される用語としてコンプライアンス（compliance）がある。しかし、医療の現場で頻繁に使用されるコンプライアンスは、単に医療従事者の指示に対する患者の従順度の程度を示しており、医療従事者側の決定権に優勢な意味合いが含まれている。それに対して、アドヒアランスは、実行者の選択権が重視されている。すなわち、アドヒアランスの定義の中に存在する「随意的でしかも自由選択的な」という表現は、行動の維持・継続に関連して、私たちが、不健康な生活を送ることと比べて、健康的なライフスタイルの「選択」を行うことを意味する。アドヒアランスの定義の中にある、この「随意的でしかも自由選択的な」という表現は、アドヒアランスが単なる行動の維持・継続だけを意味するものではなく、行動変容を行わせるために個人に対していかに肯定的な選択を行わせるかに注目している。すなわち、行動変容の目的は、いかに行動のアドヒアランスを強化するかにある。

(2) 行動変容理論・モデル

行動科学的アプローチを中心とした最近の研究では、人の行動に焦点をあて、例えば健康行動ではその採択や維持のためにどのような介入を行うことが適切であるかという議論が進んでいる［例えば、Sparling et al.,2000］。健康関連職従事者の誰もが同じような効果をあげるためには、いきあたりばったりのプログラム実践や指導者の人柄や熱意・努力による影響ではなく、効果が証明されてきた理論やモデルに基づいた介入でなければならない。米国においては、人の健康行動の改善に対して、モデルや理論を基にした介入が行われることはなかば常識となっている。**図1**は、従来、ヘルスプロモーションのプログラムに用いられてきた主な理論やモデルを示している［Glanz et al.,1997］。

米国におけるヘルスプロモーション活動は、川の流れにたとえて、大きく三つのアプローチによって行われている。この川の流れへのたとえは、カーシェンバウム［Kirschenbaum,1999］によって「春のピクニック」の物語として説明されている。カーシェンバウムの物語では、よく晴れた春のある日に、友人と一緒に川沿いの土手にピクニックに来た情景から始まる。川の流れに乗って、溺れかかっている誰かを助けるが、次々と大勢の人が同じように救いを求め、しかし何人かは助け損なってしまう。当惑しているところで、友人の一人が、「上流に行って、この人たちを川に突き落としている犯人をつきとめろ」と叫ぶという物語である。つまり、下流アプローチとしては、個々の人たちの状況に応じた対処を、一方、上流アプローチでは、環境や規則に働きかけて大多数の人々の健康行動を維持させていこうとしている。

上流アプローチ（マクロ・レベル）の例として、古くはタバコの宣伝禁止があり、最近、我が国においても公共の建物内はすべて禁煙である。歩きやすく魅力的な階段を作ることは、エスカレータよりも階段を選択する人の数を増加させる。このように、政策や規則、環境の整備から人々にストレスマネジメント行動を行わせることは、不特定多数の人々に働きかけることができる点で有効となる。次に、中流アプローチ（ポピュレーション・レベル）としては、地域や学校、職場で行われるようなプログラムである。これらのプログ

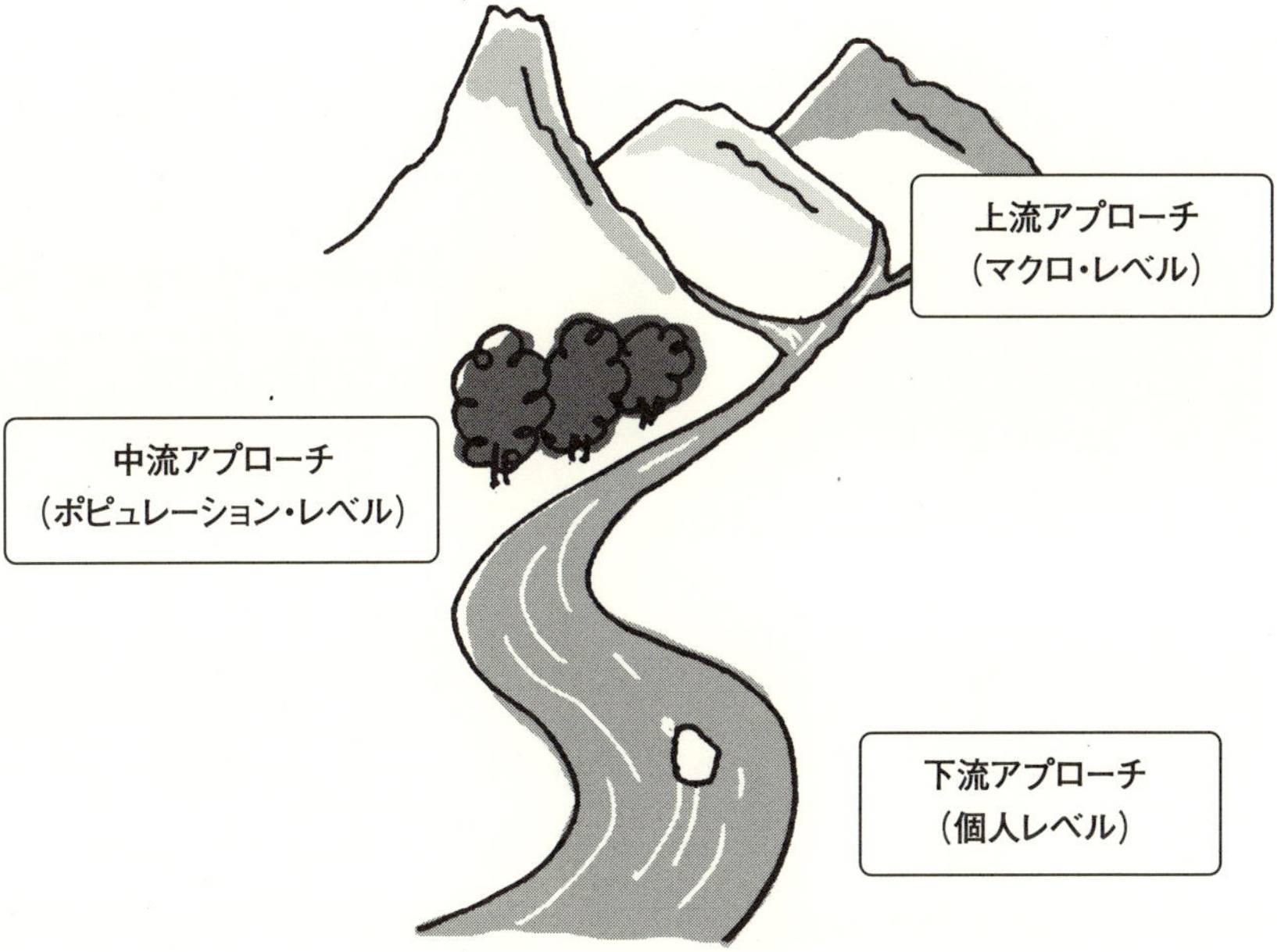

図1. ヘルスプロモーションで行われている主な理論モデル

ラムは、多くの場合、集団を対象とした教育的アプローチが使用され、いくつかの理論やモデルを基にした介入が行われている。最後に、下流アプローチ（個人レベル）は、個人に焦点を絞った介入であり、行動の変化に着目し、個々人によって異なって現れる行動変容のバリア（阻害）要因の除去や動機づけを強調した面接法が推奨されている。ここでは、行動変容に対して、「動機づけられた」人というように、行動変容の採択や維持の責任を対象者側に求める受動的な見方をするのではなく、指導者が積極的に対象者を「動機づける」能動的なカウンセリング法*が注目されている。

健康行動の変容を目的とした介入研究は、概ね、いくつかの理論によって集約され、それらの要素が個々に類似しているために、現在ではいくつかを複合して用いられている。健康行動に関わって介入研究できわめて頻繁に使用されている理論・モデルは、下流アプローチとしてはトランスセオレティカル・モデル（Transtheoretical Model：ＴＴＭ）、中流アプローチとしては社会的認知理論および行動理論（オペラント条件づけ）、そして上流アプローチとしては生態学的モデルや社会的マーケティング理論である。これらの理論・モデルは、人の身体活動・運動行動を説明しているだけでなく、介入のための枠組みも備えているために、他の理論・モデルと比べて優位性を持っている。

ＴＴＭは、一般にはステージ・オブ・チェンジモデルとして知られており、行動の変容過程に共通して見られる動機づけ（準備性）と実践の程度によって、五つの異なるステージ（**図2**）が存在し、人の行動はあるステージから次のステージに移動していき、その移動のためにはステージごとに異なる認知・行動的介入が必要であることを示している

能動的カウンセリング法
"motivational interviewing"と名付けられ、薬物やアルコールの中毒患者を対象に「動機づけ」を高めていき、ＴＴＭの要素やアンビバランスに気づかせる積極的面接法である。

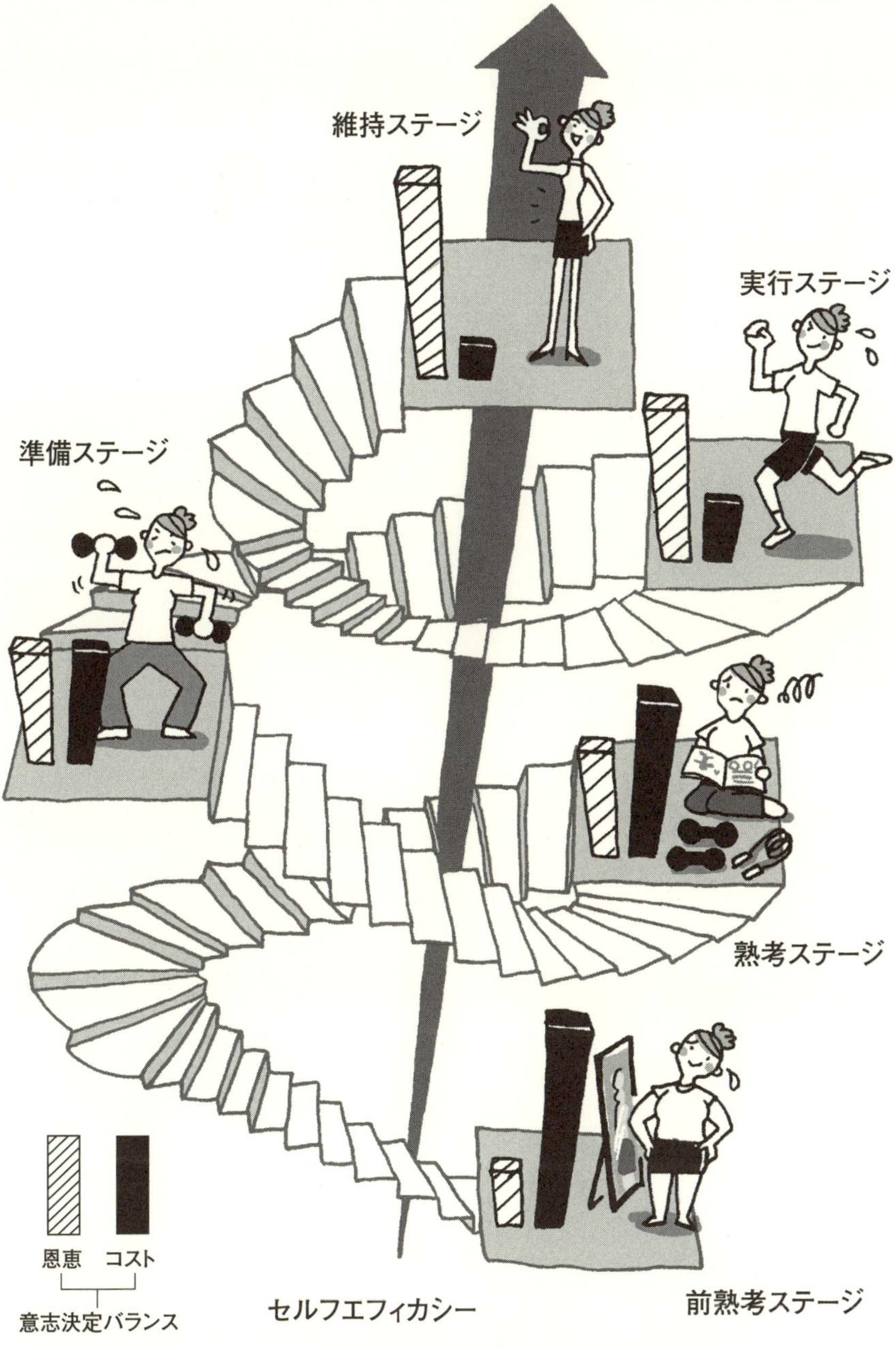

図2. トランスセオレティカル・モデルの4構成概念
（変容ステージ、変容プロセス、意志決定バランス、セルフエフィカシー）
変容プロセスは、変容ステージを移る階段に相当し、初期のステージでは認知的・情動的プロセスが、一方後期のステージでは行動的プロセスが使用され、ステージの移行に貢献している。

[Prochaska & DiClemente,1983]。TTMは、行動変容ステージ（前熟考、熟考、準備、実行、および維持ステージ）、行動変容プロセス（経験的および行動的プロセス）、意志決定のバランス（恩恵と負担）、およびセルフエフィカシー（後述）の四つの構成概念で成り立った複合モデルであり、介入に際しては、対象者のステージを見極めた上で、そのステージに合った行動変容プロセスを提供したり、特に初期のステージでは行動の恩恵に注意を向けさせるなどの介入で効果をあげている［Burbank & Riebe,2004］。

　社会的認知理論は、もっとも広くヘルスプロモーション全般に応用されてきた理論であり、個人的、社会的、および物理的環境の相互作用が人の行動に影響を及ぼすという決定論の原則を基にしている。社会的認知理論を用いた介入とは、社会的認知理論の構成概念を強調したプログラムづくりであり、例えばセルフコントロール（セルフモニタリング、目標設定）、観察学習、強化（報酬と罰の除去）、セルフエフィカシーなどをプログラム内容に盛り込んで効果をねらっている。行動理論は、スキナー［Skinner,1953］の理論を基にしており、ある行動に先行する刺激や後続する刺激に介入を加えることで、その行動を強化しようとしている。社会的認知理論や行動理論の構成概念は、それぞれ行動変容のための技法として、理論やモデルという形とは別に単独でプログラムに組み入れられており、そのため、個々の技法については行動変容技法として後に述べることとする。

　最後に、生態学的モデルは、「行動場面」と呼ばれる行動が生じる場面、例えば学校や通勤路に介入を加えることで身体活動量を増強させようとしている。社会的マーケティング理論*は、ターゲットとする対象者に対して、彼らの随意的な健康行動を改善させるよう

社会的マーケティング理論
　社会的マーケティングは、①気づき―考えに気づかせる、②関心―その考えと接触（関心）を持たせる、③行動―望まれている行動を起こさせる、④社会的規範―個人の行動について広範囲で持続的な変化を持たせる、および⑤安寧―社会的、環境的な成果を改善するという順序で行われる。

に配慮したプログラムを分析し、プランニングし、実行し、評価する市場調査的な手法を指している。社会マーケティング理論は、特に、マスコミやイベント、コンテストなどによる健康行動の介入法として適用されている。

以上、ストレスマネジメント行動の採択・維持に関して、その適用方略は必ずしも一様ではなく、対象のサイズや場面に合わせて使い分けたり、複合させて、理論・モデルを使用する必要がある。

(3) 行動変容技法

理論・モデルの適用はヘルスプロモーション・プログラム全体の構成に関わっている一方で、プログラムの中で用いられている具体的な方略、特に集団に働きかけるというよりはむしろ個人に働きかけるために使用される方略は、臨床心理学領域で発展してきた基礎理論が広く応用されている

ここでは、介入の基礎理論となっている行動理論と認知理論について簡単に紹介し、行動修正、認知行動介入および認知介入それぞれで用いられている具体的な方略について説明を行う。

嶋田[2000]によれば、学習に関する考え方は、大きく二つの理論的な流れが存在する。その一つの流れは、学習は刺激と反応の結びつきの枠組みで説明が可能とする『行動理論』*である。行動理論でいう「行動」は、レスポンデント行動とオペラント行動に分けることができる。レスポンデント行動とは、パブロフの古典的条件づけで知られているように、

* 次ページ、**図3**で示す**行動修正**として説明されている。

行動は先行する刺激によって影響を受けるという考え方である。一方、オペラント行動とは、自発的行動を増減させるには、先行する刺激よりも行動の後の刺激が重要な役割を果たすというものである。学習に関するもう一つの流れは、ゲシュタルト心理学の観点から「学習は知覚体系の体制化、あるいは再体制化、すなわち認知の変容の枠組みで説明される」とする『認知理論』である。これら二つの流れは、行動理論を基盤とする行動療法と、認知理論を基盤とする認知療法として発展し、臨床心理学の一角を担ってきた。ところが、行動療法が発展するにしたがって、従来の行動理論では説明できない現象が臨床場面で指摘されるようになり、行動理論に認知理論を統合するような形で認知行動理論が提唱されるようになった。認知行動理論を用いた認知行動療法は、臨床場面において、行動と認知の両面から介入する方法が採択され、クライエントの思考、態度、信念などの認知的要因はクライエント自身の制御下にあるという前提でセルフコントロール力を強化することに重点がおかれている。

　行動修正（行動理論）アプローチは、行動変容のために効果的な方略であると報告されてきた。行動修正の考え方は、心理学者スキナー[1953]の行動理論を基礎においており、問題を抱えている人の状況を、「本人の行動」と「環境刺激」に分けてとらえている。この理論では、行動を制御するのに環境的な「先行する出来事（または先行刺激）」と「結果（または後続刺激）」の役割が強調されている（**図3**）。「先行する出来事」を変容させる手続きは、『刺激コントロール』と呼ばれ、ストレスマネジメント行動実施のコミットメントを高めるための例では、ストレスを低減させるための行動として決まった内容を、

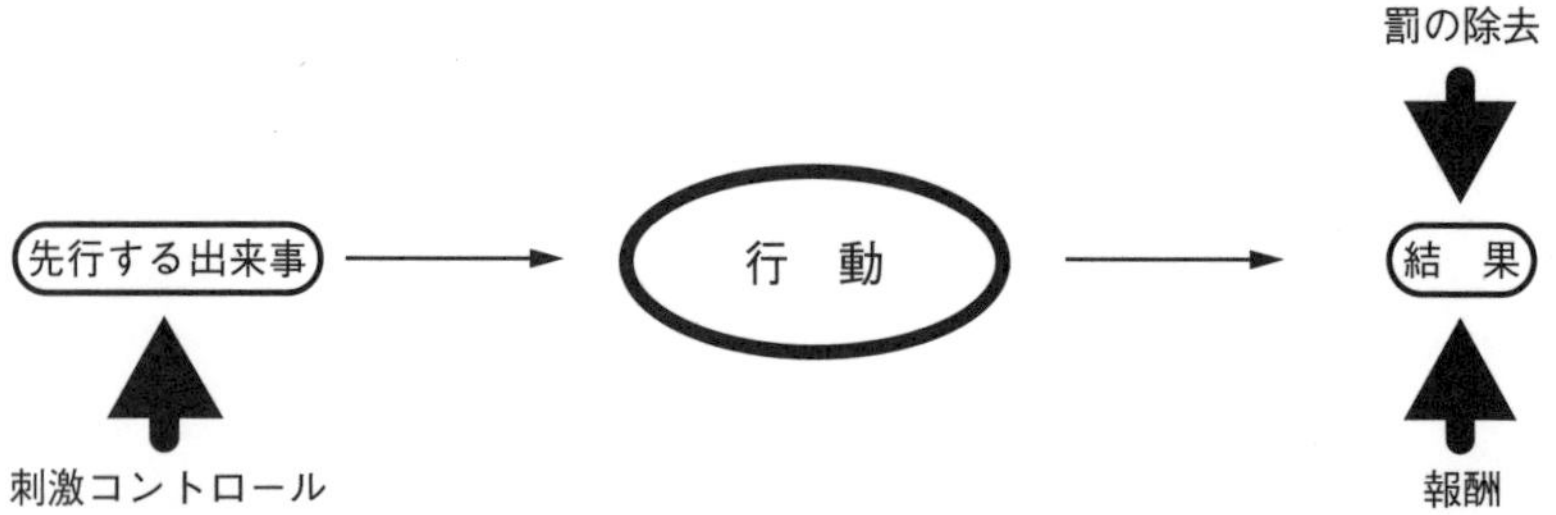

図3　行動修正（behavior modification）

決まった時間に行うことや、行う場所を決めておくこと、行うことのきっかけや合図になるように、品物や写真を目立つところに置いておく、また壁や冷蔵庫のドアに張っておくこと、散歩などを行えるように環境に恵まれた所に住むこと、友達と行う約束をしておくことなどが含まれる。

「結果」の一部を変えることは、行動を変容させるのにきわめて強力な方法である。行動を増加させる「結果」は、『強化子』（あるいは報酬）と呼ばれ、例えばストレス緩和のためにウォーキングを行いながら音楽を楽しむこと、継続する目標を達成したら賞品をもらうこと、目標達成に応じたグラフや点数システムを使うことなどである。『罰となる因子』が行動に随伴すると、その行動を繰り返す確率が減少する。ストレスマネジメント行動に関して共通する罰となる因子とは、例えば、散歩や運動などでは身体的努力時の疲労や筋肉痛による不快感などがあげられる。ストレスマネジメント行動のコミットメントを高めるためには、活動的になるように強化子を与え、一方で罰となる因子を取り除いたり、減少させる方法を見つける必要がある。

最近の認知行動介入は、バンデューラ［Bandura,1977］の社会的認知理論を基にした技法が主流である。認知行動的アプローチを用いたほとんどのプログラムには、セルフモニタリング技法と目標設定技法が含まれている。セルフモニタリング技法とは、対象者に日常生活の内容を記録させ、誤った行動変容を起こす統制要因を明確にしたり、変化を起こしているという進歩の度合いを追跡させている。この技法は、次の目標設定技法につながっていく。目標設定技法は、目標が量的で、しかも短期（毎日あるいは週ごと）に設定される時に、最も効果を発揮する。社会的認知理論では、セルフエフィカシー、すなわちストレスマネジメント行動の個々の内容について「できる」という見込み感を強めることがアドヒアランス強化や気分の改善に効果があるとされている［竹中・上地、2002,2003］。セルフエフィカシーとは、「自分が、ある具体的な状況において、適切な行動を成功裡に遂行できるという予測および確信」のことで、行動変容に影響を及ぼす予期機能を意味する。セルフエフィカシーは、ある行動がどのような結果を生み出すのかという予期（結果予期）と、ある結果を生み出すために必要な行動をどの程度うまく行えるかという予期（効力予期）で構成されており、一般には後者をセルフエフィカシーとしてを指す場合が多い。セルフエフィカシーは、広範囲な状況で行動を遂行できるという見込み感あるいは確信を意味し、例えば運動をストレスマネジメント行動の一つと考えた場合では、さまざまな障壁（例えば、友達の誘いや身体的不快感）にさからって活動を続けることに対する見込み感あるいは確信の程度をいう。人は、セルフエフィカシー、すなわち「できる」という見込み感が強いほど、その行動に執着し、目標を達成しようと試みる。反対に、セルフエフィカシーが低ければその行動を続けようとはしない。社会的認知理論では、以下に示す四つの事柄がセルフエフィカシー増強のための情報源になることが多くの研究で確かめられている。それらは、①遂行行動の達成（成功体験を多く経験させる）、②代理的経験（他人が成功した行動を観察させる）、③言語的説得（指導者などの言語的説得）、④生理的・情動的喚起（身体の状態や目標を果たす能力を自らが感じることができるように気づきを高める）である。

以上、紹介した行動変容技法は、上・中・下流アプローチ全般のストレスマネジメント行動プログラムの中に効果的に組み込むことで、行動の採択・維持に役立つ。

(4) 三次元で見たストレスマネジメント行動プログラムの提供

最後に、先に述べてきた行動変容の理論・モデルおよび技法をストレスマネジメント行動プログラムに有効に活かすために、行動変容理論・モデルおよび技法の適用のみならず、場面、およびデリバリーチャンネルという三軸の組み合わせを考えた上でプログラム開発を行う必要性を提案する。

図4は、ストレスマネジメント行動プログラムの提供に対して三次元軸を想定した図である。この図は、ピアソンら［Pearson et al.,2001］が示した心疾患の公衆衛生モデルを参考に、ストレスマネジメント行動プログラムの提供に関して考えた三次元モデルであるが、それぞれの軸の内容はあくまでも暫定的なものとしてあげている。第一軸は、本節で紹介してきた行動変容アプローチを示しており、いわゆる「どのような理論的背景で行うのか」について、上流アプローチから下流アプローチを想定している。この軸は、先に述べた上・中・下流にあたる行動変容理論・モデルの適用に相当し、政策・規則立案／環境の整備、組織づくり・地域連携、社会的認知理論、TTM、および各種行動変容技法の五段階をあげているが、上・中・下流アプローチの組み合わせも考えてよい。次に、第二軸は、実施場面を想定し、いわゆる「どこで行うのか、誰が受け取るのか」を意味している。ストレスマネジメント行動プログラムを提供する対象者を明確にする必要性と、それらの対象者

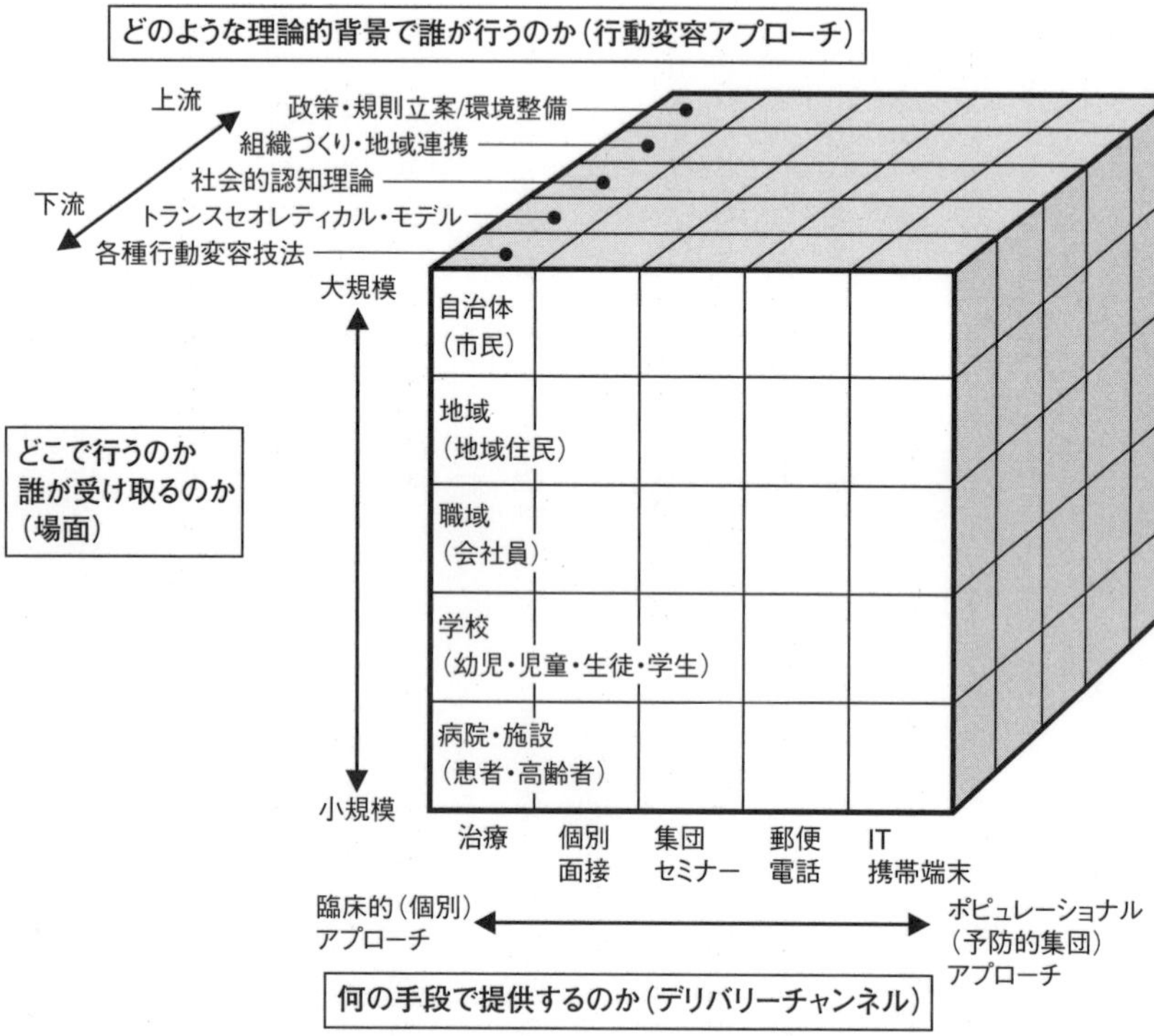

図4. ストレスマネジメント行動プログラムの提供キュービック

が実際にプログラムを実施する場面を想定している。これらの場面（対象者）は、自治体（市民）、地域（地域住民）、職域（会社員）、学校（幼児、児童、生徒、学生）、および病院・施設（患者、高齢者）の五場面（対象者）をあげた。最後に、第三軸は、プログラムのデリバリーチャンネルを想定し、「何の手段でプログラムを提供するのか」を示している。デリバリーチャンネルの内容としては、治療（臨床場面）、個別面接、集団セミナー（あるいはワークショップ）、郵便・電話、およびインターネット・携帯端末の五つをあげている。ピアソンらは、この第三軸を健康行動の内容として当てはめているが、ここではストレスマネジメント行動プログラムのデリバリーチャンネルとした。

三軸のそれぞれの内容や組み合わせは、現実的には、固定的なものではなく、しかもすべてが実現可能なものばかりではない。しかし、ストレスマネジメント行動プログラム開発にあたっては、これら三軸からなる内容と組み合わせを明確にすることで、対象者や場面などに適合した内容を作成する助けとなり、しかも介入効果が期待できる。例えば、学校場面で児童にプログラムを提供する際には、社会的認知理論の構成概念を強調した内容を作成し、集団セミナー形式のプログラム提供を行うことができる。また、自治体のプログラムとして多くの市民を取り組むためには、市民のストレスマネジメント行動推進のための政策・規則を立案し、広報誌などを使ってその周知徹底が可能となる。さらに、職域のプログラムでは、TTMを基に、社員のレディネスに応じたストレスマネジメント行動の内容を、インターネットを用いて昼休みに提供することも可能である［竹中、2004］。

以上、行動変容の考え方をストレスマネジメント行動に適用する試みは、まだ始まったばかりである。しかし、従来、行われてきた一対一を基本とする対面プログラムだけでなく、効率と接触度を組み合せた影響力という観点に立てば、様々なアプローチを用いる可能性が広がってくる。特に、予防的集団アプローチの普及を考えると、プログラムの提供も含めた行動変容のあり方を構築する必要があり、このことはまさにストレスマネジメントのパラダイムシフトを起こすことになるかもしれない。

（竹中晃二）

引用・参考文献

Bandura, A. 1977 Self-efficacy：Toward a unifying theory of behavioral change. ***Psychological Review,*** 84, 191-215.

Burbank, P.M. & Riebe, D. 2002 ***Promoting exercise and behavior change in older adults：Interventions with the transtheoretical model.*** Springer Publishing Company.（竹中晃二（監訳） 2004『高齢者における運動と行動変容：トランスセオレティカルモデルを用いた介入』 ブックハウスHD）

Goldman, L. & Cook, E.F. 1984 The decline in ischemic heart disease mortality rates：An analysis of the comparative effects of medical interventions and changes in lifestyles. ***Annual Internal Medicine,*** 101,825-836.

Glanz, K., Lewis, F.M., & Rimer, B.K. 1997 Health behavior and health education：Theory, research, and practice, 2 nd ed. San Francisco：A Wiley Company.

Kirschenbaum, D.S. 1999 In William P. Morgan (Ed.) ,*Physical activity and mental health*. (竹中晃二・征矢英昭 （監訳）「座位中心ライフスタイルの予防─理論的根拠と方法─」『身体活動とメンタルヘルス』 大修館書店 43-64p.)

Laforge, R.G., Velicer, W.F., Richmond, R.L. & Owen, N. 1999 Stage distributions for five behaviors in the United States and Australia. *Preventive Medicine*, 28, 61-74.

Lehrer, P.M. & Woolfolk, R.L. 1993 *Principles and practice of stress management*, 2 nd ed. New York：The Guilford Press.

Meichenbaum, D., & Turk, D.C. 1987 Facilitating a treatment adherence：A practitioner's handbook. Plenum Publishing Corp.：N.Y.

中村菜々子 2004 「地域高齢者のストレスマネジメント行動への変容ステージ適用に関する研究」早稲田大学大学院人間科学研究科博士学位論文

Napolitano, M.A. & Marcus, B.H. 2002 Targeting and tailoring physical activity information using print and information technologies. *Exercise and Sport Science Review,* 30, 122-128.

Nigg, C.R., Burbank, P.M., Padula, C., Dufresne, R., Rossi, J.S., Velicer, W.F., Laforge, R.G., & Prochaska, J.O. 1999 Stages of change across ten health risk behaviors for older adults. *Gelontologist,* 39, 473-482.

Pearson, T.A., Wall, S., Lewis, C., Jenkins PL, Nafziger A, Weinehall L. 2001 Dissecting the "black box" of community intervention：Lessons from community-wide cardiovascular disease prevention programs in the US and Sweden. *Scandinavian Journal of Public Health,* Supple. 56, 69-78.

Prochaska, J.O. & DiClemente, C.C. 1983 Stages and processes of self-change in stress management：Towards an integrative model of change. *Journal of Consulting and Clinical* ,51, 390-395.

Riley , T.A., Toth, J.M. & Fava, J.L. 2000 The transtheoretical model and stress management practices on women at risk for, or infected with, HIV. *Journal of the Association of Nurses in Aids Care*, 11, 67-77.

嶋田洋徳 2000「認知行動理論」坂野雄二（編）『臨床心理学キーワード』有斐閣

Skinner, B.F. 1953 *Science and human behavior*. New York : Macmillan.

Sparling, P.B., Owen, N., Lambert, E.V. & Haskell, W.L. 2000 Promoting physical activity : The new imperative for public health. *Health Education Research*, 15, 367-376.

竹中晃二 1997『子どものためのストレスマネジメント教育：対症療法から予防措置への転換』北大路書房

竹中晃二 1999「ストレスマネジメントプログラム」『精神療法』第25号　321-328p.

竹中晃二 2004「インターネットを用いた職域における健康行動変容プログラムの開発―トランスセオレティカル・モデルを用いて―」『第16回日本健康心理学会シンポジウム資料』

竹中晃二・上地広昭 2002「身体活動・運動関連におけるセルフエフィカシー測定尺度」『体育学研究』第47号　209-229p.

竹中晃二・上地広昭 2003「疾患患者を対象とした身体活動・運動関連セルフエフィカシー研究」『健康心理学研究』　第16号 60-81p.

竹中晃二・児玉昌久・田中宏二・山田冨美雄・岡 浩一朗 1994「小学校におけるストレスマネジメント教育の効果」『健康心理学研究』第7号　11-19p.

Zaichkowsky, L.D. 1996 Stress management in corporate America : A brief history and current developments. *Proceedings of the International Conference on Stress Management Education*, 51-57.

第2節　トランスセオレティカル・モデルを使用したストレスマネジメント

効果的*に管理できないストレスによって、様々な慢性・急性の疾病の発症リスクやヘルスケアにかかるコスト増加のリスクが高まる。にもかかわらず米国では、25％の人が効果的にストレスを管理できていないと報告されている［Robbins et al., 1998］。本節は、集団を対象とした介入によって最大の効果をあげるために、トランスセオレティカル・モデル（Transtheoretical Model：以下ＴＴＭ）を適用することに焦点をあてる。

効果的
原文中でしばしば「effective stress management」や「manage stress effectively」という表記が登場する。この場合の「effective」や「effectively」は「効果的な」あるいは「効果的に」と訳している。

1　ストレスと病気

ストレスマネジメントを理解することは、ヘルスプロモーションと疾病予防のために、必須である。ストレスは、身体へ影響して直接的な疾病の原因になりうる。また、ストレスがあることで、喫煙、不適切な食事習慣、過度のアルコール摂取、座位中心のライフスタイルなどを取ることが多くなる。ストレスは、このような適応的でない行動を実施する要因となることで、間接的に疾病の原因にもなる。ストレスが人間の免疫機能に負の影響を与えることは、すでに実証されている［Cohen, Miller & Rabin, 2001］。コーエンら［Cohen et al.,1998］は厳密に統制された研究を行い、上気道感染について、慢性のストレスと感染症や疾病とが直接関係していることを明らかにした。

この調査では、約三百人の研究参加者に風邪ウイルスを接種させ、病気の症状について追跡調査した。少なくとも一ヶ月間持続的な慢性のストレッサーを経験した参加者は、経験していなかった参加者と比較して、二～三倍風邪を引いた者の割合が多かった。ミラーら［Miller, Cohen & Ritchey, 2002］は、「ガンにかかった子どもの世話」という特定の長期ストレッサーに関する研究で、慢性のストレスが、抗炎症の徴候（anti-inflammatory signals）に対する免疫系の応答に損傷を与える可能性を示した。ストレスによって免疫系の機能が抑制された結果、炎症が過度になり、病気を発症させる可能性が生じるのである。

また、ストレスは、ヘルペス、ウィルス、B型およびC型肝炎、髄膜炎、ＨＩＶなどの感染症の期間および症状の強度との関連があることが、研究によって示されてきた。ケメニーら［Kemeny, Cohen, Zegans & Conant, 1989］は、ネガティブな気分と全般的なストレス指標が、ヘルペスの程度を示す免疫指標と関係していることを実証した。特に社会的ストレスは、潜伏していた単純ヘルペスウイルスが突然発生する原因になることが指摘されている［Padgett et al., 1998］。近年の研究では、B型およびC型肝炎の予防接種の後に高いレベルのストレスがある人は、抗体が少なくなることが実証されている［Burns, Carroll, Ring, Harrison & Drayson, 2002／Burns, Drayson, Ring & Carrol, 2002］。ストレスフルな体験を持つだけでなく、新しいストレッサーが実際に生じることなく主観的にストレスを感じたとしても、ワクチン接種後に抗体数が減少する。[Burns, Drayson et al., 2002]。またストレスが、HIVウイルスを持つ人の免疫機能と疾病の進行に対して有害な影響を引き起こすことも示されている [Keicolt-Glaser & Glaser, 1988／O'Leary, 1990]。

今までの研究からストレスとガン発生や進行との関係性が明らかにされている。後ろ向きの研究デザイン*では、ストレスとガン発症との間の因果関係を説明できなかったが、準前向きデザイン*による研究では、ストレスとガンとの関連が示された。クーパーとファラガー [Cooper & Faragher, 1993] は、二、一六二人の女性について、ストレスフルな出来事と乳ガン発生率との関係を見いだした。乳ガンと関連があるのは、ストレスフルな出来事の数ではなく、出来事の重さをどう感じるのかによる、ということに注目する必要がある。

健康行動が、ストレスとガンとの関連を媒介する可能性を実証する研究では、健康的な行動の減少と不健康な行動の増加がガンの発生と進行に影響することを示した [Anderson, Keicolt-Glaser & Glaser, 1994／Lacks & Morin, 1992]。ライフスタイルにおける不健康な行動は、ストレスを増加させる原因になったり、逆にストレスを増加することになり、そのことが次にガンを引き起こしたり、悪化させることになる。例えば、ジオンら [Jiong, Johanse,Hansen & Olsen , 2002] は、ストレスとガンとの関連が、ストレスによって誘発された喫煙行動によって媒介されていることを実証した。大規模な後ろ向き研究では、子どもを失うという重大なストレスを経験した母親は、子どもの死を経験してこなかった母親と比べて、喫煙に関連するガンの発症が多いことが認められている。

後ろ向きの研究デザイン (retrospective design)

疾病にかかった人達と、健康な人達（疾病にかかった人と年齢や性別をそろえる）とを選び、両群の過去における（後ろ向き）生活習慣など調査する研究の枠組み。

準前向き研究デザイン (quasi-prospective design)

特定の要因にさらされる人達と、さらされない人達とを選び、両群を追跡調査（前向き）して、発生する疾病を確認する研究の枠組みを前向き研究という。「準」という言葉は、特定の要因にさらされない人達（対照群という）を設定せず特定の要因にさらされた人達のみを分析するといった完全ではない研究デザインであったことを意味する。

2　ストレスのコスト

今までの研究から、ストレスによって引き起こされた健康への影響が、多くの場合重大であること、また生命にとって脅威であることが明らかになっている。さらに、ストレスによる健康障害にはきわめて高いコストがかかる可能性がある。ストレスが身体機能を妨げる場合、個人やその家族にとって、さらに雇用者、ヘルスケア・システムおよび政府にとって大きな経済的負担になるのである。Northwestern Mutual 社が、自社で管理している高度傷害保険請求を分析したところ、一九八二年から一九八八年まで、ストレスに関連する請求の割合は二倍以上にのぼっていた。それだけでなく、ストレス関連傷害を請求するためのコストが一件当たり約七万三〇〇〇ドルになることが明らかになった。この分析には、二一五の組織に属する二万八〇〇〇名の労働者に関する調査が含まれており、ストレスは従業員の燃え尽き症候群*、急性および慢性の健康問題やパフォーマンスの低下に関連した主要な問題であることが示された。ストレスは様々なレベルで社会に莫大な負担を与えることがはっきりとわかる事例である。

ストレスの健康影響や高いコストについて周知されているにもかかわらず、成人人口のわずか25％しか、効果的なストレスマネジメント方略——例えば、他者と話す、身体活動あるいは定期的にリラクセーションをする、といった健康的な行動をストレスマネジメントのために毎日少なくとも二〇分確保することなど——を実施していない［Robbins et al.,

燃え尽き症候群（burnout）
毎日の仕事量が多すぎる、仕事の精神的負担が重過ぎるなどが原因で、心身ともに疲労困憊した状態に陥ること。燃え尽き、バーンアウトともいう。

1998]。残念なことに、ほとんどの介入プログラムは、自己のストレスに対して行動を起こす準備が整っているごく限られた人々のために臨床ベース*でデザインされている。必要とされていることは、ストレスマネジメントのポピュレーション・アプローチ*であり、このアプローチは選択された臨床サンプルよりはむしろ、できるだけ多くの人たちに行き渡るようにすることを目的としている。

3　行動変容のトランスセオレティカル・モデル

(1)　四つの構成理論

TTM（「ステージモデル」としても知られている）は、健康行動を変容するための主要なモデルの一つであり、ストレスマネジメントの実施に対する参加者のレディネス（準備状態）増加を目的として、地域での介入開発に指針を提供することが可能である。TTMには以下に示す四つの理論的構成概念が系統的に統合されている。

① **変容ステージ**　効果的なストレスマネジメント実施に対する参加者のレディネス。
② **意志決定バランス**　効果的なストレスマネジメント実施に伴う恩恵とコスト。
③ **セルフエフィカシー**　効果的なストレスマネジメント実施を習慣として維持する自信。
④ **変容プロセス**　効果的なストレスマネジメントを促進するために必要な、認知的、

臨床ベースのアプローチ
カウンセリングなど、対象者が自分の意志でサービスを受けられる場所まで来て、サービス（介入プログラム）を受けることを前提としたアプローチ。

ポピュレーション・アプローチ
地域全体など、多様な特徴をもつ集団に対して、サービス提供者から積極的に働きかけを行って、サービスを提供していくことを前提とするアプローチ。↓157ページ。

感情的、行動的な活動。

TTMでは、行動変容を、連続する変容ステージを通って、時間とともに進行するものであると考える。各変容ステージはそれぞれ、前熟考ステージ、熟考ステージ、準備ステージ、実行ステージ、維持ステージである。様々な健康行動について、約二五年間TTM研究が行われており、今までに、各ステージについて、最も効果的に変容を促進する変容プロセスが明らかになっている。

(2) 変容ステージ

変容ステージは、TTMの中心的な構成要素である。行動変容に関する縦断研究によって、自分の力あるいは専門家による援助で行動が修正される場合、人は連続する五つのステージを通って移行することが明らかにされている［DiClemente & Prochaska, 1982／Prochaska & DiClemente, 1983］。一番最初の変容ステージである前熟考ステージにおいて、そこに位置する人々は、問題を抱えているということを否定し、そのため彼らは行動を変えることに抵抗を示している。彼らは、彼らが起こす行動の否定的な結果に気づいておらず、その結果が重大ではないと信じ、あるいはやる気を失っているために、行動変容を行うという考えを諦めてきたのかもしれない。彼らは六ヶ月以内に行動を起こす意図がない。熟考ステージにいる人は、自分の行動を変容する恩恵をより認識していると思われる。一方で彼らは、変容するのにかかるコストを過大に見積もっているため、恩恵と同時にコストも感じており、行動変容をすることに対して準備ができていない。準備ステージにいる人は、三〇日以内に行動変容をすることを真剣に考慮しており、すでに目標に向けての細かなステップを取り始めている。実行ステージにいる人は、自分の問題行動を修正することや健康的な行動を獲得することに実際に取り組んでいる。維持ステージにいる人は、少なくとも六ヶ月の間行動変容を維持することができており、再発を防ぐために積極的に努力している。変容ステージは、離れたステージよりも、隣接したステージがより高い相関を示すという、シンプレックス・パターン（simplex pattern）を形成している［Prochaska, DiClemente, Velicer, Ginpil & Norcross, 1985］。ほとんどの人は、永続的な行動変容に到達するまでに、初期のステージで数回失敗しながら、直線状ではなく螺旋状（→163ページ参照）に変容の過程をたどる［Prochaska & DiClemente, 1983／1986］。

　複数の行動と対象者の集団でステージ分布を比較した研究で、大部分の人が前熟考ステージまたは熟考ステージに位置し、準備ステージに至っている人はごく少数であることが明らかになっている［Laforge, Velicer, Richmond & Owen, 1999／Velicer et al., 1995］。つまり、全ての対象者に効果的なストレスマネジメントを実施する準備があると仮定して行動志向の介入*を提供した場合、行動実施の準備ができていない大多数の対象者に対して、誤った介入を提供してしまうこととなる。

　フリーサイズのプログラム*である行動志向の介入と比較して、ステージに合わせた介入は、参加者を増やし個人が行動の実施へ向かう程度を高めることで、より大きな介入効果を与えることができる。喫煙者のステージに合わせた介入を行うと、行動志向型プログラ

行動志向の介入（action-oriented intervention）

　行動の実施を全員の目標とする介入。一方TTMでは、例えば前熟考ステージの人には行動の実施ではなく行動実施に関心を持たせることを目標とする、といったように、ステージ毎に目標が異なり、かつ行動実施が全員の目標とはならない。行動志向の介入よりも現実的なアプローチであると言える。

フリーサイズのプログラム（one-size-fits-all program）

　フリーサイズの服とは、一つだけのサイズしかない服のこと。介入プログラムでは、一つのプログラムを様々な人に適用することを指す。

ムが最も効果を挙げた場合と比較しても、喫煙を中止した人の割合は二倍以上になる［Prochaska et al., 1993／also see Strecher et al., 1994］。ステージに合わせた介入は、運動習慣の獲得［Marcus et al., 1998］、食事行動［Campbell et al., 1994］およびX線撮影による乳ガン検診［Rakowski et al., 1998］などについて、フリーサイズの介入より良い成果を上げている。

　変容ステージは一般に、ステージング・アルゴリズム*を使用して評価される。ステージング・アルゴリズムとは、行動変容についての意図、過去の行動、および現在の行動に関する質問の回答結果に基づいて、五つのそれぞれ独立したステージに個人を位置づける処理方法のことである。このステージを決定する方法は、複数の行動や集団において、うまく機能している（例えば［DiClemente et al., 1991／Prochaska et al., 1994］）。私たちのストレスマネジメント・プログラムで使用するステージング・アルゴリズムでは、効果的なストレスマネジメントが以下のように操作的に定義される「ストレスマネジメントとは、他者との会話、身体活動、あるいは定期的なリラクセーションなど、ストレスを管理するために役立つ健康的な活動のために、毎日少なくとも二〇分確保することです。健康的なストレスマネジメント活動は、喫煙、たくさん食べる、飲酒する、薬物使用などの不健康なストレスマネジメント活動を防止することに役立ちます」。続く質問では、日常生活で健康的なストレスマネジメントを効果的に実施することに対する、参加者のレディネスを評価する。五つの回答カテゴリーは、以下に示す五つのステージのうち一つに回答者を位置づける。前熟考ステージ（六ヶ月以内に効果的なストレスマネジメント行動を始める意図

ステージング・アルゴリズム
(staging algorithm)
ある人がどのステージに所属するのかを判定するための、一連の手続きのこと。アルゴリズムとは、本来コンピュータのプログラミング用語で、演算などの手順や手続きを意味する。

がない）、熟考ステージ（六ヶ月以内に始める意図がある）、準備ステージ（三〇日以内に始める意図がある）、実行ステージ（効果的なストレスマネジメントをすでに実施しているが、持続期間は六ヶ月未満）、維持ステージ（少なくとも六ヶ月の間効果的なストレスマネジメント行動を維持している）、である。

(3) 意志決定バランス

行動変容は、行動の実施結果に関連して、可能性のある恩恵*（Pros）とコスト*（Cons）について考えさせる。意志決定バランス尺度は、行動変容における恩恵およびコストという二つの尺度で構成されている。縦断的研究によって、これらの測定が将来の行動の変化を最もよく予測することが明らかになっている。プロチャスカ、ヴェリサーは、研究をまとめた報告のなかで、検討された一二の行動すべてにおいて恩恵と負担のバランスが、系統的に変容ステージに関係することを示した。前熟考ステージで、健康増進行動実施に関するコストは恩恵より高い得点づけがされており、恩恵は中間のステージにおいて徐々に増加し、そして実行ステージで恩恵は負担より高い得点となった。そして、プロチャスカ［Prochaska,1994］は、以下に示すように、ステージの進行には恩恵と負担の変化の程度が必要なことを見出した

前熟考ステージから実行ステージまでの進行は、健康行動の変容について恩恵が約1標準偏差分増加し、熟考から実行までの進行は0.5標準偏差分減少する。つまり、効果的なス

恩恵（Pros）
その行動を実施することで得られる恩恵、よい点。例えば、運動行動の恩恵は、体重が減ること、気分が良くなることなどである。

コスト（Cons）
その行動を実施した結果生じる負担、よくない点。例えば、運動行動の負担は、時間がなくなること、筋肉痛になることなどである。

トレスマネジメントを実施できない人には、ストレスマネジメント実施に対する恩恵の重みづけを顕著に増加させ、コストを減少させることが、効果的なストレスマネジメント行動実施に対するレディネスを増加させることに役立つだろう。具体的には、前熟考ステージにいる参加者には、ストレスマネジメントを実施することに伴う恩恵をすべてリストアップするよう求めた。その後、リストアップした利点が二倍になるよう、参加者を援助した。

(4) セルフエフィカシー

セルフエフィカシーとは、望ましい目標に到達する能力を持っていると個人が信じる度合いであり、動機づけと持続性に影響を及ぼす［Bandura, 1977］。TTMにおいて、セルフエフィカシーは独立しているが関係のある二つの要素、すなわち行動を変容させ、それを保持する自信と、逆戻り*に対する誘惑からなる。意志決定バランスのように、セルフエフィカシーの水準も、系統的に変容ステージの移行に伴って変化する。一般に、対象者がステージを重ねるにつれ、自信は増加し、誘惑は減少する。効果的なストレスマネジメント行動実施のセルフエフィカシーは、実施が困難な状況で（例えば非常に疲れている時、仕事の負担が増えた時、矛盾する要求がある場合など）、ストレスマネジメントを行う自信を意味する。セルフエフィカシーを増加させるため、例えば一つずつステージを移動するといった現実的なゴールを参加者が設定できるよう援助を行う。自信を高めるためには

逆戻り（relapse）
健康的な行動を獲得する前の段階に戻ってしまうこと。例えば、禁煙が成功していたのに再び吸い始めてしまうことなど。

スモール・ステップ*を設定する。

(5) 変容プロセス

プロチャスカ［Prochaska, 1984］は、二四種類の主要な心理療法を比較検討して、人が変化する際に取りうる、一〇種類の基本プロセスを抽出した。これらの基本プロセスは、さらに理論的な分析［Prochaska & DiClemente, 1985／1986］を経て、洗練された変容プロセスとなった。変容プロセスとは、クライエントの問題行動、感情、認知、または対人関係を変容させることを援助するために、セラピストがクライエントを激励し、導いていく活動において基本となるパターンを記述したものである。各変容プロセスは、ストレスマネジメントに応用する場合、以下のように定義される。

①意識の高揚（consciousness raising）

効果的なストレスマネジメント行動について多くの情報を得て、意識を高めること。

②ドラマチック・リリーフ（dramatic relief）

効果的なストレスマネジメント行動を実施しない場合に、強い否定的な感情が生じてくることを経験すること。

スモール・ステップ
行動療法の用語で、目標とする行動を、達成可能な小さい目標に分けて一つずつ達成させること。

③環境的再評価（environmental revaluation）
効果的なストレスマネジメント行動の実施や不健康的なストレスマネジメント行動の実施が、他の人々に与える影響を認識すること。

④自己再評価（self-revaluation）
効果的なストレスマネジメント行動の実施に伴う価値や自己イメージに対して、情緒的または認知的に再評価を行うこと。

⑤自己解放（self-liberation）
効果的なストレスマネジメント行動の実施することにしっかりと関与し、その関与を表明すること。

⑥強化マネジメント（reinforcement management）
効果的なストレスマネジメントのために、内発的および外発的な報酬を増加させること。

⑦援助関係（helping relationship）
効果的なストレスマネジメント行動を実施することへ励ましや助けを得ること、または励ましや助けを求めること。

⑧反対条件づけ（counter conditioning）
今まで行ってきたストレスへの対処法の代わりに新しい行動や認知を実施すること。

⑨刺激コントロール（stimulus control）

効果的なストレスマネジメント行動を実施するための手がかりや思い出すためのきっかけを与えること。

⑩社会解放（social liberation）

有効なストレスマネジメント行動実施を支援する方向に、社会が変わりつつあることを認識すること。

私たちの研究データでは、自分で自分の行動を変えていく人*は、その人のステージが異なると違う変容プロセスを頼りにし、それらのプロセスはしばしば両立しないと考えられている変容方略プロセスを統合している。初期のステージにいる人は、認知的な要素を持つ変容プロセス、感情の要素を持つ変容プロセス、および評価的な要素を持つ変容プロセスに影響を受ける。一方、後期のステージにいる人は、ソーシャルサポート、コミットメントおよび行動マネジメント技法に影響を受ける度合いが高い。**表1**は、彼らに関する現在の知見を要約したもので、彼らがステージを移行する際に、特に使用する特定の変容プロセスのパターンを示したものである（[Prochaska, DiClemente & Norcross, 1992]を参照）。

自分で自分の行動を変えていく人（self-changer）
専門家の助けを受けずに、自らの力で自分の行動変容を行う人

4　TTMに基づいたステージ別の介入

TTMは、各ステージの参加者のニーズに一致させ、テイラー化したプログラムの枠組みを提供する。これまでも、様々な集団を対象にしたプログラムを評価・援助するために使用された。例えば、米国疾病対策センター（American Centers for Disease Control and Pre-

表1　変容ステージに対応して強調される変容プロセス

前熟考ステージ	熟考ステージ	準備ステージ	実行ステージ	維持ステージ
意識の高揚 ドラマチック・リリーフ 環境的再評価				
	自己再評価			
		自己解放		
				強化マネジメント 援助関係 反対条件づけ 刺激コントロール

＊社会的解放は5つのステージでの違いが見出されていない

vention：CDC）の指導者は、HIV／AIDS教育とHIV／AIDS予防プログラムを、TTMに基づいて評価・指導するように命じた。米国カリフォルニア州は、禁煙のメディア・キャンペーンを評価し指導するためにTTMを使用し、成功をおさめた。英国の国民健康保険の指導者は現在、新しい健康教育キャンペーンにTTMを適用している。

CDCは、HIV／AIDS予防について高いリスクを持つコミュニティーのうち75％の人が、前熟考ステージにいることを明らかにした。しかし、それまでのコミュニケーション・キャンペーンは、75％がいきなりの行動志向の介入であったために、集団のニーズとプログラム目標との間にずれが生じていた。カリフォルニア・キャンペーンでは、ベースライン時において、対象とする集団の80％以上の人が前熟考と熟考のステージにあり、喫煙に処置を講ずる準備がないとわかった。そこで、コミュニケーション・キャンペーンの内容は、この大多数者のニーズと一致するように調整がなされた。

TTMは、ウェブサイト、郵便、ホットライン、カウンセラー、あるいは健康フェアのような様々な教育キャンペーンの手段を統合し、科学的な枠組みを提供することができる。それぞれの構成要素は、対象となる集団についてステージへの当てはまりの良さを最大限にするために評価され、強化される。さらに、TTMの評価はまた、個人別にテイラー化した教材を提供するために行われる。例えば、効果的なストレスマネジメントを実施していない従業員のために開発されたステージに合わせた介入が、健康保険プログラムのカウンセラーによって、ステージに合わせたマニュアルを通して行われたり、あるいは、インターネット、デスクトップ・コンピュータ、キオスク*を経てアクセスされ、その後コンピ

キオスク
街頭、駅、空港などでインターネットが利用できる設備や情報端末などのこと。

ユータによってテイラー化された介入プログラムによって実行される。教育プログラムが適切であれば、変容ステージを評価することによって、どの人々が実行ステージに移行しようとしているのかの区分けも、さらに初期のステージで立ち往生しているのかという区分けも明確にすることができる。以下では、マニュアルやカウンセラーによるセッション、あるいはインターネットを基にしたプログラムを通してストレスマネジメント行動を増加させるために、ＴＴＭをどのように使用すればよいのかについて述べていく。

(1)　ステージに基づいたマニュアル

各変容ステージに一致させたストレスマネジメント・マニュアルは、自分で自分の行動を変えた人の各変容ステージを進む様子や逆戻りに関するＴＴＭ研究の知見に基づいている。マニュアルは、行動変容の一般的な法則や対象者が属するステージ、あるいは次のステージに進むために彼らが利用できる変容プロセスなどを、参加者に教える内容になっている。マニュアルは各変容ステージに一致させてあり、このマニュアルには、各変容ステージに合わせた訓練課題が詳細に示されている。マニュアルの使用方法はいくつかある。まず最初に、全体を読み通すことで、どのように人は変わるのかの大きなイメージをつかむこともでき、その次に、自分が所属するステージの章を読むこともできる。これは、自分が正しい方向に向かっていると確認するためには良い方法であるだろう。最後に読者は、ステージを前進させる方法についてさらに学ぶために、次のステージについて学習することもできる。

(2)　ステージに基づいたカウンセラーへの手引き

前熟考ステージの人と一対一で面接をするとき、カウンセラーはクライエントの成長を促す役割をになう。面接をする際のカウンセラーの目標は、前熟考ステージに位置する者を、行動の変容過程に引き込むことである。講義をすることやクライエントと対決することは有効な手段ではない。前熟考ステージにいる人を対象とした面接や介入は一般的に、後期ステージにいる人を対象としたものほど徹底した内容ではない。カウンセラーは、前熟考ステージにいるクライエントに、ストレスマネジメントの利点をできるだけたくさん挙げるよう伝え（たいてい、前熟考ステージにいる人は三～五個しか挙げない）、セッションにおいてストレスマネジメント行動の実施を妨害するような、クライエント自身の要因を明らかにさせる。そして、クライエントがその妨害を小さくした場合に得られる恩恵（例えば、よりよい意思決定が可能になる、コントロール力を高めることができる、など）の理解を援助するなどして、変容ステージについて教えることで、クライエントの意識を高揚させることができる。

前熟考ステージにいる人と初回に面接を行う時、カウンセラーは、次回の面接時までに、彼らが今後以下のリストのうち取り組んでみたいものはどれかを尋ねることができる。

・ストレスマネジメントについての冊子を読む

・ストレスマネジメントの恩恵リストを二〜三倍にする
・有効なストレスマネジメント行動を実施している人と話をする

自分には有効なストレスマネジメントを実施する能力があるというクライエントの考えを、カウンセラーは強化する必要がある。カウンセラーは、行動を実施しなくても、前に向かう動きは何でもすべて（例えば、今までと違う方法について考えることにより前向きになる、今までより気づきが高まる、など）進歩なのだと、クライエントに気づかせる必要がある。なぜなら、前熟考ステージにいる人の行動変容は必ずしも行動の実施を意味せず、熟考ステージへの移行を意味するからである。

熟考ステージにいる人とのセッションでは、ソクラテス的教育*を行う必要がある。カウンセラーは、熟考ステージにいる人には相反する二つの意見があることを念頭において、彼らが効果的なストレスマネジメント実施の損失より恩恵に重みづけができるよう促す。また、熟考ステージにいる人に、彼ら自身がどうなりたいのか尋ねることによって、損失と恩恵の対立を解消するよう働きかける。これらのセッションにおける介入は、細かなステップを踏みながら、より徹底して行われる。カウンセラーは、反射傾聴法*などの技法が含まれる動機づけ面接*を用いて、熟考ステージにいる人が持っている、相反する価値*についての解決を援助できる。具体例は以下の通りである。熟考ステージにいる人に働きかけて、効果的なストレスマネジメント実施の習慣がないことが他者へ与える悪影響を明らかにする。生じた感情に対して、クライエントが防衛的になっている場合、その感情は前進を助けるものなのだと認識する援助を行う。また、行動変容に成功し、有効なストレスマ

ソクラテス的教育(Socratic teach)
カウンセラーがクライエントに指示するのではなく、カウンセラーとクライエントが共同して、対話によって、クライエントが自分で、自分の認知に気づいていくことを援助する教育方法。

反射傾聴法（reflective listening)
リフレクションとも訳される、心理療法の用語で、クライエントが語った内容を繰り返しながら傾聴すること。

動機づけ面接(motivational interviewing)
クライエント自身が持っている、

ネジメントを実施するようになった人々の例を提供する。

準備ステージにいる人に対して、カウンセラーは励ましを与える熟練したコーチになる必要がある。クライエントは講義を聞きたいわけではなく、スモール・ステップで進む際に賞賛や支援や認識を与えるコーチを必要としているのである。具体的には以下のような援助が必要である。介入は短く集中して、行動に焦点をあてた内容であることが重要である。電話による援助を行ってもよい。ストレスマネジメントの実施計画を立案することに焦点が当てられていること、そして、問題解決志向であることが必要である。

カウンセラーは、クライエントが現実的、具体的、そして測定可能なステップを選ぶよう確認することによって、クライエントの前進を援助できる。準備ステージにいる人に、ストレスマネジメントの実施計画を書いて自分が効果的なストレスマネジメント実施に取り組むのだと他者に伝える方法を、ロールプレイを行うよう求める必要がある。クライエントが、新しい行動に対するサポート源を明らかにする援助が重要である。サポート源は、家族、同僚あるいは友達などを挙げることができるだろう。

実行ステージの所属者は、最近効果的なストレスマネジメントを始めたばかりの人であるから、カウンセラーは、彼らに対して行動変容のファシリテーター*となる必要がある。カウンセラーは、変容プロセスのうち、反対条件づけ、刺激コントロールおよび強化マネジメント、の三つに焦点を当て、逆戻りや停止をしないよう前もって計画を行うよう、クライエントを援助することが重要である。

カウンセラーは、実行ステージにいる人に、ストレスマネジメントを実施しない原因と

変わりたいという気持ちや問題に取り組もうと思う気持ちをはっきりと自覚できるよう援助するための面接方法。

相反する価値
恩恵とコストの両方を同時に感じていること。

ファシリテーター
クライエントの行動が変わることを促し、励まし、支える人。facilitateは手助けする、促進するという意味がある。

なっている信念や行動を識別させ、その後、彼らが、自分にとって役に立つとしっかり感じられるようなより良い代案について問題解決を行う手助けを行う。実行ステージにいる人は、効果的なストレスマネジメントの実施を妨げるような、人や場所や事態を回避する必要がある。例えば、見慣れた場所と普段あまり気づかない場所の両方に、注意を促す合図になる物を置くと、ストレスマネジメント実施の助けになる。運動を行う際、すぐに使えるような器具が入れてあるスポーツ・バッグを置く、友人と一緒にくつろいでいる写真を机上に飾る、あるいはカレンダーにリラクセーションの実施予定を記入しておくなどである。

実行ステージにいる人はさらに、ストレスマネジメント実施に伴う内発的報酬、例えば健康増進、活力の増加、生活管理力の増加、不快な気分の減少などに気づく必要がある。クライエントは肯定的な言葉で自分自身に報酬を与える。それに対してカウンセラーは、クライエントが達成したことを賞賛し、クライエントが自分の努力に伴う恩恵を認めるように支援できる。

維持ステージにいる人に対して、カウンセラーは、逆戻り予防について助言を与えるコンサルタントになることが必要である。そのためにカウンセラーは、クライエントが逆戻りの主な原因となるディストレス*（distress：苦境、つらいこと、ストレス）への対処を支援することが求められる。例えば、逆戻り予防の計画を何度も練り直すこと、サポート希求の促進、身体活動やリラクセーション、サポートの提供、コミュニティーの中に支援システムを確立すること、などである。

ディストレス
苦境、つらいことに対するストレス。↓55ページ。

多くの人にとって、維持ステージにとどまり続けることは生涯にわたる努力が求められる。つまり、維持ステージとは流動的なもので、固定したものではないということである。対処スキルが増加することで、クライエントは確実に進歩し、セルフエフィカシーが増強する。カウンセラーは、大多数の人が永続的な維持ステージに達する前に初期ステージへ逆戻りしてしまうことを念頭に置く必要がある。

5　さまざまなメディアを通した変容プログラムの展開

(1)　インターネットを用いたエキスパート・システム・プログラム

筆者らの開発によるテイラー化したストレスマネジメントの介入プログラムは、コンピュータによって提供することができ、参加者が取り組みやすいよう魅力的にデザインされている。このシステムの技術的な基盤は、統計、文書処理、マルチメディアソフト、データ・ベースの各ソフトウェアを統合したものである。システムはウェブサーバ上にあり、個人に割り当てられたウェブ・アドレスとパスワードを持っている人は誰でもアクセスすることができる。参加者はプログラムにログインするとまず、ステージ、意志決定バランス、セルフエフィカシー、さらに一〇種類の変容プロセスといった、TTMに基づいたストレスマネジメントのアセスメント（評価）に回答するよう求められる。

コンピュータ側では、コンピュータ用語でヒューリスティクスと呼ばれる作業が行われる。ヒューリスティクスとは、可能な解決策の中から最適の解決策、つまり異なる変容ステージにいる個人のために最も適切な介入方法を見つけ出す作業である。ストレスマネジメント・プログラムを開発する際に私たちは、一連の多変量解析*を用いた。多変量解析は、TTMの構成要素（変容ステージ、意志決定バランス、セルフエフィカシー、変容プロセス）間に仮定されている関連性を実証し、かつプログラムの決定規則を実証に基づいて決定するために使用される。各ステージにおける統計解析の目的は、実証に基づいて隣のステージへの移動を最適化するために必要な構成要素を決定することである。エキスパート・システムからの個人別フィードバックを作成するために、参加者はそれぞれ、関連する全てのTTM構成要素について評価を受ける。アセスメントの結果は、エキスパート・システム（すなわち、そのアセスメント結果は、それぞれの参加者が受け取るべき介入マニュアルをテイラー化したり、個別化する基盤になる）に入力される。参加者が各要素のためのアセスメントに全て回答すると、その人の回答はエキスパート・システムによって解析される。その後、エキスパート・システムは、その人に合わせたフィードバックを作成する。フィードバックはコンピュータの画面上に文章やグラフとして出力される。

人は、彼らの変容ステージに応じて、変容プロセスをあまりにもわずかしか使用しなかったり、使用しすぎたりするものである。その人が変容プロセスを十分に使用していない場合は、否定的なフィードバックを受け取る。変容プロセスのうち「環境的再評価」の例は、「あなたは、自分のストレスマネジメント実施が他の人々にどのように影響を与えるかということに、十分な注意を払っていません。もし有効なストレスマネジメント実施が自分

多変量解析
複数の変数間の相関関係に基づいて、各変数の間の関連を検討する統計分析の手法

の生活の一部になれば、あなたは周りの人にとって良い見本になる、ということを考えてみてください」である。どの変容プロセスをどの程度使う必要があるかは、変容ステージによって異なる。同じ変容プロセスが二つ以上のステージに関係している可能性もある。例えば、参加者の知識を増加させることは、前熟考ステージと熟考ステージ両方の人にとって重要である。しかし、ステージを移行させるために、各変容プロセスをどれだけ増加させる必要があるのかについては、変容ステージによって異なる。同様に、意志決定バランスとセルフエフィカシーの尺度は、ステージ移行を促進させるために感覚的な変容原則を表したものである。前熟考ステージ所属者に対するポジティブなフィードバックの例は以下の通りである。「すばらしい！　ストレスマネジメントの恩恵（利点）によく気づいているようです。これは、ストレスマネジメントを自分の生活に取り入れることについて、今までより真剣に考える準備ができているという良い兆候です。あなたがもっと進歩したい場合は、ストレスマネジメントの恩恵をもっと考え出すことを続けてください。」

フィードバックには、参加者のステージ進行を促進するために参加者が完成させるべき練習問題（例えば、開始日を決める、参加者の努力を支援してくれる人やその人がどのように助けになるかのリストを作成するなど）、あるいは、推奨される方法（例えば、予期しない衝動に対処する方法、行動変容に取り組むための方法、自信をつけるための方法など）が含まれている。フィードバックの報告書（たいてい、印刷すると二～三ページになる）は、セッションの終了時に印刷できる。

参加者がプログラムを最初に使用する時、フィードバックは、ストレスマネジメント行動の変容について成功者と失敗者の両方を含む大規模な調査の結果と、参加者個人の回答とを比較して作成される。このフィードバックは、調査の結果から得た基準データと参加者の個人データとの比較にのみ基づいて作成され、ステージごとに異なるものである。初期段階では、この規準はストレスのリスクが高くかつ介入を受けていない人々のデータに基づいて作成される。エキスパート・システムによる評価は、一定の時間間隔で最新の規準を提供する。つまり、二回目以降のプログラム使用時に、エキスパート・システムは基準データと参加者個人のそれまでの回答データの両方を使用して、標準データとの比較と個人データ内での比較の両結果を提供する。個人内での比較は、データベースにある前回アクセス時の個人データにアクセスして行われる。このプログラムは、変化させるために個別化された推奨を作成し、個々人のニーズに合った行動変容プロセスを通じて参加者を導いていく。

このコンピュータが作成する個人別フィードバックはまた、変容ステージに見合った、自身で対処できる相互作用的な情報・知識ワークブックのセクションに、参加者をつないだり照会させたりする。オンラインで提供される総合的な内容のワークブックは、参加者に、行動変容の一般的な原則を示し、同様に彼らが属する変容ステージ固有の内容や、次のステージに進むための方法（前述した印刷マニュアルに似ている）を教える。個人別のフィードバック報告書は、さらに詳細な変容プロセスとステージに合わせた詳しい練習問題が書かれたワークブックの適切な章へと参加者を（ページをリンクさせることで）導く。例えば、参加者は、オンラインのワークブックにリンクすることができる。そのワークブックには以下のような内容が載っている。現在効果的にストレスを管理できている人々から聞いたストレスの影響についての事実、自分の行動をコントロールする方法を学ぶ練習問題、効果的にストレスを管理できた際に自分自身に与える報酬がリストアップされた掲示板、摂食・喫煙・飲酒といった不健康なストレスマネジメントの代わりになる行動などである。

(2) 組織レベルの変容プログラム

組織は、雇用の場所であり、従業員が効果的なストレスマネジメントを実施する準備を支援するために、変容プロセスによる以下のような介入を行うことができる場所である。ニュースレター、プレゼンテーションおよびメールによって、ストレスマネジメントの方略や利点および目標に関する情報を伝達する。個人の宣誓を録画したビデオテープなど情緒的な反応を喚起させるようにデザインされた配布資料を使用して、現在の状況（健康的なストレスマネジメントを行っていない現状）についての不安を生じさせ、行動の変容に対する意識を高めさせる。

組織の指導者は、ストレスマネジメントにしっかりと関与することや、全従業員がストレスマネジメントの実施を目指すことを、公式に宣言することができる。指導者はまた、公式な認識を示すことで、ストレスマネジメントの実施について意欲を高める要因や抑制する要因を調整することができる。また時間制限のあるサポートプログラムを使用して、ストレスマネジメントを指導・訓練・援助することで、従業員が健康的なストレスマネジメント行動の獲得に伴う情緒的・物理的な問題に対処することを支援することができる。最後に、支出の優先順位をストレスマネジメントの重要性によって決める、行動の変容を維持するために会社の資源を提供する、ストレスマネジメントの実施を支援するよう仕事内容を設計しなおす、といったことを通じて、組織の資源と構造を行動の変容を援助するように調整することができる。

(3) 郵便や電話を通じたストレスマネジメント学習

地域住民を対象にした、郵便や電話を用いたストレスマネジメントの試験的な介入について、成人米国人一、三六一名に対して全国規模で二〇〇三年に筆者らが、積極的な勧誘を行った。参加者の条件は、一八歳以上であり、かつ六ヶ月以上の間、効果的なストレスマネジメントを実施していないことで、参加者にストレスがあるかどうかは問わなかった。郵送や電話による勧誘によって、勧誘された人のうち70％以上が参加に同意した。研究に参加した人（一、〇八五名）は、米国の四八の州から選び出されており、ベースライン時（調査開始時）に、ストレスマネジメント実施の変容ステージが実行より前のステージにある人（つまり現在ストレスマネジメントを実施していない人）であった（N＝1085）。参加者の年齢は、一八～九一歳（平均五五・三歳）の範囲であった（M＝55.3）。ベースライン時のアセスメントを実施する際に、参加者は、介入群（48％）と統制群（52％）に無作為に割り当てられた。合計九八五名がベースライン、その後の介入、そして一八ヶ月後のアセスメントに参加し、脱落せずに残った参加者の割合は90％であった［Evers, Prochaska, Mauriello, Johnson, Padula & Prochaska,2003］。

各参加者には、導入用の書類一式が郵送され、その時点で研究への参加を辞退する機会が与えられた。参加に興味のある人には、導入用の書類一式が郵送された二週間後に、アセスメント用の書類一式（研究の内容と参加に関する文書、研究同意書類が二部（一部は参加者が保管し一部を返送する）、アセスメント用紙、送料支払済みの返信用封筒）が郵送された。研究の全時点において、（参加者が）何か質問をしたり、自分のデータを取り出したりできるように、参加者には一～八〇〇の番号を与えられた。参加者が二週間以内に調査書類一式を返送しない場合は、参加者に電話をかけて電話上で調査への回答を求めた。

電話と郵送のいずれかで、アセスメントが終了した段階で、エキスパート・システムを使用して、各参加者を介入群または統制群のいずれかに割り当てた。その後、介入群に割り当てられた個人のデータはエキスパート・システムによって処理され、介入用の書類一式が各対象者のために作成された。介入用の書類一式には、変容ステージに一致させたマニュアルと、その人専用にエキスパート・システムが作成したフィードバックのレポートが含まれている。対照群に割り当てられた各参加者は、六ヶ月経つまで、一切介入用の書類を受け取らなかった。

この研究は、2×4（処置群・統制群×四回の測定時期）要因のくり返し測定デザインで行われた。介入群と統制群は、六ヶ月の間隔（〇、六、十二、十八ヶ月の各時点）で四回アセスメントを受けた。統制群は、介入群と同じ測定時期にアセスメントを受けた。介入群には、初回のアセスメントから三ヶ月後に追加のアセスメントと介入を行った。つまり、介入群は、ベースライン（初回：〇ヶ月）、三ヶ月、六ヶ月の合計三回コンピュータによるエキスパート・システムの介入レポートを受け取った。介入群と統制群は両方とも、一二ヶ月と一八ヶ月の時点で、フォローアップのアセスメント用紙を受け取った（**表2**）。ベースラインと同様に、郵送されたアセスメント用紙を二週間以内に返送しなかった参加者に対しては、電話による調査を行うように接触がなされた。

介入は変容ステージに合わせて構成され、標準データに基づいたフィードバックが〇ヶ月、三ヶ月および六ヶ月の時点で与えられた。そして、各個人のデータに基づいたフィードバックが、三ヶ月と六ヶ月の時点で与えられた。このフィードバックは調査研究の回答、特に変容ステージ、変容プロセス、セルフエフィカシーおよび意志決定バランスに関する介入群の参加者の回答に基づいている。以上のフィードバックに加えて、参加者はステージ別のストレスマネジメントのセルフヘルプ・マニュアルを受け取った。このマニュアルは、指導をより多く受けたい参加者が参照するためのフィードバックレポートである。

介入の有効性は、一八ヶ月時点における二つの主要なデータに関する分析結果に基づいて評価された。第一に、各時点で、実行または維持ステージに所属する参加者の割合を、介入群と統制群で比較した。分析の結果から、ベースライン時に実行より前のステージ（前熟考から準備までのステージ）に所属していた参加者は、効果的なストレスマネジメント

	ベースライン		3ヶ月		6ヶ月		12ヶ月	18ヶ月
介入群	アセスメント	レポートと介入	アセスメント	レポートと追加の介入	アセスメント	レポート	アセスメント	アセスメント
統制群	アセスメント		アセスメント		アセスメント		アセスメント	アセスメント

表2　介入群と統制群のアセスメント測定

を実施していないことが予測された。一八ヶ月の時点で効果的なストレスマネジメント実施の実行または維持ステージへ移動した参加者は、介入の間にストレスマネジメントを実施し始めた。**図1**は、長期のフォローアップ時に効果的なストレスマネジメントができている人の割合を、介入群と統制群別に示したものである。介入群の60％以上が、六ヶ月時点で有効なストレスマネジメントを実施し始め、一八ヶ月のフォローアップ時点で行動を維持していた。この維持率は、TTMに基づくエキスパート・システムの介入が適用された行動の中で最も高い結果である。カイ二乗検定*の結果、一八ヶ月時点で、実行または維持ステージにいる介入群の割合（62.4％）は、統制群の割合（44.7％）と比較してはっきりと高いものであった（χ^2（1）＝24.3, p<.001.）*。この介入の処置についての成果をさらに検討するために、ベースラインと一八ヶ月後の間にどのくらいの人がステージを移行しているかについての分析を行った（**表3**）。各群とも、ベースラインに属していたステージから少なくとも一つステージを上げた人のパーセンテージと、ベースラインのステージのまま、あるいはステージを下げた人のパーセンテージが比較された。カイ二乗検定による計算では、一八ヶ月後に少なくとも一つステージを上げた人の割合は、介入群（74％）の方が統制群（53.9％）よりも明らかに高かった（χ^2（1）＝33.09, p<.001）。

　この研究の結果は、ポピュレーション・アプローチを基にしてストレスマネジメントを増加させることを目的にした、個別でTTMに基づいた郵送による介入が、きわめて効果があることを示している。この地域住民を対象にした介入研究は、大規模な地域集団の中から介入群が選定され、理論に則った過去二〇年の介入成果に基づいて計画されたもので

カイ二乗検定

　表3のようなデータを分析する統計分析の方法。この場合、介入群と対照群で、各ステージに所属する人の割合が統計上有意に異なるかどうかを検討している。

[χ^2（1）＝24.3.p<.001.]

　カイ二乗検定の結果を表す統計値。この場合、自由度1、カイ二乗値は24.3、得られたカイ二乗値が統計上有意（0.1％水準で）であることがわかる。詳しくは統計に関する本を参照のこと。

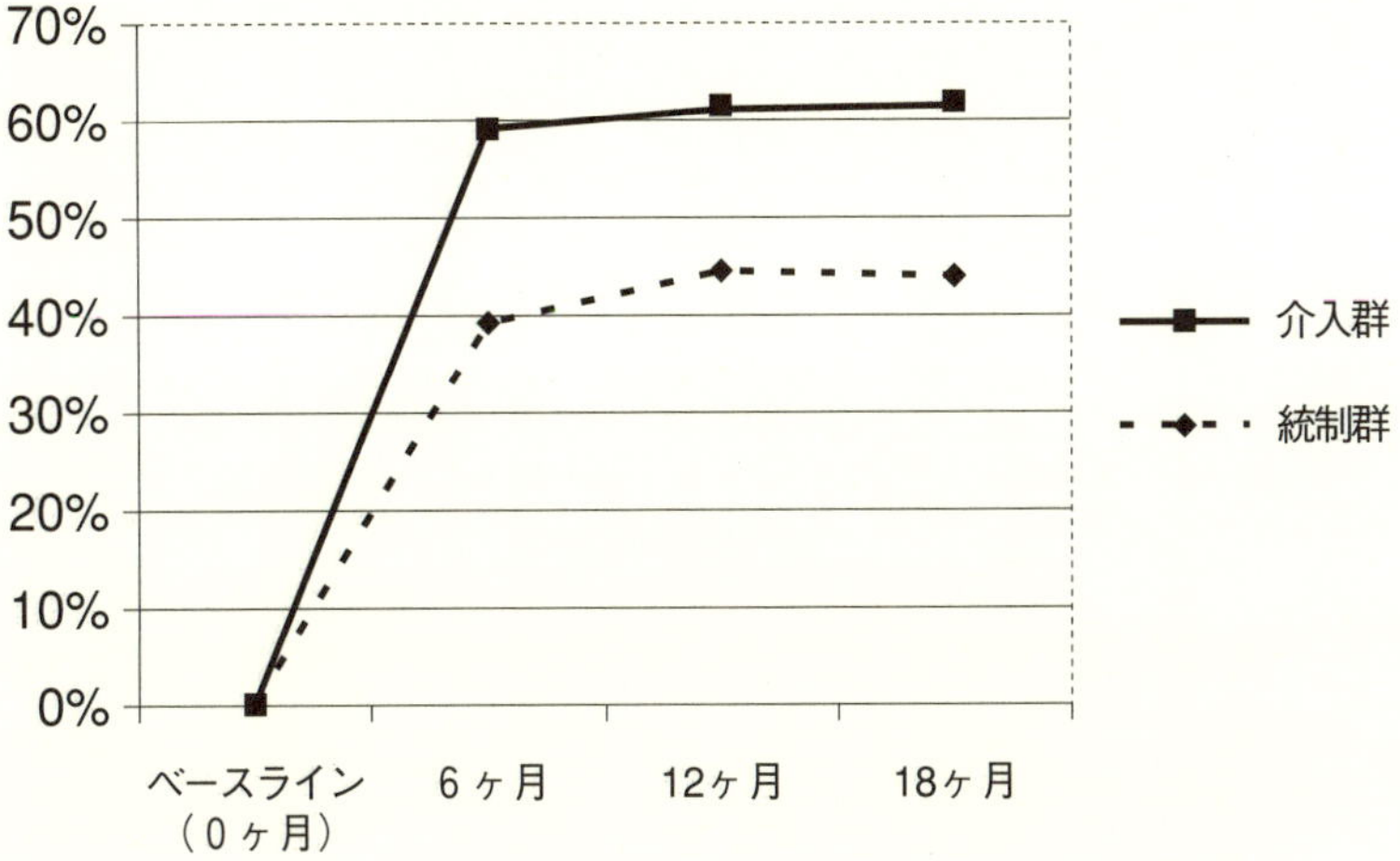

図1　実行ステージと維持ステージにおける介入群・統制群それぞれの割合

表3　18ヶ月時点でのステージ分布

	前熟考ステージ	熟考ステージ	準備ステージ	実行ステージ	維持ステージ
介入群	18.80% n*=65	12.40% n=43	6.40% n=22	34.10% n=118	28.30% n=98
統制群	30.30% n=131	18.50% n=80	6.50% n=28	29.90% n=129	14.80% n=64

*nは人数

ある。二つの分析結果は共に、統制群と比較して、介入群のストレスマネジメント習慣がはっきりと増加したことを示した。彼らにストレスマネジメント習慣が今までなかったことを考えると、この結果はきわめて印象深いものである。さらに、ＴＴＭの基本となることは、いきなり何かを行わせるというアクション状態を求めているのではなく、変容ステージを渡って移行させることが介入作業の対象目標ということである。この点からみれば介入群参加者の約75％は、少なくとも一つ変容ステージを前進させた。つまり、大多数の参加者（一八ヶ月時点までに実行または維持ステージに到達しなかった人でさえも）が、効果的なストレスマネジメント実施の方向に向かって前進したことを意味している。

このストレスマネジメント・プログラムについて特筆すべき点は、参加者が自宅に介入を持ちこめることである。この介入は郵送によって伝達された。参加者は、郵送や電話による調査後に、自宅で介入報告書とマニュアルを受け取った。この方法は、高リスク群全体へ容易に適用することができる。さらに、実行ステージより前のステージ（前熟考から準備までのステージ）に所属する人は、介入を受けるために外出しなければならない方法と比較して、郵便で介入を受け取る方法を好む傾向がある。

介入が強固な理論的枠組みと方法論に立脚しているという点以外にも、この介入研究が広く受け入れられ顕著な効果を得られた理由はいくつか考えられる。効果の不十分なストレスマネジメントの介入では、一度に二つ以上のストレスマネジメント技法が提供される[Murphy, 1996]。私たちの介入では、マニュアルとフィードバックの報告書を用いて、効果的なストレスマネジメントを実施するために、筋弛緩、瞑想および認知行動トレーニングを含む様々な方法が参加者に提示したが、介入の目標は、参加者が被ったストレスの悪影響を管理する活動やそのプロセスを発見することであった。この方法は、ストレッサーの種類によって異なるストレスマネジメント方法を提供することができるため、各個人の選択や柔軟性を認めることができた。またこの方法によって参加者は、必要な時に急性のストレスを低減させることができた。個人に適した方法を提供するという特徴が、特に実行ステージより前のステージに所属する人に対して、介入やストレスマネジメントの習慣実施を受け入れやすくした可能性がある。

参加者はこの介入によって、ストレスマネジメントの目標を迅速に受け入れて前進を示した。ベースラインから六ヶ月後の調査ですでに、介入群の約60％が実行または維持の状態にいた。実行ステージと維持ステージへこのように迅速に到達したことは、今後の行動変容の介入にとって肯定的な意味を示している。特に、この結果は複数の行動を変容させる介入にとってきわめて良い示唆となる。行動変容の介入によって、目標とする行動の一つであるストレスを早い段階で低減できれば、他の行動についても変容が促される。喫煙や不健康な摂食行動は、高いストレスに伴って起こることが知られている行動である。したがって、複数の行動を変容させる介入では、早い段階でストレスを低下させることが、喫煙や不健康な摂食行動といったストレスに関連する行動の変容を強く促す一助になると考えられる。

前述の積極的な介入研究では、参加者に様々なものが提供されるため、統制群の人も意図せず色々なものを受け取っている。研究上の手続きによって、効果的なカウンセリングの要素である四つのAのうち三つ［たずねて（ask）、評価し（assess）、整える（arrange）］を受け取っていることになる［Fiore et al., 2000］。四つのAのうち補助（assist）については直接提供されない。積極的でない介入研究では、個人は実際の介入を受ける群か全く介入を受けない群かを選んで登録するのだが、重要な変容プロセスや変容原則をどの程度適用したかを質問することは、期せずして参加者がそれらの構成要素について考える援助になる。今後の研究では、結果を測定するために必要なものだけについて最低限のアセスメントを実施する必要があるかもしれない。

本研究によって、地域住民を対象にしたストレスマネジメント・プログラムの効果を支持する立証が得られた。このプログラムは複数行動の変容プログラムに組み込むことができ、メールや電話によって従業員、加入者や地域住民全体に供給することが可能である。利用者は職場のイントラネット、または自宅のインターネットを通じてアクセスすることができる。私たちが開発したインターネット・プログラムのデモ版は、www.prochange.com/stressdemo で閲覧することができる。

（ジャニス・M・プロチャスカ、ジェームス・O・プロチャスカ、ケリー・E・エバース／中村菜々子 訳）

引用・参考文献

Anderson, B.L., Kiecolt-Glaser, J.K. & Glaser, R. 1994 A biobehavioral model of cancer stress and disease course. *American Psychologist*, 49, 389-404.

Bandura, A. 1977 Self-efficacy : Toward a unifying theory of behavior change. *Psychological Review*, 84, 191-215.

Burns, V.E., Carrol, D., Ring, C., Harrison, L.K. & Drayson, M. 2002 Stress, coping, and hepatitis B antibody status. *Psychosomatic Medicine*, 64, 278-293.

Burns, V.E., Drayson, M., Ring, C. & Carroll, D. 2002 Perceived stress and psychological well-being are associated with antibody status after Meningitis C Conjugate vaccination. *Psychosomatic Medicine,* 64, 963-970.

Campbell, M.K., DeVellis, B.M., Strecher, V.J., Ammerman, A.S., Devellis, R.F. & Sandler, R.S. 1994 Improving dietary behavior : The effectiveness of tailored messages in primary care settings. *American Journal of Public Health*, 84, 783-787.

Cohen, S., Frank, E., Doyle, W.J., Skoner, D.P., Rabin, B.S. & Gualtney, J.M. 1998 Types of stressors that increase susceptibility to the common cold in healthy adults. *Health Psychology*, 17, 214-223.

Cohen, S., Miller, G.E. & Rabin, B.S. 2001 Psychological stress and antibody response to immunization : A critical review of the human literature. *Psychosomatic Medicine,* 63, 7-18.

Cooper, C.L. & Faragher, E.B. 1993 Psychosocial stress and breast cancer : The inter-relationship between stress events, coping strategies and personality. *Psychological Medicine*, 23, 653-662.

DiClemente, C.C. & Prochaska, J.O. 1982 Self-change and therapy change of smoking behavior : A comparison of processes of change in cessation and maintenance. *Addictive Behaviors*, 7, 133-142.

DiClemente, C.C., Prochaska, J.O., Fairhurst, S.K., Velicer, W.F., Velasquez, M.M. & Rossi, J.S. 1991 The process of smoking cessation : An analysis of Precontemplation, contemplation, and preparation stages of change. *Journal of Consulting and Clinical Psychology*, 59, 295-304.

Evers, K.E., Prochaska, J.O., Mauriello, L.M., Johnson, J.L., Padula, J.A. & Prochaska, J.M. 2003 ***A randomized clinical trial for stress management.*** Submitted for publication.

Fiore, M.C., Bailey, W.C., Cohen, S.J., Dorfman, S.F., Goldstein, M.G., Gritz, E.R., Heyman, R.B., Jaen, C.R., Kottke, T.E., Lando, H.A., Mecklenburg, R.E., Mullen, P.D., Nett, L.M., Robinson, L. & Wewers, M.E. 2000 Treating tobacco use and dependence. ***Clinical practice guideline,*** June. Rockville, MD : US Department of Health and Human Services. Public Health Service.

Jiong, L., Johanse, C., Hansen, D. & Olsen, J. 2002 Cancer incidence in parents who lost a child : A nationwide study in Denmark. ***Cancer***, 95, 2237-2242.

Keicolt-Glaser, J.K. & Glaser, R. 1988 Psychological influences on immunity : Implications for AIDS. ***American Psychologist,*** 43, 892-898.

Kemeny, M.E., Cohen, F., Zegans, L.S. & Conant, M.A. 1989 Psychological and immunological predictors of genital herpes recurrence. ***Psychosomatic Medicine,*** 51,195-208.

Lacks, P. & Morin, C.M. 1992 Recent advances in the assessment and treatment of insomnia. ***Journal of Consulting and Clinical Psychology,*** 60, 586-594.

Laforge, R.G., Velicer, W.F., Richmond, R.L. & Owen, N. 1999 Stage distributions for five Health behaviors in the United States and Australia. ***Preventive Medicine,*** 28, 61-74.

Marcus, B.H., Bock, B.C., Pinto, B.M., Forsyth, L.H., Roberts, M.B. & Traficante, R.M. 1998 Efficacy of an individualized, motivationally-tailored physical activity intervention. ***Annals of Behavioral Medicine***, 20, 174-180.

Miller, G.E., Cohen, S. & Ritchey, A.K. 2002 Chronic psychological stress and the regulation of proinflammatory cytokines : A glucocorticoid-resistance model. ***Health Psychology***, 21, 531-541.

O'Leary, A. 1990 Stress, emotion, and human immune function. ***Psychological Bulletin***, 108,363-382.

Padgett, D.A., Sheridan, J.F., Bertnson, G.G., Candelora, J. & Glaser, R. 1998 Social stress and the reactivation of latent herpes simplex virus type 1. *Proceedings of the National Academy of Science*, 95, 7231-7235.

Prochaska, J.O. & DiClemente, C.C. 1983 Stages and processes of self-change of smoking： Toward an integrative model of change. *Journal of Consulting and Clinical Psychology*, 51, 390-395.

Prochaska, J.O. & DiClemente, C.C. 1984 *The transtheoretical approach： Crossing traditional boundaries of change*. Homewood, IL： Dorsey Press.

Prochaska, J.O. & DiClemente, C.C. 1985 Common processes of change in smoking, weight control, and psychological distress. In Shiffman, S. & Wills, T. (Eds.),*Coping and substance use： A conceptual framework*. New York： Academic Press. 345-363.

Prochaska, J.O. & DiClemente,C.C. 1986 Toward a comprehensive model of behavior change. In Miller, W.R. & Heather, N. (Eds.),*Treating addictive behaviors： Processes of change*. New York： Plenum Press.

Prochaska, J.O., DiClemente, C.C. & Norcross, J.C. 1992 In search of how people change. Applications addictive behaviors. *American Psychologist,* 47, 1102-1114.

Prochaska, J.O., DiClemente, C.C., Velicer, W.F., Ginpil, S. & Norcross, J. 1985 Predicting change in smoking status for self-changers. *Addictive Behavior*, 10, 395-406.

Prochaska, J.O., DiClemente, C.C., Velicer, W.F. & Rossi, J.S. 1993 Standardized,individualized, interactive, and personalized self-help programs for smoking cessation. *Health Psychology*, 12, 399-405.

Prochaska, J.O., Redding, C.A., Harlow, L.L., Rossi, J.S. & Velicer, W.F. 1994 The transtheoretical model of change and HIV prevention： A review. *Health Education Quarterly,* 21, 471-486.

Prochaska, J.O., Velicer, W.F., Rossi, J.S., Goldstein, M.G., Marcus, B.H., Rakowski, W., Fiori, C., Harlow, L.L., Redding, C.A., Rosenbloom, D. & Rossi, S.R. 1994 Stages of change and decisional balance for twelve problem behaviors. ***Health Psychology***, 13, 39-46.

Rakowski,W., Ehrich, B., Goldstein, M.G., Rimer, B.K., Pearlman, D.N., Clark, M.A., Velicer, W.F. & Woolverton, H. 1998 Increasing mammography screening among women aged 40-74 by use of a stage-matched tailored intervention. ***Preventive Medicine,*** 27, 748-756.

Robbins, M.L., Fava, J.L., Norman, G.J., Velicer, W.F., Redding, C.A. & Levesque, D.A. 1998 Stages of change for stress management in three samples. ***Annals of Behavioral Medicine,*** 20, S 216 (Abstract).

Strecher, V.J., Kreuter, M., Den Boer, D.D., Kobrin, S., Hospers, H.J. & Skinner, C.S. 1994 The effects of computer-tailored smoking cessation messages in family practice settings. ***Journal of Family Practice***, 39, 262-268.

Velicer, W.F., DiClemente, C.C., Prochaska, J.O. & Brandenburg, N. 1985 Decisional balance measure for assessing and predicting smoking status. ***Journal of Personality and Social Psychology***, 48, 1279-1289.

Velicer, W.F., Fava, J.L., Prochska, J.O., Abrams, D.B., Emmons, K.M. & Pierce, J.P. 1995 Distribution of smokers by stage in three representative samples. ***Preventive Medicine***, 24, 401-411.

第3節　ストレスマネジメントにおけるトランスセオレティカル・モデル適用の問題点

本節では、日常生活におけるストレス管理の習慣をストレスマネジメント行動であると定義して、この行動へ、行動変容のモデルを適用することについて考える。具体的には、行動変容理論の一つであるトランスセオレティカル・モデル（Transtheoretical Model：TTM［Prochaska & DiClemente, 1983］）をストレスマネジメントへ適用した研究を概観し、今後この分野で必要とされるであろう研究について検討する。

結果として、問題点を中心に指摘することになるが、これは、ある健康行動（TTMの場合禁煙行動）の変容のために開発された行動変容のモデルを、ストレスマネジメント行動へ適用することの難しさ、あるいは、一つの行動変容モデルを適用する場合には、適用する行動の特徴を詳細に把握する必要があること、また、行動変容のモデルを、研究者がどのような場面で適用するのか(個人への働きかけか、地域への働きかけか、など)といったことを検討する必要性を指摘するためである。

本節では、TTMを取り上げるが、TTM以外の行動変容理論をストレスマネジメント行動に適用した場合にも、同様の問題について考える必要性が生じるであろう。

1　現段階で明らかになっていること

(1)　変容ステージの定義と分類

ＴＴＭをストレスマネジメント行動に適用する研究は比較的新しいものである。実証的研究としては一九九九年に、ニッグら［Nigg et al.,1999］が、地域の住民を対象としてストレス低減に対する変容ステージを調査したのが最初である。

先行研究での主要な変容ステージの測定方法は、単項目アルゴリズム（single-item algorithm）による質問紙法である［Laforge et al., 1999／Nigg et al., 1999／Riley et al., 2000／中村ほか、2002／Riley & Fava, 2003］。単項目アルゴリズムとは、対象とする行動の定義を挙げ、各ステージに該当する回答選択肢を一つ選ばせる方式である。中村ら［2002］が欧米の先行研究を参考に作成した**表1**を例として下に示す。

測定に使用されるストレスマネジメント行動の定義は二種類あり、それぞれ「ストレスを低減（reduce）すること」［Laforge et al., 1999／Nigg et al., 1999／Padlina et al., 2001／中村ほか、2002］。および「ストレスを管理（manage）すること」［Riley et al., 2000／Riley & Fava, 2003］である。なおいずれの研究も、ストレスマネジメントとして特定される具体的な行動（例えば、定期的にリラクセーションを行うこと）や、行動の実施水準（例え

表1　用いた質問項目の内容

教　示	
あなたは、毎日の生活で起こるストレスを減らすために何か努力をしていますか。あてはまる数字に１つだけ○をつけて下さい。	
回　答	
無関心期	いいえ。今もしていないし、これから先もするつもりはありません
関 心 期	いいえ。でも、近い将来（６ヶ月以内）には始めようと思っています
準 備 期	はい。でも今すぐ（１か月以内）にでも始めようと思っています
実 行 期	はい。でも初めてから６ヶ月以内です
維 持 期	はい。その習慣は６ヶ月以上続いています

ば、週に三回以上、一回あたり二〇分以上のリラクセーションを行うこと）を挙げて変容ステージを測定するのではなく、ストレスの低減や管理を目的とした本人の主体的な取り組みについて変容ステージを測定している点が特徴的である。

(2) 変容ステージの妥当性*

先行研究では、変容ステージの妥当性は二種類の方法で検討されている。

一つ目は、ストレスマネジメント行動が維持されていれば、結果としてメンタルヘルスの状態が良くなると想定して、メンタルヘルスの指標と変容ステージとの関係を検討するものである。パドリナら［Padlina et al.,2001］は、ストレス時に発生しやすい症状の合計数の差を隣り合うステージ同士で検討し、維持ステージが実行ステージより症状の合計数が少ない（他の組み合わせは全て有意差なし）ことを示している。また、中村ら［2002］では、実行・維持ステージと前熟考ステージがともに、熟考・準備ステージより抑うつ症状が低いという結果を得ている（**図1**）。これらの結果から、ストレスマネジメント行動を維持している人は、結果としてストレス反応（症状）の発生が少ない、つまり、健康状態が良いことがうかがえる。

二つ目は、変容ステージが維持ステージに向かうほど、実際のストレスマネジメント行動の実施頻度が多いと想定して、両者の関係を検討する方法である。変容ステージを分類するアルゴリズムに妥当性がある場合、一般的には、目標とする行動と変容ステージの間

妥当性
質問紙などを用いた調査において妥当性とは、測定したいものを本当に測っているのか、という概念を指す。

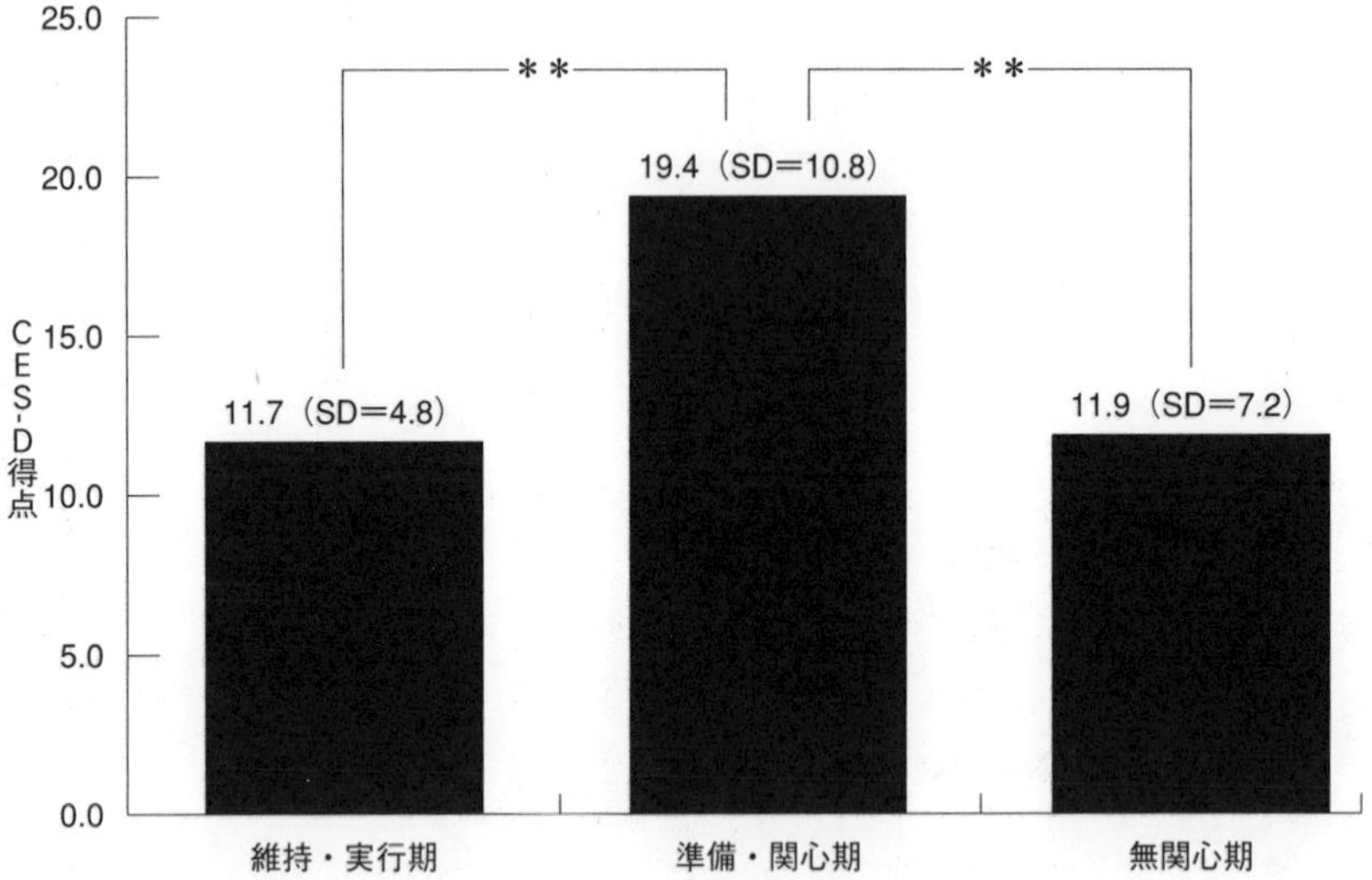

図1　各段階毎のCES-D平均得点(N=134)

図中に＊が二つある箇所は、分析の結果、統計学的に有意な差があることを示すものである。分析には、一要因の分散分析が使用されている。

には直線的な関係（ステージが後期になるほど目標とする行動の実施が多いという正の相関関係）が想定されているからである［Cardinal, 1997］*。先行研究では、健康的な生活習慣を測定する尺度のうちストレスマネジメントに関係する項目について、変容ステージとの関係が検討されているが、有意な相関がない［Riley et al., 2000］または相関が低い［Riley & Fava, 2003］ことが報告されている。つまり、ストレスマネジメントに役立つ行動を日常生活で実施する程度は、前熟考ステージの人と維持ステージの人との間で違いがないことを示唆している。この点については、さらに研究を行って検討する必要がある。

* カーディナル［Cardinal, 1997］の論文では、運動行動ステージについて述べられている。変容ステージが維持ステージに向かうほど、その人が実施している運動量は多くなると考えられる。

2 TTMをストレスマネジメントに適用する際の問題点

(1) ストレスは目に見えない——主観的評価によって生じる誤差——

TTMの健康行動への適用は禁煙行動からはじまった。ストレスマネジメントという行動は健康行動の中で、禁煙行動などと異なり、実施したストレスマネジメント行動の客観的な量の把握が難しいことが一つ目の特徴として挙げられる。

もっともこの問題はストレスマネジメント行動に限らず、禁煙以外の健康行動へ新たにTTMが適用される際、しばしば認められる現象である。例えば栄養摂取の問題をとりあげよう。「タバコを吸わない」という禁煙行動では、吸わない状態（本数が0）がはっきりと目に見えるが、例えば「脂肪摂取を総消費カロリーの30％未満に抑える」というダイエット行動では、食品に含まれている脂肪分を取り出して目に見える形にすることは不可能であるため、脂肪摂取についての主観的な評定の誤差が、禁煙行動と比較して極めて大きくなる。ダイエット行動はこうした特徴をもつため、質問紙等で把握した客観的な栄養摂取状況と変容ステージが一致しないという現象が生じることが指摘されている[Povey et al.,1999]。そこで先行研究では、本人の評定のばらつきを考慮に入れる必要性が指摘されている。つまり、ダイエット行動を維持していると回答した者でも、「実際に脂肪摂取が基準値以下の者」と「実際は脂肪摂取が基準値以上の者」が存在することを考慮した分析や介入を行う必要がある［Kristal et al.,1999］。ストレスマネジメント行動についても、ストレスの認知や対処の過程は個人の主観的な評定に大きく左右されるため［Cohen et al.,1999］、その評定のばらつきを分析や介入に組み込む必要がある。つまり、ストレスマネジメント行動の習慣を維持していると回答した者でも、「実際に上手にストレスマネジメントができている者」と「行動し続けているのにストレス反応が高い者」がいることを考慮した分析や介入が不可欠だと考えられる。

(2) ストレスマネジメントとして有効な行動の多様性

ストレスマネジメント行動の二つ目の特徴は、禁煙行動と異なり、ターゲットとする行動を一つに定められないことである。ストレスマネジメントとして有効性が確認された技法は複数存在する*[坂野ほか、1995]。そのために、現段階では、特定の技法を指定せず、「ストレス管理を目的とした行動」を対象とすることが主流となっていると考えられる。

ストレスマネジメントとして有効性が確認されている技法の例

行動的技法（リラクセーション、バイオフィードバックなど）、運動処方、家族への介入、カウンセリングなど。

しかし、この方式をとる場合、ストレスマネジメント行動の内容は対象者によって異なる可能性が高い。実際の介入に役立つ情報として、研究者自身が推奨したいストレスマネジメント行動を限定して（例えば、定期的なリラクセーション実施など）変容ステージや関連要因を検討することも可能であろう。

3　まとめ

(1)　先行研究の問題点

先行研究では、先述の通り実際の行動との関連性が低く、変容ステージの妥当性の検証に不十分な点がある［Riley et al., 2000／Riley & Fava, 2003］。したがって、ストレスマネジメント行動へＴＴＭを適用し、ヘルスプロモーションへ生かすには、変容ステージの適用について改めて検討する必要がある。

ストレスマネジメント行動の変容ステージについて再検討する際には、変容ステージ測定時に挙げる目標行動についても再検討する必要がある。すなわち、現在のところ、変容ステージを測定する際には〝本人が認識しているストレス低減および管理〟を目標行動として挙げている。この場合は、ストレスマネジメント行動の変容ステージは、対象者が自分なりの方法でどの程度ストレスマネジメント行動に関わっているのかを示す指標として取り扱われることになる。今後、この目標行動が妥当であるか、あるいは具体的な行動を挙げることが妥当であるのかについては、さらに検討する必要がある。そのために、例えば、対象者自身がストレス低減や管理を意図して実施している行動内容を探索的な手法で明らかにすることも有効であろう（図2に、筆者が高齢者を対象に行った調査の結果を示す［中村ほか、2002］）。なおこの場合、対象者のストレスマネジメント行動は対象者の特徴（性差や世代差あるいは地域差など）により異なる可能性が高いことを考慮する必要があると考えられる。

次に、対象者の多様性を考察する必要がある。TTMが適用された研究で、対象者の多様性が考慮されている健康行動に、ダイエット行動がある。ダイエット行動では、やせ体型にもかかわらずダイエット行動を行う者が問題視されているため、ダイエット行動の変容ステージと体型（普通体型／やせ）との交互作用を検討している［赤松・島井、2001］。具体的には、ダイエットの必要がないにも関わらず（やせ体型）ダイエットの維持ステージにある者が問題であると捉える視点である。この視点を参考にすれば、ストレスマネジメント行動では、ストレス反応が高い状態であるにもかかわらず、ストレスマネジメント行動に関心がない者についての検討が必要だと指摘できる。

対象者の抽出について、ストレスマネジメント行動の変容ステージを測定する際には、ストレッサーを体験していない者を除外する方法も取られている［Padlina et al., 2001］。この方法は、ストレスマネジメント・プログラムの対象者を、現在何らかのストレスを感じている者に限定する場合は有効である。しかし、この方法は、地域全体でのストレス対策*を考える場合には有効ではない。地域全体を対象にする場合は、現在問題がない人も、

＊ 地域全体を対象にした各種の健康増進活動は、ポピュレーション・アプローチによるヘルスプロモーションと呼ばれる。

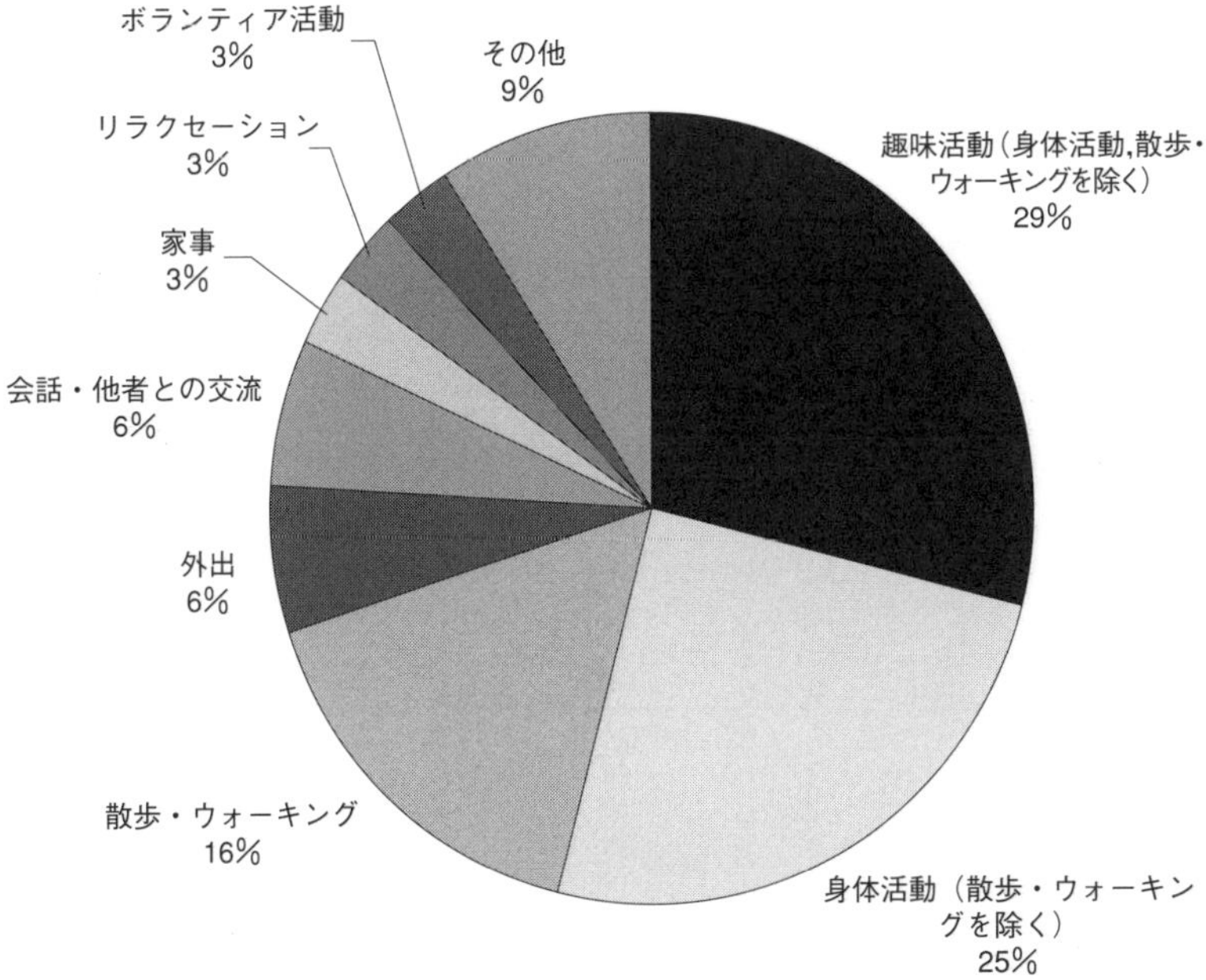

図2　ストレス・マネジメントとして実施されている習慣（総回答数：215）

将来ストレスを強く感じる時に備えるよう働きかける必要がある。そのためには、現在ストレスを感じていない人を含めたデータが必要となる。しかし、ストレッサーを体験していない人を除くと、地域住民の多くが対象とならない（全体の45％が対象からはずれる）。対象者の抽出は、研究者が介入の対象とする集団をどこに定めるかに依存すると思われる。

(2) ストレスマネジメント行動のＴＴＭはどこで役立つか

ストレスマネジメント行動へのＴＴＭの適用は、わが国において現在探索的な研究の段階で、介入研究は公刊されていない。今後研究成果を生かして介入プログラムやその評価を考える際には、対象（実施場面、対象者）、予算、プログラム実施者を明確に定める必要がある。

まず、前熟考ステージの人もターゲットとした介入を行うことが必要な場合に、ＴＴＭや変容ステージの考えは有効であろう。例えば、職場全員を対象としたサービス提供や、地域全体を対象としたヘルスプロモーションとしてのストレス対策［健康日本21の〃こころの健康〃対策など／島井、2002］の場面では参加者は必ずしもストレスマネジメントに関心があるとは限らない。こうした者を対象とする状況では、「前熟考ステージ」を変数に含む変容ステージやその変容方法を考えるＴＴＭの概念が特に有効である。

コストと介入の効果の関係についても考える必要がある。一般的に、一つの集団へ一種類の介入を実施すると、コストは最も低いが、効果も最も低い。効果が最も高いのは当然、

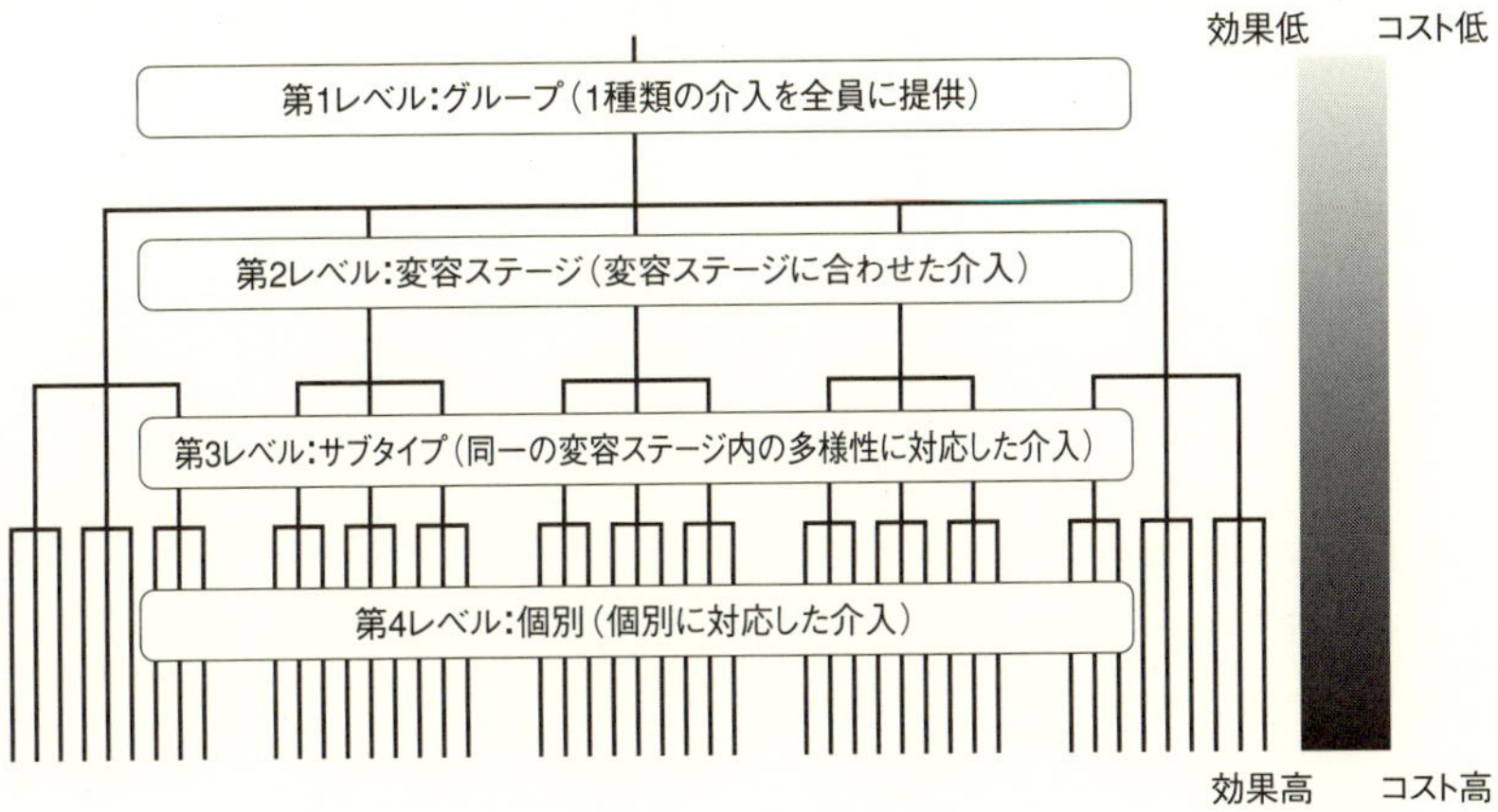

図 3　健康増進対策の効果とコストの関係
（Norman et al., 2000 の図を邦訳の上一部加筆）

個人への一対一の介入であるが、コストも最も高くなる[Norman et al., 2000]。変容ステージに基づいた介入は、一つの集団へ数種類の介入（変容ステージごとの介入）をとるという点で、一対一のアプローチより低いコストで実施でき、かつ、一種類のみの介入より効果が上がることが期待できる（**図3**）。

行動変容の専門家が一対一で個別に対応できる予算や人材がある場合は、ＴＴＭを用いる必要性は低いかもしれない。対象者の動機づけを把握し、それに合わせた介入を行うことは、経験豊かな臨床家であればすでに実施していることである。行動変容の専門家以外の人がストレスマネジメントを実施する場合の視点として、あるいは、介入をマニュアル化して実施する場合にＴＴＭや変容ステージの考え方が役立つと考えられる。研究者がサービス提供の場面、対象者の特徴、および介入方法を明らかにすることが必要である（本章1節参照）。その上で、ＴＴＭや変容ステージの考え方が最も有効であると判断される場合に適用することではじめて効果をあげるのではないだろうか。

（中村菜々子）

引用・参考文献

赤松利恵・島井哲志　2001　「青年期女性のダイエット行動における変容段階と心理的要因の関係」『日本公衆衛生雑誌』第48号　395-401p.

Cardinal, B.J. 1997 Construct validity of stages of change for exercise behavior. ***American Journal of Health Promotion***, 12 (1), 68-74.

Cohen, S., Kessler, R.C. & Gordon, L.U.(Eds.) ***Measuring Stress A Guide for Health and Social Scientists***. Oxford University Press.

Kristal, A.R., Glanz, K., Curry, S.J. & Patterson, R E. 1999 How can stages of change be best used in dietary interventions? ***Journal of American Diet. Assoc.***, 99 (6), 679-684.

Laforge, R.G., Velicer, W.F., Richmond, R.L. & Owen, N. 1999 Stage distributions for five health behaviors in the United States and Australia. ***Preventive Medicine***, 28, 61-74.

中村菜々子・岡 浩一朗・松尾直子・竹中晃二・上里一郎　2002　「高齢者大学受講者におけるストレス・マネジメント行動の変容ステージと抑うつ症状との関連」『ストレス科学』第17巻第3号　185-193p.

Nigg, C.R., Burbank, P.M., Padula, C., Dufresne, R., Rossi, J.S., Velicer, W.F., Laforge, R.G. & Prochaska, J.O. 1999 Stages of change across ten health risk behaviors for older adults. ***The Gerontologist***, 39 (4), 473-482.

Norman, G.J., Velcer, W.F., Fava, J.L. & Prochaska, J.O. 2000 Cluster subtypes within stage of change in a representative sample of smokers. ***Addictive Behaviors***, 25 (2), 183-204.

Padlina, O., Aubert, L., Gehring, T.M., Martin-Diener, E. & Somaini, B. 2001 Stages of change for perceived stress in a Swiss population sample : an explorative study. ***Sozial und Praventivmedizin***,

46 (6), 396-403.

Povey, R., Conner, M, Sparks, P., James, R.,& Sheperd, R. 1999 A critical examination of the application of the Transtheoretical Model's stages of change to dietary behaviors. ***Health Education Research : Theory & Practice,*** 14 (5), 641-651.

Prochaska, J.O. & DiClemente, C.C. 1983 Stages and processes of self-change in smoking : Towards an integrative model of change. ***Journal of Consulting and Clinical Psychology***, 51, 390-395.

Riley, T.A. & Fava, J.L. 2003 Stress and transtheoretical model indicators of stress management behaviors in HIV-positive women. ***Journal of Psychosomatic Research***, 54, 245-252.

Riley, T.A., Toth, J.M. & Fava, J.L. 2000 The transtheoretical model and stress management practices in women at risk for, or infected with, HIV. ***Journal of the Association of Nurses in Aids Care,*** 11 (1), 67-77.

坂野雄二・大島典子・富家直明・嶋田洋徳・秋山香澄・松本聰子 1995「最近のストレスマネジメント研究の動向」『早稲田大学人間科学研究』第8巻第1号　122-141p.

島井哲志 2002「こころの健康づくりのニーズとその目標―平成12年度保健福祉動向調査から―」『公衆衛生』第66巻第2号　109-113p.

Velicer, W.F., Prochaska, J.O., Fava, J.L., Norman, G.J. & Redding, C.A. 1998 Smoking cessation and stress management : Applications of transtheoretical model of behavior change. ***Homeostasis***, 38, 5-6, 216-233.

第4章　ストレスマネジメント・プログラムの実際

第1節　学校で行うストレスマネジメント・プログラム

1　学校の現状とストレスマネジメント教育の学校現場への広がり

学校におけるストレスマネジメント教育*の実践的研究が竹中［1994／1997］、嶋田［1998］らの研究を皮切りにして、鹿児島県［山中、1999］、兵庫県［冨永、1999］、大阪府［山田・大野・高元、2002,2003］、京都府［松木・宮脇・高田、2004］へと急速に全国的な広がりを見せている。

このような動きの背景には、数年ぶりに増加傾向を示した暴力行為やいじめなど［文部科学省、2004］、ストレスフルな状況の続くわが国の学校現場の現状が反映されているものと考えられる。そうした意味では、事後対策的・対処療法的な対応ではなく予防的、発達促進的な援助を中心としたストレスマネジメント教育の果たす役割は、今後より重要なものとなってくることが考えられる。

ストレスマネジメント教育
「ストレスマネジメント教育とは、ストレスに対する自己コントロールを効果的に行えることを目的とした教育的な働きかけ」［山中、冨永、2000］として定義づけられるが、本稿では、そうした働きかけ全体を総称的にストレスマネジメント教育と呼び、働きかけの具体的内容を系統的にまとめたものをストレスマネジメント・プログラムと呼ぶことにする。

本稿では、そうした流れを受けて、日本における学校現場での実践的研究の中で示されたストレスマネジメント・プログラムを概観し、それらを検証する中で今後のストレスマネジメント教育のあり方を展望してみたい。

2　学校ストレスモデルとストレスマネジメント

(1)　学校ストレスモデルと介入モデル

嶋田［1998］は心理的ストレスモデルによるストレス研究の成果を踏まえた上で、膨大な質問紙検査による実証的研究を通して、ストレス反応の規定要因や軽減要因の位置づけまでをも明確に示した学校ストレスモデル（**図1**）を提唱した。それによれば、学校ストレスにおいても「学校ストレッサーの経験→認知的評価→コーピング*→ストレス反応」という児童・生徒の心理的ストレス過程は明らかに存在するとしている。そして、この学校ストレスモデルに従った介入モデルを考えることによって、有効なストレス反応への介入や予防について体系的な理解が可能になるとしている。また、主な介入方法として、ストレスの発生段階に応じて四種類の介入方法を具体的に示している（**図2**）。現在、各地の学校で行われているストレスマネジメント教育は、おおむねこの学校ストレスモデルに基づいたプログラムによって実践されていると考えても良いであろう。

コーピング
ストレスへの対処。↓9ページ、↓50ページ。

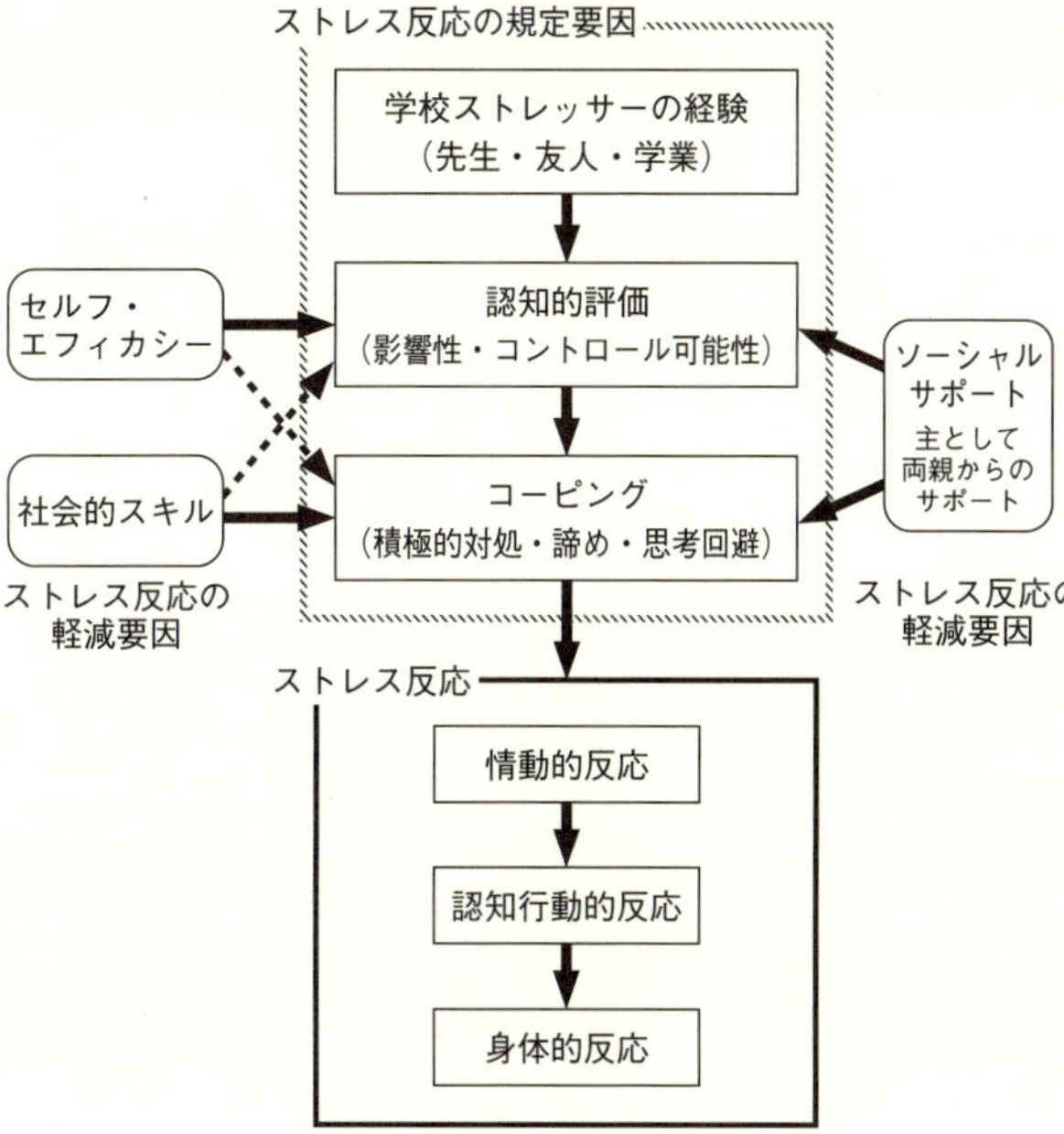

図1　学校ストレスモデル

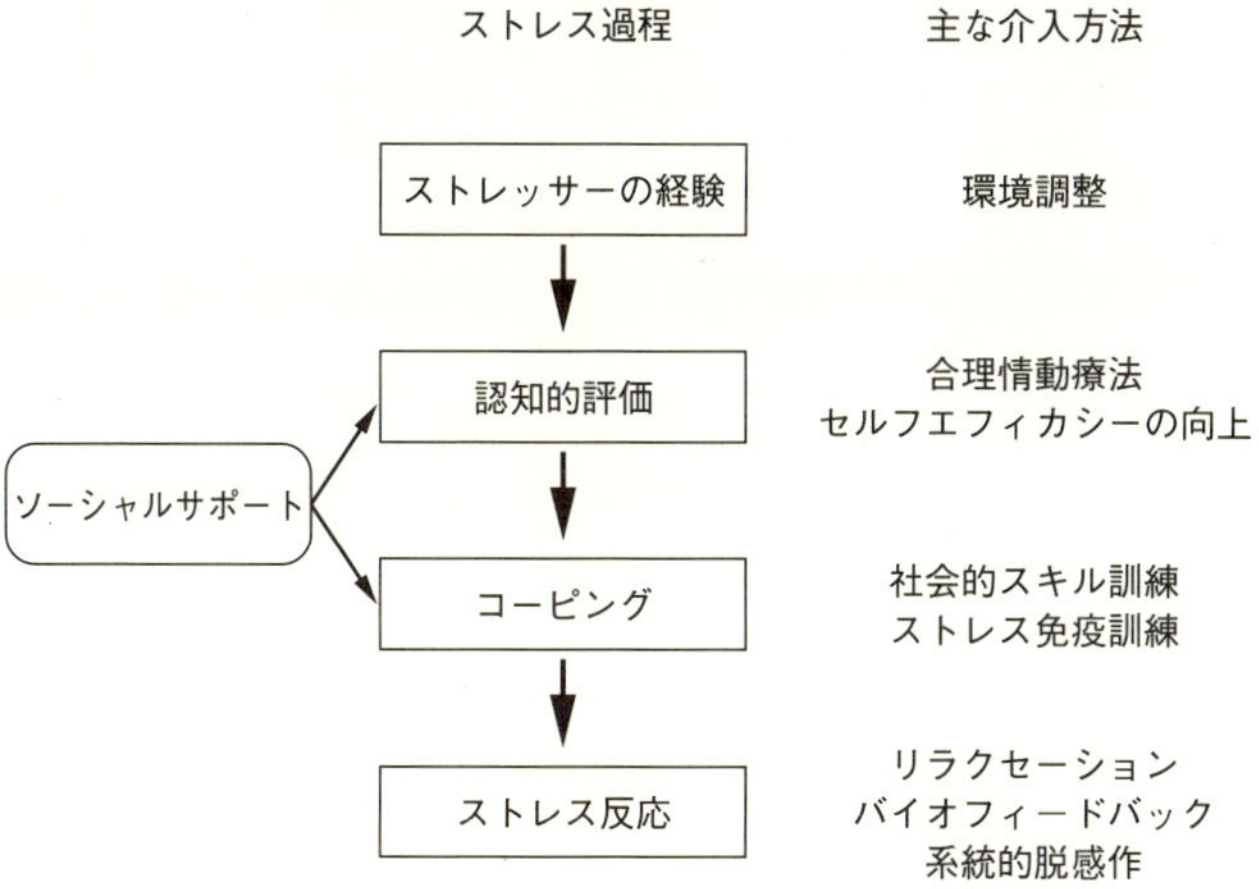

図2　心理的ストレス過程とその介入方法

(2) 「包括的」なストレスマネジメント・プログラムへの発展

介入方法に関しては各地で実践が積み上げられる中で、いろいろな工夫がなされ、その発展には目を見張るものがある。竹中［1997］がリラクセーションやメンタルトレーニングに重きを置いたストレスマネジメント・プログラムを実践したのに続き、適切な社会的スキルの獲得やセルフエフィカシー*の向上［嶋田、1998］による個人的ストレス耐性の強化を図るものへと、さらには児童・生徒へ向けたストレス概念やストレスマネジメント効果の心理的教育、そして、利用可能なソーシャルサポート資源の認知や児童・生徒自身のソーシャルサポートのスキルの向上を目指した方法など、より「包括的」な介入法によるストレスマネジメント・プログラムへと発展しつつある。

こうした流れは、ストレスマネジメント教育が学校現場へ急速に広がりを見せる中で、児童、生徒を対象とした、より効果的で効率的なプログラムを考える必要性の高まりに後押しされた結果であろう。従って、今後もこうした「包括的」なストレスマネジメント・プログラムを考えていくことが、学校現場でストレスマネジメント教育を実施していくにあたっての必須条件になってきていると考えられる。

一方、冨永・山中［2000］は**図3**に示したような四段階の過程で、ストレスマネジメント教育を進めることを提案している。ストレスマネジメント教育を児童・生徒の主体的な自己活動の観点から捉え直そうとする山中からの姿勢がその内容には示されている。

セルフエフィカシー

通常、自己効力感と訳されるが自己有用感と併せた概念として使うことも多い。「このことについてなら、自分はここまでできるのだ」、「自分は人の役に立っている」という自分の能力に関する個人の確信を示す言葉として使われる。この概念は、行動の動機づけの要因や自己回復力としての作用を促進するものとして、近年、教育や臨床の現場でよく応用されている。→27ページ。

第１段階　ストレスの概念を知る

⇩

第２段階　自分のストレス反応に気づく

⇩

第３段階　ストレス対処法を習得する

⇩

第４段階　ストレス対処法を活用する

図３　ストレスマネジメント教育の内容

3　学校で行うストレスマネジメント・プログラムの実際

(1)　心理的教育プログラム

子ども達に学校場面でのストレスの発生過程やストレスがもたらす学校生活への影響について考えさせ、ストレスマネジメントの有効性などに関して示すことが心理的教育プログラムである。ストレスの概念そのものを子ども達に伝えていく手法は、各地で既にユニークな実践が行われているが、基本的には日常的な学校生活でのストレス場面を視覚的に提示して、ストレスの発生過程を示したり、認知的評価によってストレスへの心的な構えが変化し得ることを伝えるというプログラムが多く見られる。大野ら［2003］（**表1**）の紙芝居による心理的教育などは子ども達に理解しやすい内容となっており興味深い心理教育プログラムである。

(2)　効果・評価測定を利用した心理的教育

さまざまな評価用紙によるストレスチェックを通して子ども達が自分のストレスに気づくことや、ストレスマネジメントの効果測定を通してその有効性について子ども達が実感することも大切な心理的教育の一つである。例えば、評価用紙に示された自分のストレスコーピングを通して、ストレスに対する自分のコーピング方法の妥当性を生徒自身に検討

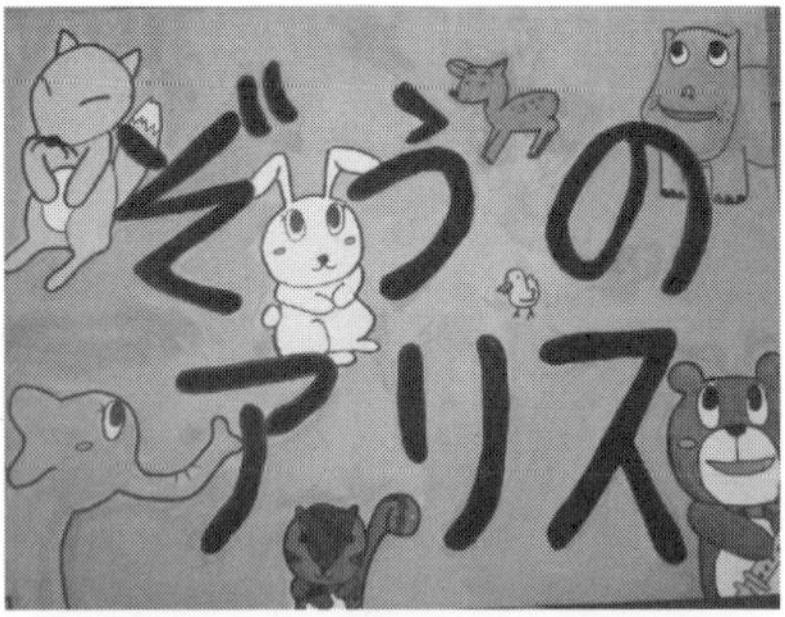

① 「ぞうのアリス」表題

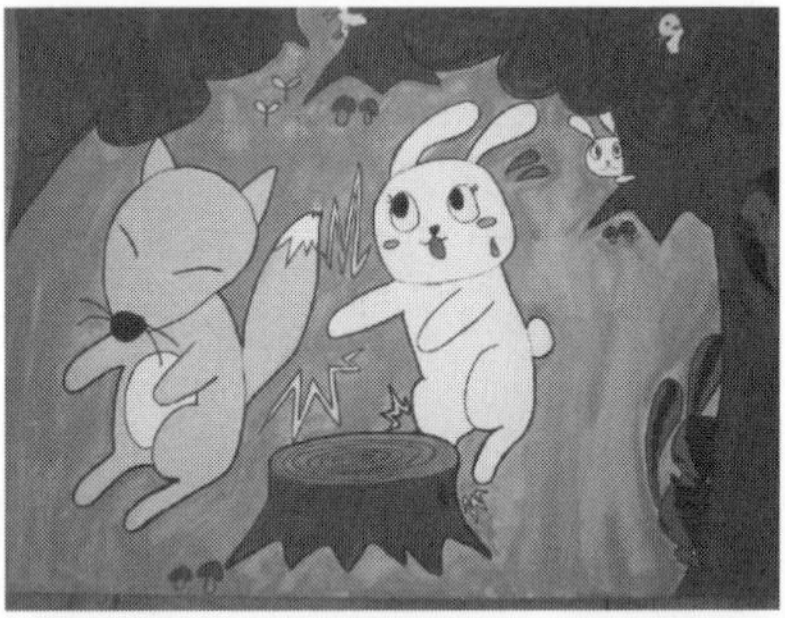

② 第1話　ウサギが切り株につまずき、キツネのしっぽを踏んでしまう

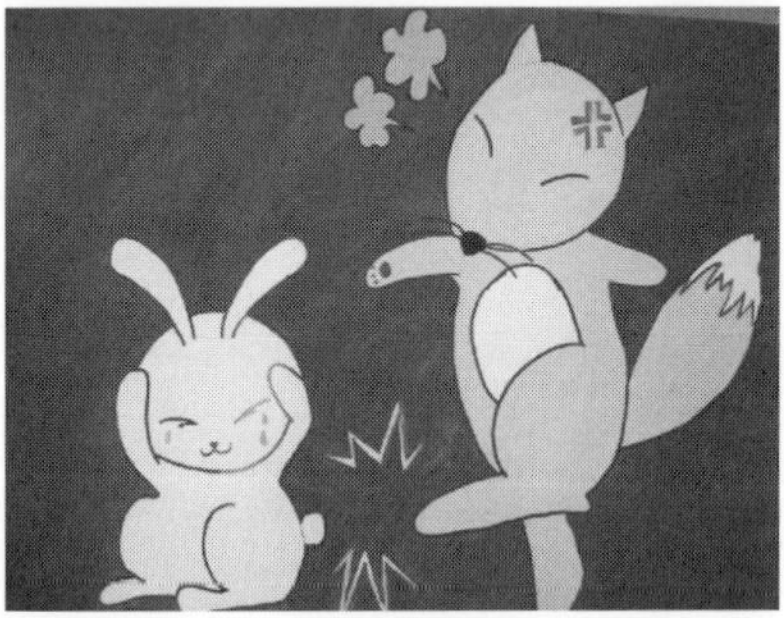

③ 第2話　ウサギはすぐに謝ったが、キツネは怒りが収まらず、たたいたり蹴ったりしてしまう。

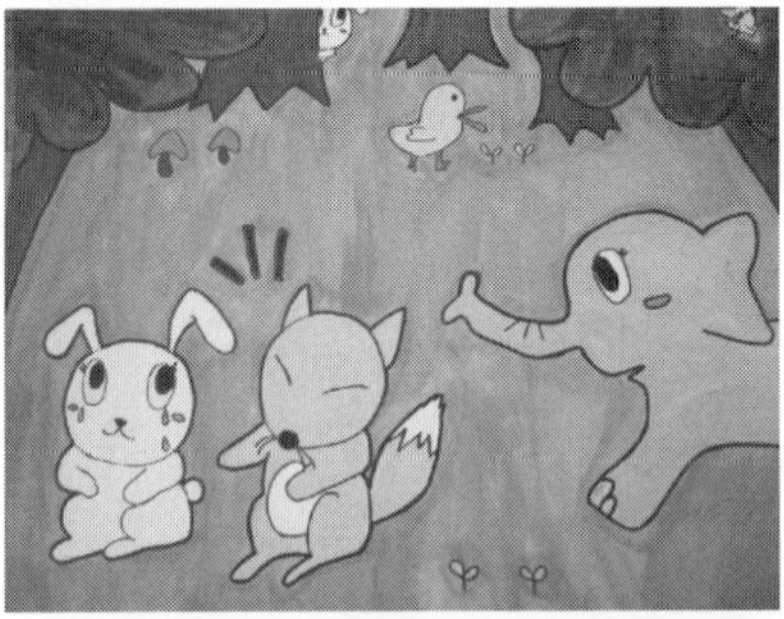

④ 第3話　ぞうが現れ、キツネにたたく蹴る以外の方法はなかったか、とさとす。

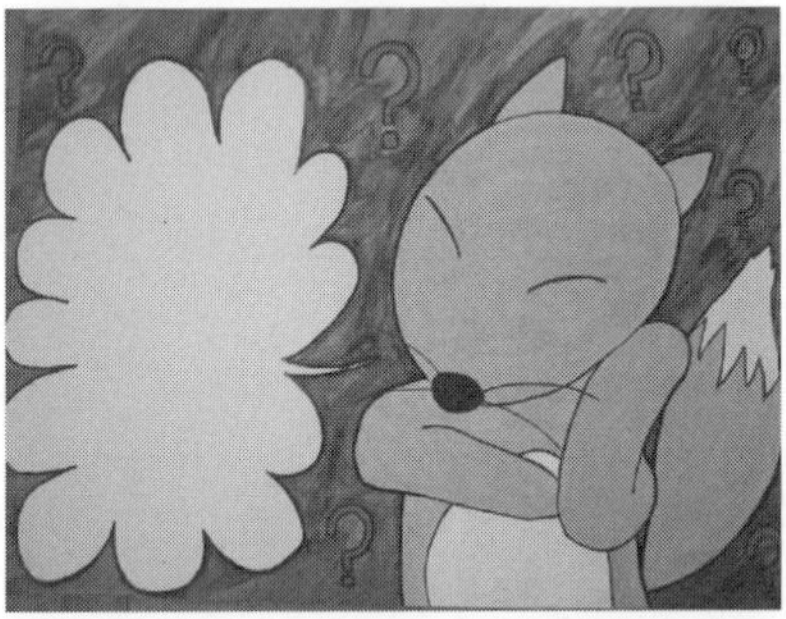

⑤ 第4話　キツネはしばらく考える。子供たちにもどう考えているかを質問する。

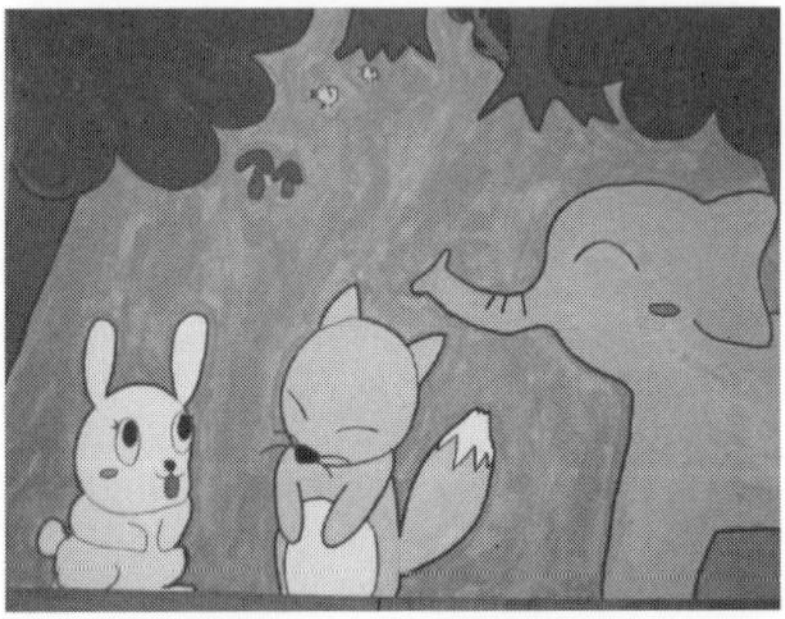

⑥ 第5話　キツネは「我慢してことばで説明すればよかった」と謝罪する。

・キツネとウサギの立場に立たせ、それぞれのどのような行動、態度に出るかを考える。
・一方的なキツネの行動は良くないやり方であると認識させる。
・考え方、言い方でケンカにならない表現方法があることを知らせる。
・ワークシートに、5のキツネのセリフを記入する。
・日常ありがちな出来事を二人一組になってロールプレイする。

表1　紙芝居「ぞうのアリス」による心理教育[ストレスマネジメント教育実践研究会, 2003]

させることは生徒指導の一環としても役立ち、本来の意味での心の健康教育になると考えられる［松木、2001］。

一方、ストレスマネジメント教育の効果・評価測定に関しては、さまざまな評価尺度が学校の現状に応じて各地で実践されている。ただ、効果・評価測定に関しては妥当性・信頼性が確立されていることがもちろん最も重要なことではあるが、その測定方法に関しては、佐藤［2004］が示すように教育現場における「児童・生徒の状況を理解し、援助できる」ことを主眼としたものが開発されていくこと*も大切であり今後の課題でもあろう。

(3) リラクセーション訓練

ストレス対処法の中で最も大切なものはリラクセーション訓練であるが、パテル［Patel,1989］の分類したストレスマネジメント技法では、身体的リラクセーションとして漸進性弛緩法や自律訓練法（**表2**）などが、そして、精神的リラクセーションとして瞑想法やイメージ法などがあげられている。

リラクセーション訓練にはセルフ・リラクセーションとペア・リラクセーションとがあるが近年、冨永・山中［1999］、山中・冨永［2000］が積極的に進めている臨床動作法を用いたペア・リラクセーションは、身体感覚を通したコミュニケーションスキル、ソーシャルスキルの向上に役立ち、児童・生徒のストレス耐性の強化にも役立つプログラムである。

精神的なリラクセーション技法としてスウェーデンで実践されている「統合的メンタルトレーニング（integrated mental trainning）」［Solin,E,1997］は、リラックス効果の高い静

「児童・生徒の状況を理解し、援助できる」ことを主眼とした測定方法

評価・効果測定は原則的には妥当性・信頼性の根拠が明確な（evidence based）ものが重要だが、学校現場では学級経営や生徒指導を効果的に行うために必要とされる測定方法の開発が望まれている。不登校問題を未然に防ぐために現場の教師と共に松木［1998］が作成した「教育相談アンケート」は現場では有効な測定方法として使われている。ただ、こうした方法はいかにして妥当性・信頼性を高めるかが大きな課題である。

かな音楽を聴きながらリラクセーション訓練を行い、さらにメンタルリハーサルを通して目標志向のメンタルトレーニングを行うプログラムで非常に効果的な方法と考えられるが、わが国では洗脳的なイメージが持たれるためか積極的な活用はされていない。しかし、イメージを活用した他の諸技法と同じようにメンタルトレーニングは幅広いストレスマネジメント・プログラムを構成する可能性の高さを持っているので、効果・評価測定を十分に踏まえたうえで今後、積極的に活用すべき技法だと考えられる。

また、リラクセーションに対して心身の活性化を図り気分転換に役立つという意味でアクティベーションをプログラムの中に含むことも多く見られるようになった［大野ほか、2002］。ゲーム的な要素を含んださまざまなリクリエーションや運動、さらに最近は冒険活動やさまざまなチャレンジ活動も重要なストレスマネジメント・プログラムの一つとして含める動きが強くなっている。

(4) 個人的ストレスの耐性の強化

個人的ストレス耐性強化のためのプログラムには、セルフエスティームを育成することによってセルフエフィカシーを向上させるプログラム［嶋田、1998 ほか］や、傾聴訓練、自己主張訓練をはじめとした適切な社会的スキルの獲得［山田、1999］などがある。小学校での「総合的な学習」の授業として実践された八木［2003］（**表3**）のプログラムは、全学年を各学年の発達段階に応じて分けてそれぞれの段階に適したプログラムを作り、ストレスマネジメントをより効果的に行うための場や対象者を明確に分けた系統的な実践が

表2　自律訓練法の標準練習(基本練習)

背景公式（安静練習）…	「気持ちが（とても）落ち着いている」
第一公式（重感練習）…	「右腕（利腕）が重い」「左腕（右腕）が重い」
第二公式（温感練習）…	「右腕（利腕）が温かい」「左腕（右腕）が温かい」
第三公式（心臓調整）…	「心臓が静かに規則正しく打っている」
第四公式（呼吸調整）…	「らくに呼吸している（呼吸が楽だ）」
第五公式（腹部温感練習）…	「太陽神経叢（あるいは、お腹）が温かい」
第六公式（額涼感練習）…	「額が（こころよく）涼しい」

表3　セルフエスティームをはぐくむ授業実践プログラム

主題・・・「あなたってこんなにすてきだよ」

★ねらい・友だちのよいところをお互い認め合い、あらためて自分のよさに気づく。

対象・・・2年生

学習形態・個人→小グループ（参加型学習）

準備物・・花びらのカード・はさみ・のり・花の台紙・ふりかえりシート

指導者・・T1担任　T2養護教諭

★学習の流れや結果については、以下に指導案で紹介します。

学習内容	児童の活動と気づき	教師の留意点	資　料
○友だちの好きなところを発表する	「あなたは友だちのどんなところがすきかな」 ・絵がうまい。 ・「だいじょうぶ？」と声をかけてくれる。 ・一緒に遊んでくれる。		準備物 花びらのカード 花の台紙
○みんなのよいところ、素敵なところを1つずつ考える。	「友だちのよいところをお話ししましょう」 ・この前手伝ってくれたのがうれしかった。 ・そうじがとても上手。 ・字を書くのがとてもうまくなった。	・より伝わりやすくするために、グループで分かれて話をする。 ・意見が出にくい児童には、思い出せるような声かけをする。	
○それぞれのよさを、花びらのカードに記入する。	見つけたよいところや、すてきなところを、花びらカードに記入する。		
○花びらカードを交換する。	できあがった花びらカードを切り取り、見つけた友だちと交換をする。	・早くできた児童には、色塗りをしてきれいに仕上げてもよいことを伝える。	
○花びらを貼り、花を完成させる。	もらった花びらを、台紙に貼り付けて、自分の花を完成させる。		
○花を発表し誰の花か当てる。	読まれた花が誰のよいところを書いてあるのかを当てる。	・全員の花を発表し、お互いのよいところがみとめられるようなことばを添える。	

★学習での児童の反応

自分のよいところを発見し、また手を使って切ったり張ったりする活動もとても楽しそうにしていた。自分のよさを認められたことは、とてもうれしいことで、大切そうに眺めている児童も多かった。

自分の花を見ながら、普段は気にもしないことが実は友だちが認めてくれるよいことだったと知り、恥ずかしそうにしていたり、子どもどうしや教師から認められたことに対しては素直に喜ぶことができた。

行われており、価値の高いものである。

(5) 学校におけるソーシャルサポート

ソーシャルサポートのあり方を指導するプログラムもストレスの耐性を強化させるのに重要なものである。ソーシャルサポートの利用可能性に関して子ども達に十分な認識を持たせるためのものや［山田ほか、2002］、また、友達同士によるソーシャルサポート（ピアサポート）のあり方を指導するプログラムなどが既に実践されている。ソーシャルサポートは児童・生徒のストレス過程の流れのどの部分にも介入できるコーピングであるため、学校、特に小学校においては、さまざまな学校ストレスの軽減に役立つことを考えると重要なストレスマネジメント・プログラムの一つだと考えられる。

4 ストレスマネジメント教育を効果的に行うために

(1) ストレスマネジメント教育を定着させる学校体制づくり

学校現場でのストレスマネジメント教育はその有効性を考えると「包括的」なプログラムを「総合的な学習」の時間に行う［佐伯、2000／木嶋・錦川、2004ほか］ことが理想的であるが、現実的には授業時間数の問題もあり困難なことも多い。そんな中でストレスマネジメント教育が学校現場に定着していくためには、それを支えていく学校体制作りのあり方を考えることも重要な課題である。そのためには、例えば、教職員のメンタルヘルスとの関連での位置づけや教科学習の中での位置づけなど、それぞれのプログラムで習得した具体的な対処法を日常生活の中で、いかにして効果的に活用することが大切なのかを考えさせるフォローアップ・プログラムの作成も学校体制作りの中での重要な課題となるであろう。

(2) ストレスマネジメント教育を効果的に行なうためのネットワークづくり

一方、ストレスマネジメント教育が地域的な広がりを持つためには、それを実践している教師、養護教諭、スクールカウンセラーなどの情報交換や技法研修の場が持てる組織作りも大切な要因である。京都府を中心としたストレスマネジメント教育研究会（ＳＭＥ）の活動［ストレスマネジメント教育研究会、2002］は、そのモデルケースとして取り上げられるであろう。

研修大会、定例研修会、ニューズレターによる情報の共有など活発に現在も活動が繰り広げられている。ネットワークづくりの基本的な姿勢として、松木［2004］は、「会員相互の主体的な活動を援助できるシステムづくり」、「会員相互の専門性の尊重」、「会員相互のメンタルヘルスの場」などを強調している。

(3) スクールカウンセラーの役割

一九九六年から学校現場に導入されたスクールカウンセラーは、学校現場で児童・生徒の抱える生徒指導上の問題、特に不登校問題やさまざまな心の問題の解決に際して重要な働きを示してきた。スクールカウンセラーの存在は学校におけるソーシャルサポートの重要な人的資源として大きな意味を持つと考えられるし、また、ストレスマネジメント教育を促進させていく大きな力ともなり得るものである。教師とスクールカウンセラーの連携によってストレスマネジメント教育は個別相談的視点を含んだ集団への対応としてより充実したものとなるであろう。

5　今後の展望と課題——まとめに変えて

以上、日本における学校現場での実践的研究の中で示されたストレスマネジメント・プログラムを概観し、それらを検証する中で今後のストレスマネジメント教育のあり方を展望した。

しかし、その動向を見ていると各地での実践に統一したプログラムやカリキュラム、さらには教材などの検討が十分にはなされておらず、また、教える側の研修マニュアルも指導書も未だに統一されていない。また、用語・評価方法の統一も曖昧で各地の実践内容が十分に共有されているとは言い難い。各地の学校での事情に応じて行うことも大切ではあるが、ストレスマネジメント教育をより学校現場に定着させるためには、竹中［2003］も指摘するように「効果のある教授内容・方法に関するスタンダードの確立」が急務である。「日本ストレスマネジメント学会」が二〇〇二年に設立されて間がないにもかかわらず、教育現場での実践は現場教師やスクールカウンセラーによって急速に発展し普及しつつある。それ故に、より効果性の高い、かつ信頼性のあるストレスマネジメント・プログラムが各地での実践を通して共有され、実りのあるものにしていくことが我々に課された最も大きな課題であろう。

（松木　繁）

引用・参考文献

木嶋一朗・錦川由美　2004「リラクセーションから包括的なストレスマネジメントへ」松木　繁ほか（編）『教師とスクールカウンセラーでつくるストレスマネジメント教育』　あいり出版　184-192p.
松木　繁　1998「教育相談の方法」『桂川中学校スクールカウンセラー活用調査研究報』　14-21p.
松木　繁　2001「生徒達による生徒達のためのストレスマネジメント教育」『日本心理臨床学会第20回大会発表論文集』　22p.
松木　繁　2004「ストレスマネジメント教育のネットワークづくり―その現状と今後の課題―」『日本心理臨床学会第23回大会自主シンポジウム』
松木　繁・宮脇宏司・高田みぎわ　2004『教師とスクールカウンセラーでつくるストレスマネジメント教育』　あいり出版
文部科学省　2004『平成15年度の生徒指導上の諸問題の現状について（速報）』
大野太郎・高元伊智郎・山田冨美雄　2002『ストレスマネジメント・テキスト』　東山書房
大野太郎　2003『ストレスマネジメントフォキッズ』東山書房
Patel,C. 1989 *The Complete guide to stress management* .Random House（竹中晃二（監訳）1995『ガ

イドブックストレスマネジメント　原因と結果その対処法』　信山社出版）

佐伯陵子　2000　「学校全体で取り組むストレスマネジメント教育」　『動作とイメージによるストレスマネジメント教育《基礎編》』　北大路書房　193-207p.

佐藤　豪　2004「評価・効果測定の視点から」　松木　繁ほか（編）　『教師とスクールカウンセラーでつくるストレスマネジメント教育』　あいり出版　85-98p.

嶋田洋徳　1995　『小学生の心理的ストレスと学校不適応に関する研究』　風間書房

Solin,E　1997　「北欧におけるストレスマネジメント教育」　『子どものためのストレスマネジメント教育』　北大路書房　52-56p.

ストレスマネジメント教育研究会　2002　『ストレスマネジメント教育研究会二〇〇一年度活動報告』

竹中晃二・児玉昌久・田中宏二・山田冨美雄・岡　浩一郎　1994　「小学校におけるストレス・マネジメント教育の効果」　『健康心理学研究』第7巻第2号　11-19p.

竹中晃二　1997『子どものためのストレスマネジメント教育』　北大路書房

竹中晃二　2003　「日本のストレスマネジメント研究のこれまでとこれから」　『ストレスマネジメント研究』第1巻第1号　37-38p.

冨永良喜・山中　寛　1999　『動作とイメージによるストレスマネジメント教育《展開編》』大路書房

山中　寛・冨永良喜　2000　『動作とイメージによるストレスマネジメント教育《基礎編》』　北大路書房

八木利津子　2003『特集記事　学校保健フォーラム』5月号　健学社

山田良一　1999　「アサーショントレーニングとストレスマネジメント教育」　冨永良喜・山中　寛（編）『動作とイメージによるストレスマネジメント教育《展開編》』北大路書房

第2節　自己理解と他者理解を目的としたペア・リラクセーション

ストレスマネジメント教育の内容は、第一段階―ストレスの概念を知る、第二段階―自分のストレスに気づく、第三段階―ストレス対処法を習得する、第四段階―ストレス対処法を活用する、という四段階からなっている。ストレスを知り、その対処法を学ぶということは人生を豊かに生きるために重要なことであり、それは単にストレス解消法を学ぶということに留まらず、より快適に生きることを促進し、ひいては「生きる構え」を育むことに通じる。なかでも学校で行うストレスマネジメント教育の場合は、竹中［1998］が指摘しているようにストレスに対する予防措置として機能するだけではなく、心身の健康と発達を援助することになる。

北欧や北米の学校で実践されているストレスマネジメント教育に共通する特徴は、①健康教育の観点からストレス軽減と予防を図ること、②集団（主に、学級）を対象にすること、③前述した第三段階までの活動が含まれていること、④ストレス対処法としてリラクセーション技法が導入されていること、⑤快適イメージや言語暗示などを用いて安心感、自尊心、自己効力感（セルフエフィカシー）*を育むような工夫がなされていること、⑥一斉指導の形態をとっても個人の意思を尊重することである。しかし、日本の子どもにストレスをもたらす主要な原因は友人関係であり、より効果的なストレスマネジメント教育を行うためには、六つの特徴に加えて対人関係に関する直接的体験を促進するような働きかけを工夫する必要がある。このような観点から教育現場で急速に広がっているのが、「ペア・リラクセーション」を中核とするストレスマネジメント教育である。自律訓練法や漸進性弛緩法などのセルフ・リラクセーションが緊張緩和や不安軽減というリラックス効果をもたらすのに比べ、ペア・リラクセーションはリラックス効果に加え、自己理解と他者理解に基づく人間関係の促進効果があるからである。

セルフエフィカシー
↓230・27ページ。

1　ペア・リラクセーションの概要

ペア・リラクセーションは動作法*を基に開発された方法であり、「肩の上下プログラム」と「肩の反らせプログラム」がある。子どもにとって分かりやすいのは前者であり、前述した第三段階で導入するとよい。前節でも述べられているのでここでは詳細について触れることはしないが、第一、第二段階を抜きにして単に技法を適用するということでは、ストレス対処に対する子どもたちの興味関心が低いままなので、第三段階での取り組みも消極的になる。ペア・リラクセーションに限らず、リラクセーション技法やソーシャルスキル・トレーニングを適用する場合は、その前の段階で動機づけを高める工夫が重要になる

動作法
動作を手段とする心理臨床学的援助方法であり、動作活動を通して、動作を行う主体の心の活動に働きかける援助法である。

ことを強調しておきたい。

ペア・リラクセーションは導入を工夫すれば、小学一年生からペアになって交互にトレーナーとトレーニーの役割を取り、肩のリラクセーションに取り組むことができる。具体的には、**図1―a**から**図1―c**の順に進める。セルフ・リラクセーションでは椅子に腰掛けている子どもは一人で肩を上げ、その状態を維持し、力を抜くという動作課題を行う。ペア・リラクセーションでは、椅子に腰掛けている子ども（以下、トレーニーと呼ぶ）は同様の動作課題を行うが、その際、立っている子ども（以下、トレーナーと呼ぶ）の援助を受け入れ、協力して動作課題を遂行することになる。「肩の上下プログラム」「肩の反らせプログラム」いずれのばあいも、援助の仕方によってステップⅠ～Ⅴの五段階からなっている。具体的には、「声かけだけの援助」（ステップⅠ）（**図1―b**）と動作援助（**図1―c**）に分けられる。さらに、動作援助はその援助の仕方によって、「そーっと触れる援助」（ステップⅡ）、「優しくしっかり触れる援助」（ステップⅢ）、「優しくしっかり、少し強めに触れる援助」（ステップⅣ）、「腕をしっかり支える援助（お任せ）」（ステップⅤ）に分けられる。いずれのステップにおいても重要になるのが、相手の援助を受け入れようとするトレーニーの心構えと、トレーニーに対するトレーナーの働きかけである。それを引き出すのが教師やスクールカウンセラーなど、ファシリテーター[*]（促進者）の腕の見せどころである。

ここでは紙数の都合もあるので、**表1**に示すようにステップⅡの「そっと触れる動作援助」を取り上げ、ファシリテーターやペアになる双方の課題について説明することにする。

ファシリテーター
ロジャース（C. R. Rogers）の提唱するエンカウンター・グループの中で用いられており、本稿では、安全で自由な雰囲気を発展させるグループ運営をする人という意味で使用している。

図1.肩の上下プログラム

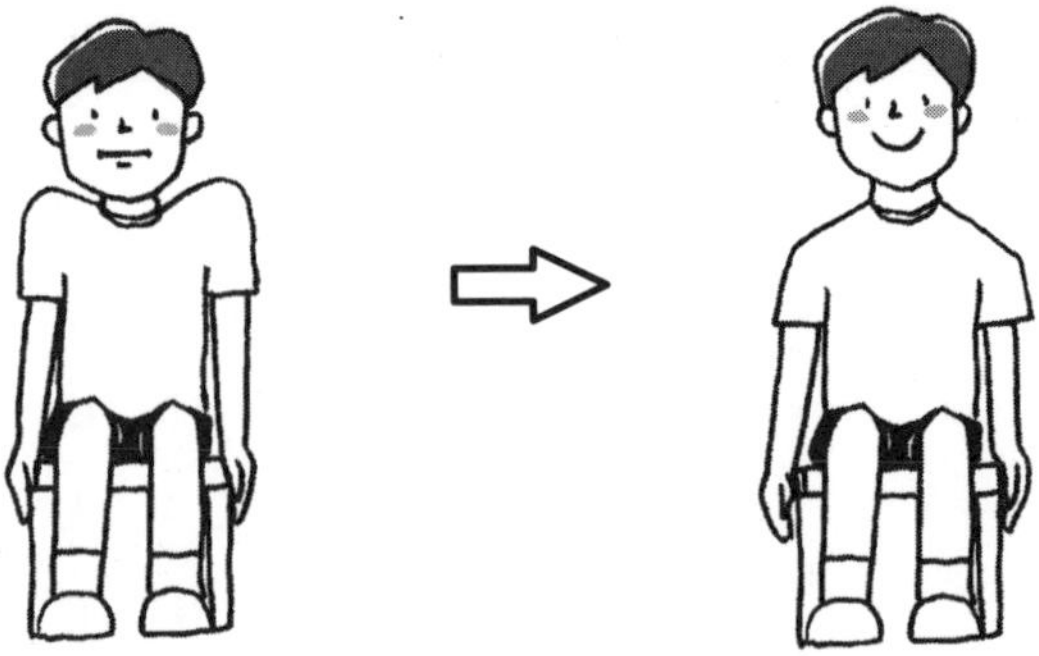

a:セルフ・リラクセーション

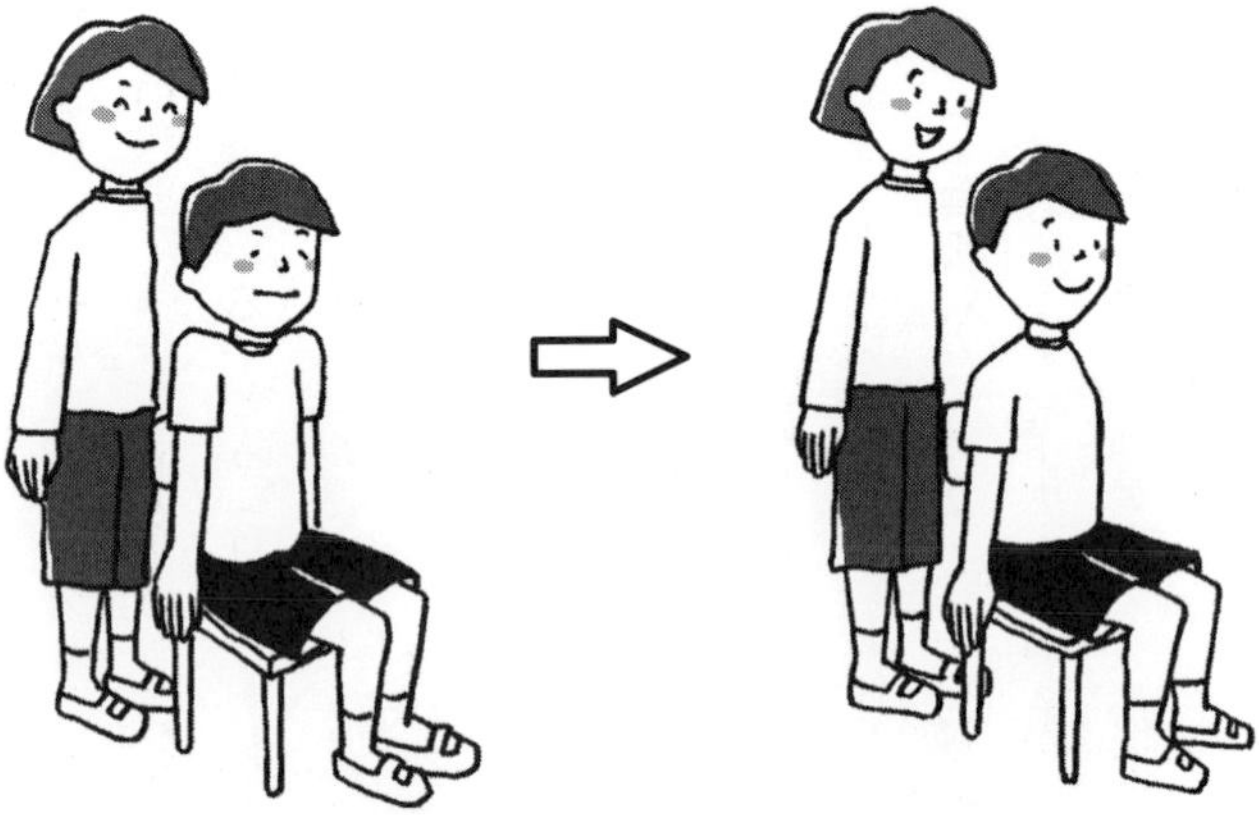

b:ペア・リラクセーション（声かけでの援助）

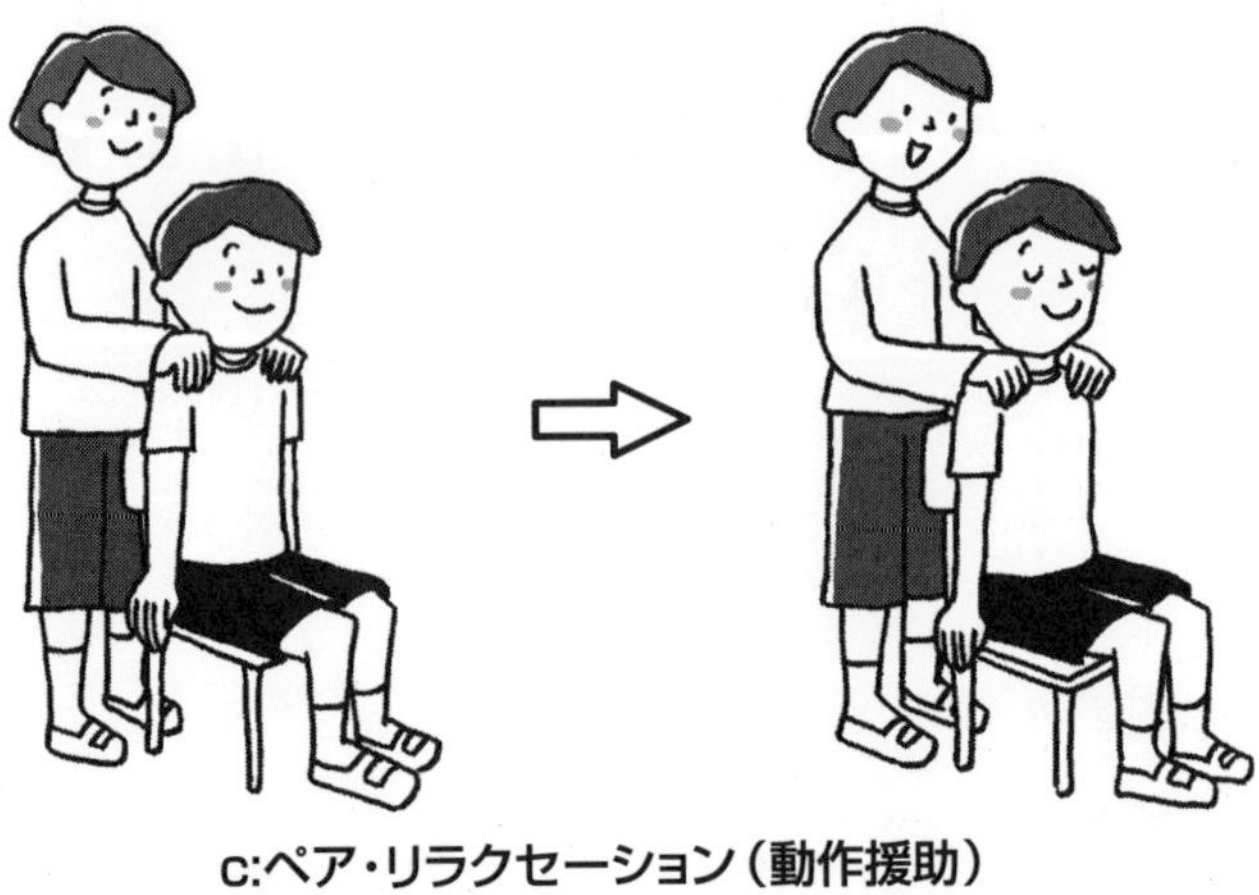

c:ペア・リラクセーション（動作援助）

なお、詳細については山中［1999］、山中・富永［1999／2000］を参照していただきたい。

2　ペア・リラクセーション体験とその効果

肩の上下プログラムにおけるセルフ・リラクセーションでは、まず肩をまっすぐに上げるのだが、これが意外に難しい。力を入れることはできても肩を動かすことができなかったり、顔をしかめてあごを突き出したり、腰が痛くなるほど腰を反ったり、肘や指先にまで力が入ってしまうことがある。力を抜くように言葉で指示してもうまくできなかったり、力を抜いていく感じや抜けた感じを感受できないということもある。

ペア・リラクセーションになると、それが変わる。

表1のステップⅡ・(1)のようにトレーナーの手が肩に触れると、トレーニーは自分の肩に注意を向けやすくなる。そうすると、からだの中で肩の部位を正確に同定することができ、肩を上げる方向も明確になるので、他の部位には力を入れずに肩を上げようとする動作努力が適切にできるようになる。つまり、ボディ・イメージが明確になり、自体操作感や自己努力感が実感されやすくなる。しかし、最初から意図した身体部位に適切に力を入れたり、抜いたりすることは難しい。トレーナーの援助によって、共同でからだを緊張させる感じと、それに次いでからだをリラックスさせていく感じに注意を向け、それを感受し、努力の仕方を工夫することを何度も繰り返すうちに、リラクセーションとその状態に到る動作体験を得ることができるようになる。最終的には、日常生活の中でストレスに気

■トレーニーの活動		■トレーナーの活動
いすにお尻全体で座れるようにする。その際、背もたれに寄りかからないようにする。 あごを引いて背筋を伸ばし、姿勢がまっすぐになるようにする。両手は力を抜き、体側に下ろす。	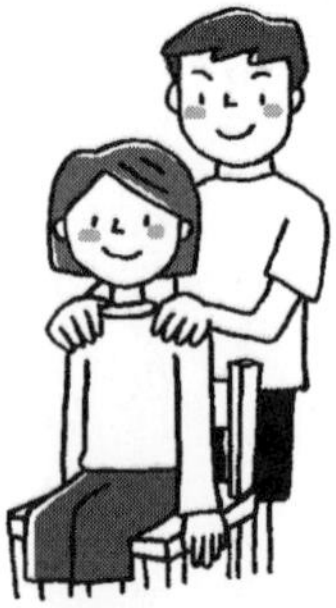	トレーニーのうしろに立ってトレーニーの姿勢を確認する。 トレーニーの両肩がそっと両手でふれ（赤ちゃんにふれるように）、トレーニーの姿勢を確認し、まっすぐになるようにことばではげます。
肩、背中を曲げないように、両肩を耳のほうにゆっくりと精一杯引き上げる。 その肩の位置を維持して、顔、ひじ、両手、その他の身体部位に力が入らないようにする。	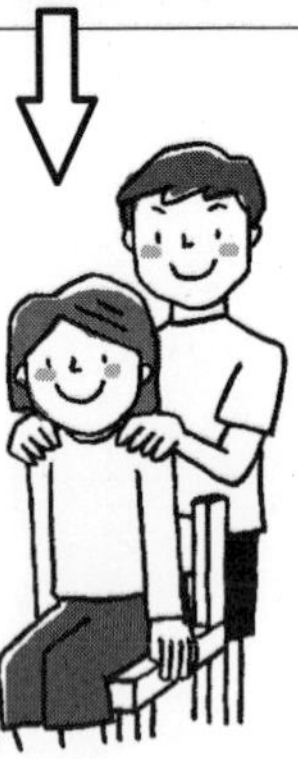	トレーニーの両肩の動きにあわせ、両手がそっとふれている状態を保つ。 トレーニーの両肩をそっとふれたまま、トレーニーの動作努力を感じとるようにし、トレーニーが肩を上げているときの感じについてたずねる。
両肩の力を抜く。その時、身体のリラックス感を味わうようにする。 感じたことについてトレーナーと話し合う。 交代して、トレーナーになる。	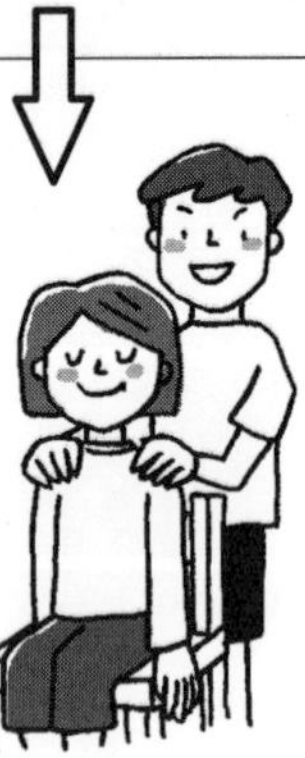	トレーニーの両肩をそっと両手でふれたまま、トレーニーのリラクセーション動作にあわせる。その際、トレーニーの両肩の力が抜けていくのを感じとるようにし、肩の力を抜いたときの感じについてたずねる。 トレーニーの肩からそっと手を離して、その間のトレーナーの変化をよく観察し、気づいたことをトレーニーに伝えて話し合う。 交代して、トレーニーになる。

表1、肩の上下プログラム、C-ステップⅡ「そっと触れる動作援助」

	■ファシリテーター（促進者）の活動
(1)	「二人でペアになってください。いすに座っている人（トレーニー）がリラックスを体験する人、うしろに立つ人（トレーナー）が手伝う人です。」と伝え、ペアが組めない子どもがいないか、しっかり見ておく。ペアになる相手がいない場合には、教師と取り組むようにする。
(2)	「赤ちゃんにふれるようにそっと、トレーニーの両肩に手をふれましょう。」とトレーナーをはげます。トレーナーの手のふれ方については、トレーニーが大切にされていると感じるように表現を工夫する。
(3)	「トレーニーは両肩を耳のほうにゆっくり、いっぱい上げてみましょう。」と伝える。急いで上げると肩や腰が痛くなることがあるので「ゆっくり」を強調する。「トレーナーは、トレーニーが肩以外に力を入れていないかを確かめてみましょう。ひじ・手・腰・顔に力が入っていたら教えてあげてください。」とはげまして、5秒ほど間をとる。
(4)	「トレーナーはトレーニーが頑張っているのを手を通して感じるようにしましょう。その後、「トレーナーは、トレーニーがいま、どんな感じかトレーニーにたずねてみましょう。先生がいったあとに続けて声をかけてみましょう。“いま,どんな感じ?”はい。トレーニーはどんな感じか教えてあげましょう。」とはげます。身体の感じについてひとこと、ふたこと交わす程度にする。
(5)	「はい、肩の力を抜きましょう。はい、ストーン。力を抜いたあともすぐ動かないで肩の感じを感じてみましょう。」とはげましたあと、「トレーナーはトレーニーの肩の力が抜けるのを感じるようにしましょう。そして肩を下ろしたあとも力が抜けることがわかったら“抜けたよ”と教えてあげましょう。」とはげまし、5秒ほど間をとって（4）のように「トレーニーにいま、どんな感じがするかをたずねてみましょう。」とはげます。
(6)	(3)～(5)を2～3回繰り返して「それではトレーナーはそっと手を離してみましょう。その時、トレーニーは肩の感じになにか変化があるかもしれないので、肩に注意してみましょう。」とはげます。その後、「二人でいまの感じや気づいたことを話しあってみましょう」とはげまし、話し合いの時間を1～2分とる。
	「トレーナーとトレーニーが入れ代わりましょう。」と伝え、(1)～(6)を2～3回繰り返す。

づき、動作体験を活用し、緊張したり不安になると肩のリラクセーションを一人で行うことができるようになる。

この一連の過程で、最初はからだを動かす感じや力を抜く感じがわからない子どもが多いので、ファシリテーターは一斉指導の中でステップⅡ・(3)(4)トレーニーに肩を上げた状態を維持した後に、ステップⅡ・(5)のように「ストン」と一息に力を抜くように指示するとよい。そうすると、主体的に動かす感じ、力を抜く感じが分かりやすくなる。そこで、「(力を入れたor抜いた) 今の感じは?」とトレーナーがトレーニーに尋ねるように促す。それを繰り返すうちに動作感やリラックス感がわかったら、「ストン」では抜ききれない、不自由な緊張部位を緩めるために「ゆっくり」「ジワジワ」抜くようにするとよい。それを味わえるようになると、最終的にからだと心を意図的にコントロールすることができるようになる。

一方、トレーナーの方も自分の手をトレーニーの肩に触れたまま、相手の動作に追従するように努力することによって、それまでにない独特の体験をすることになる。相手と自分が共に在り、相手の動作に注意しながら刻々の動作変化を同時進行的に共有・共感する。そして、動作課題の解決に向けてトレーニーと協力して動作を実現しているという共動作感や、それに基づくさまざまな共体験をする。「ストン」から「ゆっくり」「ジワジワ」になると、その感じがより一層強く感じられるようになる。

表1の(1)~(5)を一セットとすると、一セッションに二~三セットを体験して交代するとよい。ペアを組んでいる双方の子どもがトレーニーとトレーナーの役割を体験した後に、

トレーナー体験（援助体験）とトレーニー体験（被援助体験）を（**表2**）二人で話し合う時間を設け、相互理解を深める。さらに、二、三組のペアの感想をクラスみんなの前で披露するようにして、全員で体験を共有ようにするとよい。その際、重要なことは、そのセッションではリラックスやここちよいトレーニー・トレーナー体験を実感できなかった子どもに対する配慮である。クラス全体がリラックス感やそれに伴う体験をしていることを話し合っているときに、自分は感じられなかったとか違和感を感じたとは言いにくいものである。そういう子どもがいることも念頭において、そのセッションで感じられなくても心配する必要はないこと、何回か試みてリラックスする感じが感じられなかったり、違和感がある場合はいつでも気軽にファシリテーターに相談して欲しいと伝えておくことである。一日に一セッションを体験するとして、個人差もあるが、**図2**に示すように早い人はその日のうちに、遅くても四、五日のうちリラックス感を体験できるようになる。

もちろん、リラックスを強要することは避けなくてはならない。なぜならば、心の傷つきを防衛するために、からだに力を入れることによって辛うじて自分を保っている子どもがいる。そういう子どもにペア・リラクセーションに拘わらずリラクセーションを強要することは、さらに傷つきを深め、リラックスすることによって気分が悪くなったり、感情的に不安定になることがある。ファシリテーターは、子どもが自分に合わないと思ったら無理をしないでよいことを伝え、安全感と安心感を保証する必要がある。

こうした動作課題解決の過程で、トレーニーはありのままの自分が受け入れられている、大切にされているという安全感、安心感、自己尊重感を実感し、トレーナーは自分が相手

表2　ペア・リラクセーション中の体験内容例［山中，2000］

トレーニーの体験	トレーナーの体験
①　自体に注意を向けやすくする	①　トレーニーの身体に注意を向ける
②　肩の位置や状態がはっきりわかる	②　トレーニーの肩のようすがわかる
③　肩を上げる方向がわかりやすくなる	③　トレーニーの肩に力が入っているのがわかる
④　肩を適切に上げることができるようになる	④　トレーニーが肩を上げ続けようと力を入れてがんばっているのがわかる
⑤　適切に力を抜くことができるようになる	⑤　トレーニーの肩の力が抜けていくのがよくわかる
⑥　リラックス感を強く実感できるようになる	⑥　トレーニーが力を抜いた後も、さらに力が抜けていくのがわかる
⑦　トレーナーの手を温かく感じる	⑦　自分の手が温かくなる

のために役立つという自己有用感を感じるようになる。さらに、トレーニーは自体感、自体操作感、自己努力感、自己効力感（セルフエフィカシー）、自己存在感を通して自己理解が深まる。つまり、自分がわかる。トレーナーは、共動作感や共体験によって他者理解が促進される。つまり、相手がわかる。

学級でペア・リラクセーションに取り組む場合には、最初のうちは余分な緊張をさせないために同性でペアを組むほうがよい。ペアになる相手を適宜変わって多くの級友との間で援助体験と被援助体験ができるように配慮することによって、学級構成メンバー相互間

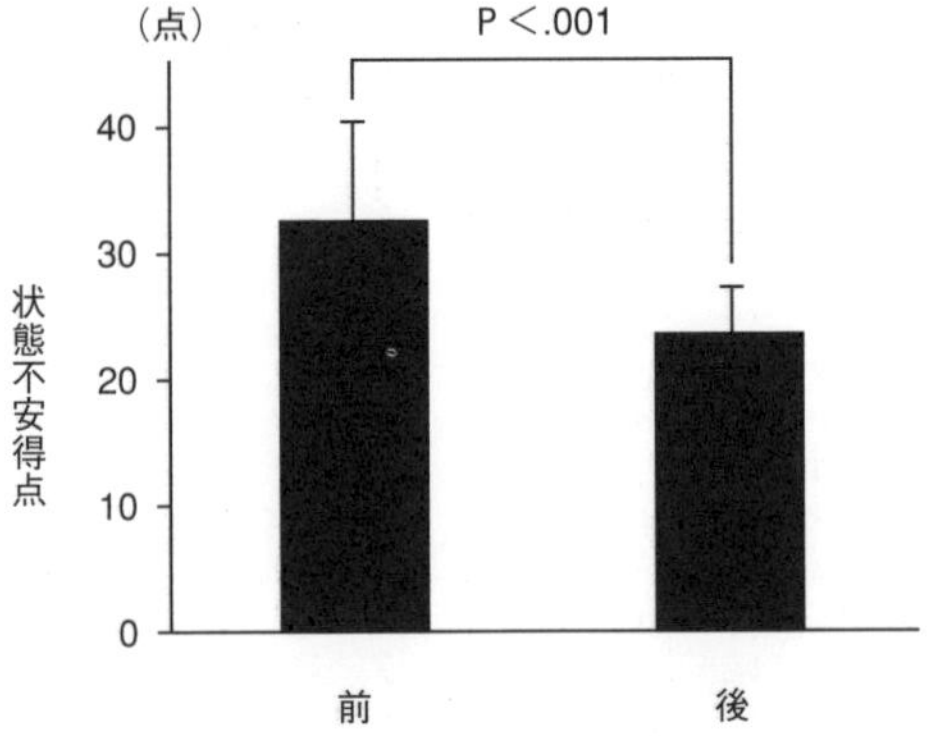

図 2　ペア・リラクセーション前後の状態不安得点［山中, 2000］

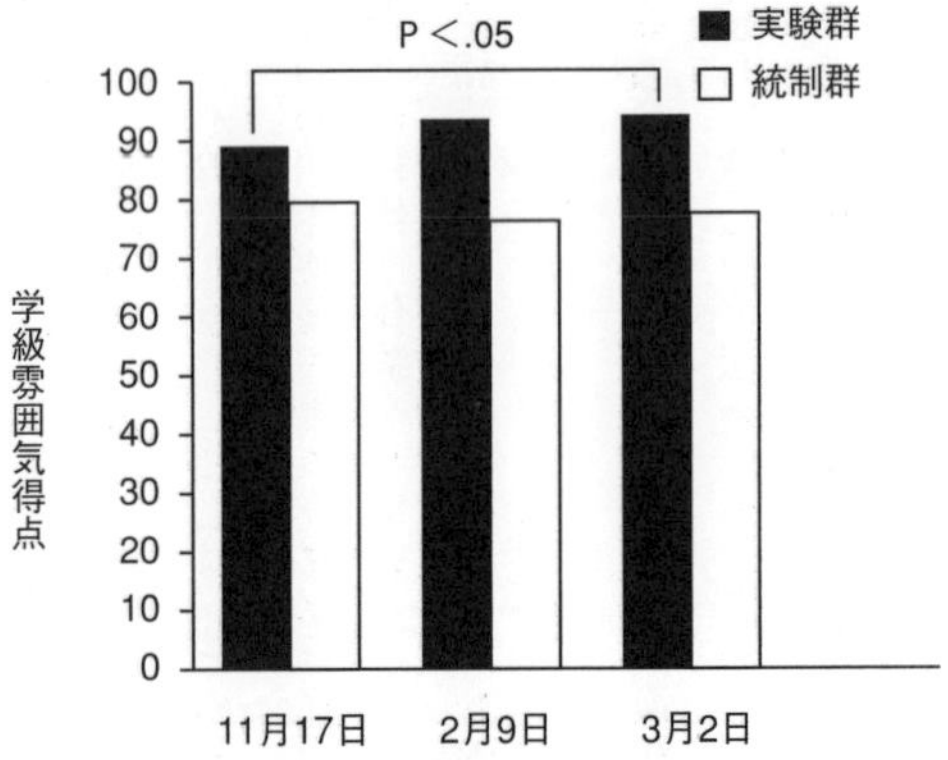

図 3　ストレスマネジメント教育期間中の学級雰囲気得点［山中, 2000］

で全体的に自己理解と他者理解が深まる。結果的に、**図3**（図中の実験群とはペア・リラクセーションを中核とするストレスマネジメント教育を実施したクラスのことである）に示すように学級の雰囲気が好転し、他人を思いやる心、互いに認め合い、共に協力して生きていく態度が育まれていくのである。

3　おわりに

最後に、ペア・リラクセーションではトレーナーがトレーニーの肩に触れるが、からだに触れることの意味と、ストレスマネジメント教育を導入することによって教師にどのような効果を及ぼすかについて言及して、本稿を終わることにする。

ペア・リラクセーションでは「声かけだけの援助」以外は、トレーナーがトレーニーのからだに触れる。子どもに限らず大人でも、体験後に〝友達の手が温かい〟〝手の温もりが気持ちがいい〟という感想を述べることがある。そのため、目的を十分に理解していない人は、からだに触れることや温かさを伝えることに意味があり、人間関係をよくするためにからだに触れるというように誤解することがある。大人であれ、子どもであれ、力の抜き方がわからない人がいる。なかには、力が入っていることさえわからない人も多い。そのようなときに、他者から触ってもらったり、動かしてもらうと、相手の手の温かさを感じる体験をする子どももいるが、大切なことは自分のからだや動きの感覚がわかるようになることである。というのも、他者から触れられることによって自分のボディ・イメージが明確になり、動作感覚を感じやすくなるからである。自分一人では適切に力を入れたり抜いたりできないので、それができるようになるために援助してもらうのである。つまり、自己理解や自己コントロールを促進するために直接的に触れるという援助をするのである。しかし、自分で緊張感を感じられたり、うまくリラックスできるようになると、この援助は必要でなくなる。時には、邪魔になることもある。からだに触れるのは、トレーニーからするとトレーナーの援助を受け入れつつ、自ら力を抜く体験をコントロールするためであり、最終的には一人でリラックスできるようになることが目的なのである。従って、からだに触れることは、そのための過程であるということができる。

教師への効果の一例として、担任とスクールカウンセラーが協力してペア・リラクセーションを導入した小学校六年生のクラスであったことを紹介しよう。担任が子どもたちの日頃の消極的な生活態度を見かねて、帰りの会でお説教を始めた。担任としては〝説話〟をしている最中にだんだん熱が入ってきて声が大きくなりかけたところで、まじめで責任感の強いA君が肩のセルフ・リラクセーションを始めた。自らもペア・リラクセーションを体験していた担任は、それを見てハッとした。その瞬間、子どももストレスが溜まっているんだなぁと直感し、自然に口調が柔らかくなって説話を短くしたということだった。A君の様子に気づいた瞬間に、「教える」—「教えられる」という関係からストレスを感じている人間同士の「あなた」と「わたし」という関係を基盤にした新たなコミュニケーションが成立したのだろう。ペア・リラクセーションを行うことによって教師自身が子どもの身になって援助を実践するように変わっていくことも、大きな成果である。

（山中　寛）

引用・参考文献

竹中晃二　1998『子どものためのストレスマネジメント教育』北大路書房
山中　寛（監修）1999『学校におけるストレスマネジメント教育』（ビデオ）南日本放送
山中　寛・冨永良喜（監修）1999『心を育むストレスマネジメント技法』（ビデオ）南日本放送
山中　寛・冨永良喜（編）2000『動作とイメージによるストレスマネジメント教育・基礎編』北大路書房

第3節　地域・職域におけるストレスマネジメント・プログラム開発

阪神・淡路大震災の後、筆者らは被災地の小中学校に出入りをはじめた［服部・山田、1999／山田・百々ほか、1999］。学校の体育館では被災者が寝起きし、運動場はさながら駐車場と化していた。学校で授業が再会されはじめた震災二週間後のことを今でもよく覚えている。藻屑と化した家屋が次第に片付き、音を立てるように地域が復興をはじめた。それから二年間、定期的に学校を見回り、校長先生や養護教諭たちと、子どもたちの様子を語った。今から思えば、非常に原始的な地域へのストレスマネジメント教育を用いた働きかけ、介入であった。

その経験を生かして、平時からのストレスマネジメント教育の必要性を色々なところで語りはじめた。普段から授業の中でストレスマネジメント教育を実施しておけば、きっといざというとき、災害を受けた時に役に立つことを強く訴えた［山田・宮野ほか、1998］。以来、地域の人々や教師が実施するストレスマネジメント教育の普及の必要性を語り［山田、1999／2000 a］、テキストを作り［大野・高元・山田、2002］、テキストや学会誌で訴えた［山田、2003 a／2003 b］。こうした活動の中から、一九九八年にはストレスマネジメント教育実践研究会（ＰＧＳ：Practical Group for Stress Management Education）を組織するようになった。そして二〇〇一年五月から二〇〇四年二月に至る三年間の地域への普及事業をＰＧＳ研究会メンバーの力を借りて完遂させることができた。

筆者は今、地域へのストレスマネジメント教育の普及がさらに重要であると思っている。そして、教師や心理士といった専門家ではない地域の人々に受け入れられるプログラムを精査し、洗練することに力を入れている。

三年間にわたる地域への普及事業とは、「ストレスチャレンジ教育事業」と名づけたもので、大阪府の青少年育成計画「ユースチャレンジ21（http://www.pref.osaka.jp/seishonen/daisan.html）」に基づく大阪府青少年課主催の事業であった。

1　ストレスチャレンジ教育事業の概要

ストレスチャレンジ教育事業とは、地域で子どもたちを指導する人々を対象とした「ストレスマネジメント教育指導者養成講座」（二日間）と、この講座受講者が二日目に実習として行う「地域子ども実践事業」とからなった。大阪府は、七つの地域ブロックに分けられてるが、それぞれのブロックごとに本事業は開催された。対象者は、地域ブロック内の市町村に既存の青少年指導団体成員、ならびにボランティアであった。二〇〇一年度から二〇〇三年度の都合三年間継続した本事業は、三年間で合計三八七名の指導者が育ち、およそ四〇〇名の子どもたちが実践指導を受講した。さらにストレスマネジメント教育指導者養成講座で育った指導者たちの中には、地域活動やＰＴＡ活動の中で、子どもたちや大人たち一、八〇〇名強に、ストレスマネジメント教育を行った。これらの数値を単純に加算すると、本事業によって、ストレスマネジメント教育を受講したものは、直接・間接あわせて二、六〇〇名にものぼったことになる。

2　授業の内容

二〇〇二年に実施した本事業のプログラムを**図1**に示す。地域でなされるストレスマネジメント教育の実践プログラムの成功事例として見てほしい。

(1)　一日目午前

第一日目の午前中には、ストレスマネジメント教育指導者を対象とした、ストレスマネジメント教育の導入授業を実施した。使ったテキストは、「ストレスしのぎ辞典［ＧＡＳ研究会、2000］」と、「指導者マニュアル［山田、2000 b］」である。

「1.2. 自分のストレスを知る」では、テキスト中の社会的再適応評価尺度（ストレッサー：ライフイベンツ四三項目）と、ストレス反応尺度（一四項目）を利用した。すなわち、ストレッサーについては最近一年間のライフイベンツの有無を回答させるというものである。ストレス反応については、最近半年間の症状の頻度を五段階で回答させた。それぞれ

第一日（土）

1．指導者研修　場所　大阪府立青少年会館Ｃ会議室

午前　9：35-12：00
　オリエンテーション
　ストレスチャレンジ教育指導者研修について
　9：35-
　自己紹介（スタッフ紹介、参加者紹介）
1. ストレスマネジメント教育とは何か
　10：00-
1.1. ストレスマネジメント教育の必要性
　10：00
　VTR（テレビ朝日放映映像７分）を利用
1.2. 自分のストレスを知る　10：20-
　1.2.1. ストレッサを測る
　●ライフイベンツ43問
　1.2.2. ストレス反応を測る
　●ストレス反応14問
　1.2.3. ストレスプロフィールから自分を知る
1.3. コーピングの癖を知る　11：10-
　●コーピング尺度14問
　（ストレスマネジメントの図式；ラザルス）
　1.3.1.「気づき」と「コーピング」
　1.3.2. ストレスマネジメントスキル
　●SMSE-20実施、評価などを解説
　ストレス日誌
　1.3.3. リラクセーション（解説と自律訓練法の導入）
　1.3.4. アクティベーション（解説のみ）
午後　13：00-17：00
1. 4 ストレスの対処法を学ぶ　13：00-
　1.4.1. さまざまなリラクセーション
　13：00-
　リラクセーションスキル-２（呼吸法指導）
　リラクセーションスキル-３（スキット法指導）
　アクティベーションスキル（ストレッチ運動指導）
　1.4.2. ゲームでアクティベーション
　13：40-
　1.4.3. その他の対処法（論理療法）
　14：10-
1.5. ストレスチャレンジ教室の準備
　15：00-
　Ａ地区、Ｂ地区に別れて実施。
　両地区とも次の班を作り練習する
　１班　チェックリスト実施、採点、解説
　２班　ストレスプロフィール作り
　　　　ストレスマネジメントモデル解説
　３班　リラクセーション指導
　４班　アクティベーションの指導
　５班　総務（総括、司会、時間管理、参加証作成）
closing　17：00

第二日（翌日曜か翌週の土日）
2．ストレスマネジメント教育実習　　場所：各地域ブロック内の研修施設など

.2.1. 実習準備　9：30-12：30
　2.1.1. 準備
　2.1.2. 模擬授業　11：00-12：30
2.2. 受講生による実習　13：30-15：30
　2.2.1. 子どもへのオリエンテーション（SMSE-20）
　　2.2.2.1　ストレスとはなにか
　　2.2.2.2　ストレッサを測る
　　2.2.2.3　ストレス反応を測る
　　2.2.2.4　ストレスプロフィールを作る
　　2.2.2.5　リラクセーション実習
　　2.2.2.6　アクティベーション実習
　　2.2.2.4　修了証書授与
　　2.2.2.4　記念写真撮影
　2.2.2. 子どもへのまとめ（SMSE-20）
2.3. 実習振り返り　15：40-16：30
　VTR みながら、振り返り・反省
　2.3.1. 考え方は伝わったか？
　2.3.2. 子ども指導上の留意点について
　2.3.3. テキスト、教材、用具について
　2.3.4. 評価について
　2.3.5. 教育担当者の資質について
2.4. 宣言：担当者として　16：30-16：50
　私が思うストレスチャレンジ教育：個々に宣言
2.5. 修了証授与　16：50-17：00

図１　ストレスチャレンジ教育事業「指導者養成講座」のプログラム

の結果を基に、ストレスプロフィールを作成し、自分のストレスの様子について考える機会を得るわけである。

ここでは、ラザルス*のストレス・コーピングモデル（**図2**）に従って、ストレスの構造を理解することが求められた。つまり、ストレッサーへの「気づき」と「対処（コーピング）」の仕方次第で、ストレス反応得点が高くなったり低くなることに気づくことが学習課題である。

ラザルス ↓15ページ。

(2) 一日目午後

午後は、ストレス反応をコントロールするための二つのスキル、「リラクセーション」と「アクティベーション」の実技実習を行った。

① リラクセーション

ストレス反応を抑えるスキルとして、リラクセーション技法を教えた。ここでは、腹式呼吸法と筋弛緩法を、体験的に教えた。

受講生たちは次に、リラクセーション技法を子どもに教える方法を学ぶことになる。小さな子どもには、紙風船をふくらませたり、パーティ笛を一〇～一五秒にわたって吹き続けることなどによって、口から息をはき続けること自体が課題であり、呼吸法習得の基礎であることが教えられた。つぎに、ペアになったうちの一人が上向きに寝転がり、お腹の上に二つに折ったボール紙を乗せて、呼吸運動に伴ってこれが上下するのを、もう一人が観察する方法を学んだ。

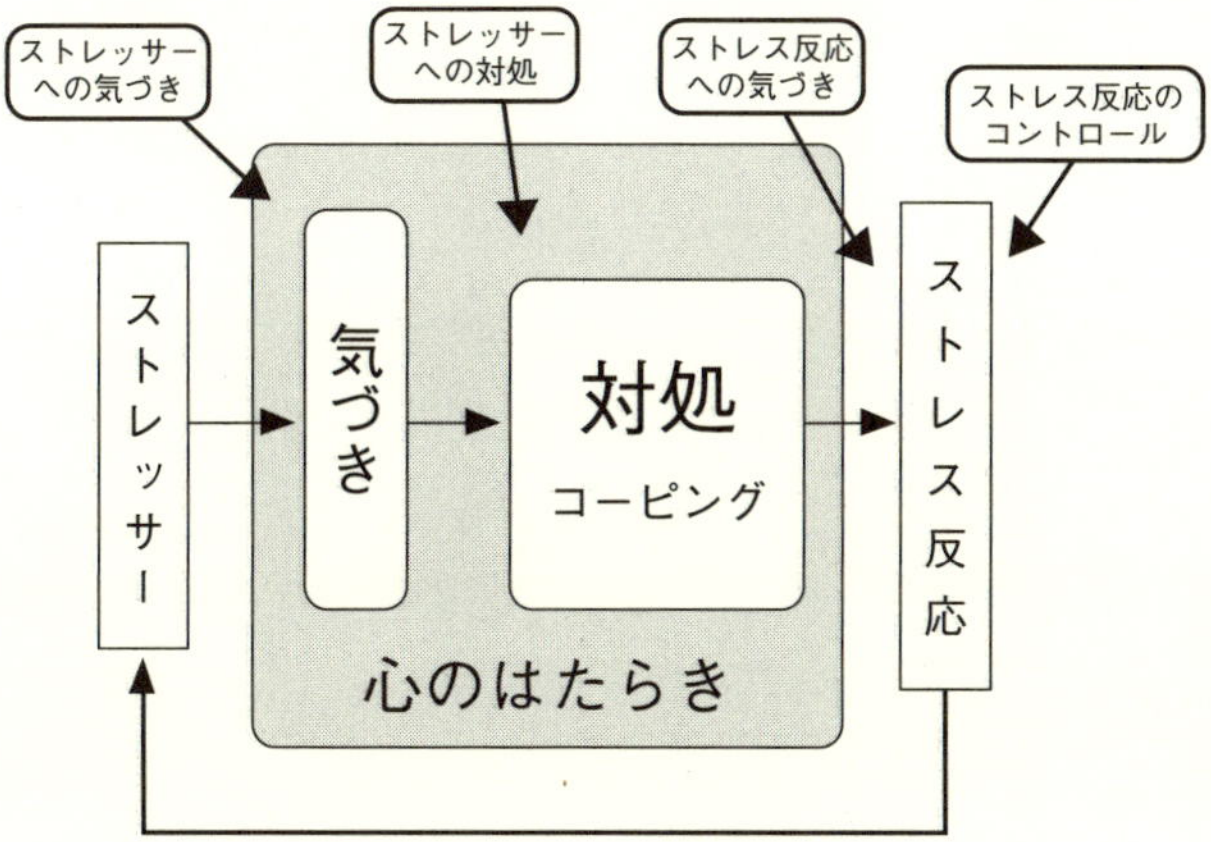

ストレスマネジメントの図式

図2　ラザルスのストレス・コーピングモデルを元にしたストレスマネジメント教育の図式

さらに、筋弛緩法では、顔、肩、腕、手のひら、おなか、足の順に筋肉に力を入れ、しばらく辛抱してから力を抜く実習を行った。モデルになる人が前に出て、子ども役の受講生たちに、どのように振る舞い、しゃべれば理解できるかを確かめながら学んでいった。また自律訓練法を実習した。これは、基本練習に加えて四肢重量感訓練を伴うものであった。さらに受講者たちには、子どもたちにこれらを教える工夫として、「G線上のアリア」などのゆったりとした音楽を背景に流しつつ、「あなたの特別な場所（**図3**）」を読んで聞かせるのがよいことなどを教えた。

②　アクティベーション

ストレス反応を発散する対処法として、アクティベーションを教えた。ここでは、「じゃんけんゲーム」と「バースデーチェイン」を紹介する。これらはいずれも、全身を使った動きの大きな運動がゲームをしながら自然にできるのが特徴で、しかも教えやすい。

じゃんけんゲームは、二組で対戦する。一列目四人、二列目三人、三列目二人、四列目一人という具合に逆三角形状に人を並ばせる。相手方の一列目から四列目までの四人と順にじゃんけんをして勝ち続ければゴールに辿り着くが、負ければ元の列に戻る。こうしたルールを説明し、練習をしたうえで、決められた時間内に何名がゴールに入るかで競う。運動量はかなり多い。走り回る子どもがいるので、転倒に注意すること、椅子などの什器《じゅうき》でケガをしないよう注意することなど、全般的な指導も行った。

バースデーチェインは一〇名以上のグループで行うコミュニケーション遊びで、参加者全員が、誕生日順に並ぶことができたら終わりである。ただし、参加者たちは、声を出しリラクセーションスキット「あなたの特別な場所」

気楽に、おちついて、そして静かにしましょう。静かに眼を閉じてください。

片手を強く握って、ゲンコを作ってください。

腕や手がどれくらい固いかに注意してください。

はい、手を開いて、力を抜いてみましょう。

腕や手が柔らかく、そして重たく感じますね。

はい、もう片方の手でゲンコを作って、さっきよりも強く握ってみましょう。

腕や手の固さを感じましょう。

はい、手を開いていいですよ。

こんどは両手が柔らかく、そして重たく感じますね。

次は顔について考えてみましょう。困った時のように、おでこに皺を作ってみましょう。

はい力を抜いて、おでこの皺をとりましょう。

次は上の歯と下の歯を強く合わせ、怒ったときのように思いきり強く噛んでみましょう。

はい力を抜いて。今度は顔全体の力を抜いてリラックスします。穏やかな気分ですね。

今度は両肩を、耳につく位まで挙げましょう。肩が固いですね。

両肩が固くなっていることを感じてください。

ゆっくり肩を下げて、リラックスしましょう。違った感じがしますよね。

次はお腹です。お腹に力を入れましょう。太鼓のように強くお腹を張りましょう。

はい、力を抜いて、リラックス。

静かにゆっくりと息を吸うと、お腹が動くのがわかりますね。

はい、身体全体がリラックスして、重く感じますね。腕も、足も、顔も、そしてお腹も。

息を吐くと、より身体が重く益々重く感じますね。

リラックスしようとしてはいけません。リラックスできるようになりますから。

息を吐くときはいつも、身体が重く、重く、感じるようになります。

はい、いまあなたは特別な場所にいると想像しましょう。

そこはとってもあなたが好きな場所で、安全で、そしてとても美しい所です。

それは、実際にある場所でもいいし、あなたの空想の世界でもいいですよ。

田舎の海辺か公園のような所かもしれません。ひょっとしたら素敵な部屋の中かも知れません。

あなたのとても好きな人か、素敵な動物がいっしょかもしれません。

どんな所でもいいから、あなたの選んだ好きな場所のことをしばらく考えましょう。(15秒無言)

あなたはとても楽しい一時を過ごしています。

しばらくそこにいましょう。(2分間無言)

この特別な場所には、いつだって望みさえすれば戻って来れます。

そこはあなたの場所なのです。そしてそこはいつも安全です。

その部屋に帰ってきたら、あなたは幸せを感じ、そして楽しい気分になります。

さあ、朝するような伸びをしましょう。

はい眼を開けて。身体の中から、本当に気持ちがよくなってきたと感じましょう。


(E.Solin,1996／山田冨美雄(訳))

図3　あなたの特別な場所のスキット

てはいけない。無言で、視線やジェスチャーなどを使って、互いの生まれた月日を教えあわなくてはゲームは成立しない。参加者どうしが親しくなるためのゲーム、すなわちアイスブレーキングを目的として行うと効果的である。

これら以外にも、鬼ごっこや、数遊び、自己紹介などレクリエーションでよく使われる材料はいずれも利用できる。これら簡単な体を動かせるゲームを使ったアクティベーション指導は、地域の大人たちが親しくなるためにも役に立つ。

一日目最後の二時間ほどは、担当班に分かれてのパーツ練習ならびに教材作成を行った。ここでは、①ストレスチェック班、②ストレス構造解説班、③リラクセーション班、④アクティベーション班、⑤総務班、の都合五グループが構成された。終了までの間に、二日目の子どもを対象とした指導のための独自の工夫を考え合ってもらった。分かれ際には、およその役割分担と時間配分などを発表して終了となった。

(3) 二日目午前

二日目午前中は、午後からの指導のための練習に時間が割かれた。班ごとに、教材作成と改良をしつつ、立ち位置を決め、台詞を作り、準備を行った。そのあと、一時間半かけて全員参加の立ち稽古が行われた。ここで、立ち居振る舞いや言い回しなどの問題点が整理され、午後からの子ども対象の授業運営の心構えを築くことになる。筆者ら指導者は、簡単な指導を行いつつ、教えることに慣れない地域の人々を精神的、技術的に支えることを第一に考えた。

(4) 二日目午後

午後は子どもたちを対象とした実践授業であった。**図1**のスケジュール表のような内容、手順で受講者たちが指導を行う間、ビデオカメラによる記録撮影がなされた。実践終了後、ビデオを見ながら実習内容を振り返り、反省会を行うためである。

実習終了直後受講生たちは休憩をとったが、その一五分ほどの間に、講師陣は別室で実践授業の指導要点や反省点を話し合って決めた。「2.3. 実習の振り返り」では、ビデオテープを流しながら、画面に登場した受講者にマイクを回してその時の様子などを感想を交えて報告してもらい、ストレスマネジメント教育の各指導ポイントについて復習をおこなった。

こうして実習とその反省を経て、参加者はストレスマネジメント教育指導者としての自信を獲得し、高い自己効力感に浸れるよう、講師陣が配慮したことはいうまでもない。

(5) 評価

子どもたちが実習を受ける前後二回はもちろん、ストレスマネジメント教育指導者の一日目講義受講前後と実習終了後の三回、**図4**に示すストレスマネジメント自己効力感尺度(SMSE20)への記入が課された。これは、ストレスマネジメントのための基本的なスキル二〇項目について、どのていど自分でできると思うかを一〇〇点満点で自己評定するものである。子どもたちの集計結果は、振り返り・反省会のおりに指導者に公表した。受

SMSE 20 : Stress Management Self-Efficacy scale Version 1.0
氏名：＿＿＿＿＿＿　性別：男・女　年齢：＿歳　今日の日付＿年＿月＿日

次のようなことができると思う程度を、100点満点で表してください。

まったくできそうにないと思えば0点、完璧にできそうだと思えば100点、その中間が50点。

合格点を60点として回答して下さい。（0～100点のどれかに○をつけてください。

ぜんぜんできない ←------+------→ 完全にできる

1．どんなにつらい事が発生するか、予測できる ……………… 0-10-20-30-40-50-60-70-80-90-100
2．イライラしそうな時でも、リラックスすることができる … 0-10-20-30-40-50-60-70-80-90-100
3．映画や演劇を観て、心から笑ったり泣いたりできる ……… 0-10-20-30-40-50-60-70-80-90-100
4．どんな時でも冷静に判断することができる ……………… 0-10-20-30-40-50-60-70-80-90-100
5．つらいことでも、辛抱《しんぼう》できる ………………………………… 0-10-20-30-40-50-60-70-80-90-100

ぜんぜんできない ←------+------→ 完全にできる

6．物事の悪い面だけでなく良い面に気づくことができる … 0-10-20-30-40-50-60-70-80-90-100
7．困ったことがあったら、相談できる人がいる ……………… 0-10-20-30-40-50-60-70-80-90-100
8．困難に出会っても、常に積極的にチャレンジできる ……… 0-10-20-30-40-50-60-70-80-90-100
9．どんな時も、ユーモアを忘れないでいられる ……………… 0-10-20-30-40-50-60-70-80-90-100
10. 怒りで爆発しそうになっても抑えることができる ……… 0-10-20-30-40-50-60-70-80-90-100

ぜんぜんできない ←------+------→ 完全にできる

11. お茶やコーヒーなどでくつろぐことができる …………… 0-10-20-30-40-50-60-70-80-90-100
12. イライラしたとき、からだを動かして発散《はっさん》できる ………… 0-10-20-30-40-50-60-70-80-90-100
13. むかついて、キレそうになっても辛抱《しんぼう》できる ……………… 0-10-20-30-40-50-60-70-80-90-100
14. 自分をそれなりに評価《ひょうか》できる ………………………………… 0-10-20-30-40-50-60-70-80-90-100
15. イヤなことはイヤと正しく主張することができる ……… 0-10-20-30-40-50-60-70-80-90-100

ぜんぜんできない ←------+------→ 完全にできる

16. 時間を忘れるほど没頭《ぼっとう》できることがある ………………… 0-10-20-30-40-50-60-70-80-90-100
17. 自分の思い通りになることがある ………………………… 0-10-20-30-40-50-60-70-80-90-100
18. 時には人の気持ちを分かってあげることができる ……… 0-10-20-30-40-50-60-70-80-90-100
19. 人をひっぱっていける得意なことをもっている ………… 0-10-20-30-40-50-60-70-80-90-100
20. 世間の役に立っているとおもうことができる …………… 0-10-20-30-40-50-60-70-80-90-100

ぜんぜんできない ←------+------→ 完全にできる

図4　SMSE-20

講生達が行った実践授業の成果として、二〇項目のストレスマネジメントスキルのうち、どのスキルが授業によって変化したかを示した。

リラクセーション指導の効果は、項目番号2の「イライラしそうな時でも、リラックスすることができる」にすぐに表れる。次頁**図5**は、あるストレスチャレンジ教育事業の参加者集団の平均値の変化を、チャート形式で図示したものである。指導者たちが一日目の講義および実習を受けたあと、項目番号2の平均値は有意に増加しているのがわかる。またその他項目番号4、9、10、19、20の平均値は、二日目の実践教室終了後に有意に増加しているさまがうかがえる。このように、指導の効果はSMSE尺度によって教育効果が即実感できるので、指導者の動機づけを高めるには効果的があると考えている。

3　おわりに

地域で子どもたちの指導を行う人々にとって、ストレスマネジメント教育を教えることはとても新鮮に映るようであった。子ども会役員や、ボーイスカウト指導者、あるいは青少年指導員たちは、子どもを集団として教育する立場にはなく、また心理教育それ自体が新鮮であったためと思われる。

最後の事業が終わった二〇〇四年三月、本事業参加者を対象としたフォローアップ講座を開催した。なんと四一名の受講者が参加してくれた。そして各自の学んだ講座について熱く語ってくれたことはいうまでもない。多くの参加者が満足してストレスチャレンジ事

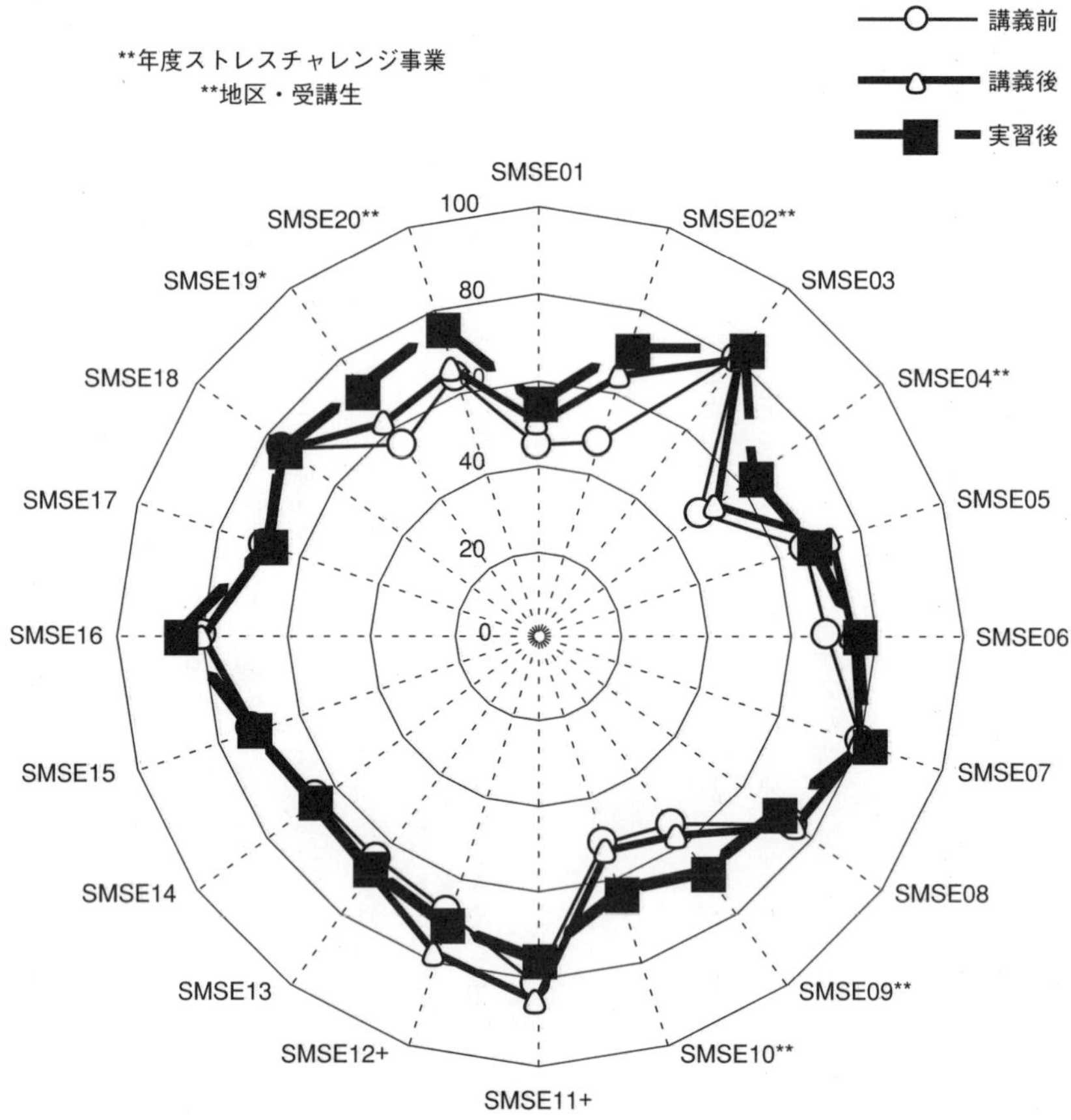

図５　ストレスチャレンジ教育事業受講生のSMSE-20項目別平均値の変化

項目番号２は、一日目の講義後有意に増加している。項目番号4、9、10、19、20などは、二日目の実践授業体験後有意に増加している。

業を終え、そしてそのうち数グループは、地域に開かれた学校の中で、あるいは空き教室や地域の広場を使って、ストレスマネジメントを子どもたちや多くの希望者に教えたと答えてくれた。

ストレスチャレンジ教育事業のような地域でのプログラムは、組織立ったＰＧＳのような指導者集団があれば比較的容易に実現できる。今後は日本全国でこのような活動が開催され、ストレスマネジメント教育が広く地域に普及することを強く期待する。いざというときのためにも、そして地域の健全な発展のためにも。

（山田冨美雄）

引用・参考文献

ＧＡＳ研究会　2000『ストレスしのぎ辞典』健康設計
服部祥子・山田冨美雄　1999　『阪神淡路大震災と子どもの心身』名古屋大学出版会
大野太郎・高元伊智朗・山田冨美雄（共編著）2002　『ストレスマネジメントテキスト』東山書房
山田冨美雄　1999「青少年のストレスマネジメント教育」『青少年問題研究』第48巻 1-16p.
山田冨美雄　2000 a「ストレス対処法を育てる教育：ストレスマネジメント教育の考え方と実際」『指導と評価』第12巻 31-36p.
山田冨美雄　2000 b『青少年指導者のためのマニュアル集３　ストレスに負けないたくましい力を育む「ストレスマネジメントプログラム」』　大阪府生活文化部青少年課
山田冨美雄　2003 a「ストレス自己管理のための健康教育」日本健康心理学会（編）「健康心理学基

礎シリーズ第４巻　健康教育概論」実務教育出版　137-153p.
山田冨美雄　2003 b「行動科学的介入法としてのストレスマネジメント教育」『ストレスマネジメント研究』第１巻第１号 15-22p.
山田冨美雄・宮野道雄・大野太郎・百々尚美・野田哲朗・小花和尚子　1998『小学生版震災ストレスケアマニュアル』日本生理人類学会ストレス研究部会
山田冨美雄・百々尚美・大野太郎・服部祥子　1999「震災ストレス反応の経時的変化におよぼす震度と性の影響―ストレスマネジメント教育のための基礎資料―」『日本生理人類学会誌』第４巻第１号 23-28p.

第4節　医療現場におけるストレスマネジメント・プログラム開発

医療現場においてもストレスマネジメント・プログラムの開発が必要とされている。ストレスマネジメント・プログラムの主な対象は、患者・家族・医療スタッフに分けることができる。本論では、主に筆者の研究領域であるサイコオンコロジーの領域での患者と医療スタッフに対する実際のストレスマネジメント・プログラムの開発について紹介する。なお、サイコオンコロジーとは、がん患者および、家族、ケアギバーの心理的側面を取り入れた臨床と研究の領域を指す言葉である［保坂、2003］。ここでは、まず、ストレスマネジメント・プログラムの要素を多く含んだ患者を対象とした介入研究を紹介し、次に筆者らが行っている医療スタッフである看護師に対するストレスマネジメント・プログラムの開発について紹介する。

1 がん患者に対するストレスマネジメント

欧米では、がん患者に対する心理学的介入プログラムの開発が、数多く行われている。多くは、グループ療法の形態を採用し、その中で心理教育やリラクセーションを行っている〔平井 啓、2003〕。さらに、これらのストレスマネジメント技法に加えて、認知行動療法や力動的精神療法をプログラム中心に組み入れている。最もストレスマネジメント・プログラムに近い介入の試みとしては、ファウジーら*〔Fawzy et al.,1990〕の悪性黒色腫患者への介入プログラムがあげられる。ファウジーらは、グループ療法のプログラムを構造化し、より簡単に実施できるような介入の開発を試みた。ファウジーらは、早期悪性黒色腫患者を対象に無作為に介入群とコントロール（統制）群に配置しグループ療法による介入を行った。介入は、情緒的なサポート・心理教育・コーピングスキル訓練・リラクセーショントレーニングなどにより構成されており、合計六回の九〇分セッションが短期に実施された。三八名の介入群と、二八名の統制群について、六ヶ月後のフォローアップの時点で情緒状態の尺度であるProfiles of Mood Status（ＰＯＭＳ*）、コーピング尺度の得点を比較した。その結果、統制群と比べ介入群では、ＰＯＭＳの抑うつ・疲労・混乱と全体での情緒障害の程度に介入後における有意な改善が認められた。また、介入群のほうが、より積極的な行動と認知によるコーピングを行っていることが明らかになった。さらにファウジーら〔1993〕は、構造化された介入を行った後、六年間のフォローアップを行い、再

ファウジー
アメリカ、ＵＣＬＡの精神科医、精神医学者。身体医学と精神医学のインターフェースに関する研究の専門家であり、特にサイコオンコロジーの研究で有名である。

ＰＯＭＳ
全般性気分尺度と訳されることもある。全部で六五項目あり、緊張・抑うつ・怒り・活気・疲労・混乱の六因子が同時に測定できる。

発率や生存率について報告している。その結果、介入群の方が統制群に比べ、再発率が低い傾向にあり、また、有意に高い生存率を示した。

このようにファウジーらは、介入プログラムの及ぼす良好な結果を報告している。この介入には、多くのストレスマネジメントの技法が導入されている。まず、心理教育が行われ、漸進性筋弛緩法*と自律訓練法*、イメージ療法が導入されている。この研究が、がん患者に対する構造化された心理学的介入のその後の発展に与えた影響は非常に大きいものである。

漸進性筋弛緩法
→105ページ。
自律訓練法
→105ページ。

わが国では、ファウジーのもとで学んだ保坂らのグループが、乳がん患者を対象とした介入研究を行っている。まず、予備的研究で個人介入とグループ介入の比較を行った結果、情緒状態の改善に違いがなく、むしろ個人介入の患者からグループへの参加が望まれたことから、グループによる介入形態をとることとなった［Hosaka, 1996］。

保坂らのプログラムは、週一回九〇分、連続合計五回のセッションで構成され、心理社会的教育、問題解決技法、支持的精神療法、リラクセーション、イメージ療法により構成されている。心理社会的教育では、がんとストレスとの関係、情緒状態とがんの親交の関係、情緒状態と免疫機能の関係などがトピックとして紹介される。問題解決技法では、日常的な問題点や困難に対して、現実的・具体的な解決方法が説明される。リラクセーションは、漸進性筋弛緩法と自律訓練法によるリラクセーション技術の習得である。イメージ療法は、リラックスした状態でリンパ球やがん細胞をイメージし、がん細胞が退縮したり死滅していく場面を想像させるものである。リラクセーションとイメージ療法では、対象者の習熟度も評価されるようになっている。

このような内容のプログラムを、手術後二〜三週間の乳がん患者に実施した。介入前後でＰＯＭＳの得点を比較した結果、抑うつ・活気・疲労・緊張・混乱・全体での情緒障害の程度に有意な介入の効果が認められた［Hosaka et al., 2000］。さらに、六ヶ月後のフォローアップ時点でＰＯＭＳを実施し、スコアを比較したところ、介入時点で精神医学的問題のないと評価された患者には、介入の効果が持続したのに対して、適応障害と診断される患者は、効果が持続しないということが明らかになった。よって、このような患者には、二ヶ月毎に三回の追加介入を行うことになった。追加介入終了から六ヶ月後にＰＯＭＳを実施したところ、全ての患者で有意な改善が継続していたことが示されている［Hosaka et al., 2001］。

これら一連の介入の実施後、情緒状態の改善の違いについて、患者へのアンケートを実施し、背景となる要因について検討している。その結果、副作用に関連した要因、医療に関する満足度、介入に対する主観的効果の三つの要因が情緒状態の改善に関連する要因であることが明らかになっている［平井ほか、2001］。これらの結果から言えることは、介入に先立つ対象者のスクリーニングの重要性である。患者が自らの受療体験にどのような思いを持っているか、心理学的介入に対して期待をしているかどうかなどさまざまな要因が介入の効果やプログラムの構成に影響を与えるものであると思われる。このような観点からの介入の構築は今後の課題である。

2　医療スタッフに対するストレスマネジメント

これまで、がん患者に対するストレスマネジメントを目標とした心理学的介入を紹介してきた。一方でこのような患者に対して実際に医療を行っている医療スタッフのストレスの問題も非常に大きな問題である[平井麻紀、2003]。がんセンターで働く医師・看護師・薬剤師・ソーシャルワーカー・事務職員を対象とした調査の結果、ストレスによるバーンアウト症状を示す「情緒的消耗感」と「個人的達成感の欠如」を、各群の三分の一以上の人が感じていることが明らかとなった［Grunfeld et al., 2000］。また、医療スタッフがこのような状態にあることは、提供するケアの質の低下につながるおそれがある［Brook & McGlynn, 1996］。よって、医療スタッフのストレスマネジメントも医療全体に必要なことであるように思われる。そこで、現在、筆者らは、総合病院・大学病院に勤務する看護師のためのストレスマネジメント・プログラムを開発を行っている［平井ほか、2005］。われわれの最初の研究では、予後の悪い頭頸部がんの患者をケアする看護師を対象とした。対象となったのは近畿圏の大学付属病院に勤務している看護師（女性）一七名であった。

先に述べたように、介入に先立つスクリーニングと対象の実態にあわせたプログラム内容は、より効果的なプログラム開発のためには非常に重要である。そこで、今回のプログラムの開発にあたり、トランスセオレティカル・モデル*（ＴＴＭ）の考えに基づいて対象者に事前調査を行った。事前調査は、ストレスマネジメント行動に対する準備性の段階の

＊トランスセオレティカル・モデル
→第3章を参照

評価、介入に対する期待度、実際に抱えているストレスの種類などを質問紙により明らかにした。その結果、ほとんどの参加者は、ストレスマネジメント行動の実行ステージと維持ステージにあった。また、介入に対する期待度も高かった。そこで、看護師の患者を看護する中で生じるストレスに対処することへのセルフエフィカシー*を維持・向上させることを目標としたプログラムを構成した。介入は連続する五つのセッションからなる心理教育・認知行動療法的技法を中心としたものとした。心理教育の内容は、ストレス理論の解説、参加者がストレス対処に関するセルフエフィカシーを高めることのできるような内容とした。各セッションでは前半約七〇分の心理社会的教育とその内容に関するディスカッションが行われ、その後約二〇分のリラクセーションが実施された。リラクセーションは漸進的筋弛緩法と自律訓練法を行った。また、参加者はセッションの間、できるだけ感情を表出するよう促された。具体的な介入内容と構成を**図1**に示した。

この介入の結果、介入前に比べ、介入後に情緒状態の改善、積極行動コーピングを選択する割合の増加、看護におけるストレス対処のセルフエフィカシーの向上、職場における対人関係自己評価の向上、といった結果が得られた。また、三ヶ月後のフォローアップでは、看護におけるストレス対処のセルフエフィカシーと積極行動コーピングのスコアの改善については持続していた。

このプログラムは、事前調査の結果に基づき、介入の対象となる心理学的媒介要因をまず明確にし、それに有効であると考えられる介入技法を採用し、評価を行った。このようなアプローチは、ストレスマネジメント・プログラムの開発においては今後非常に重要に

セルフエフィカシー
↓27・230ページ。

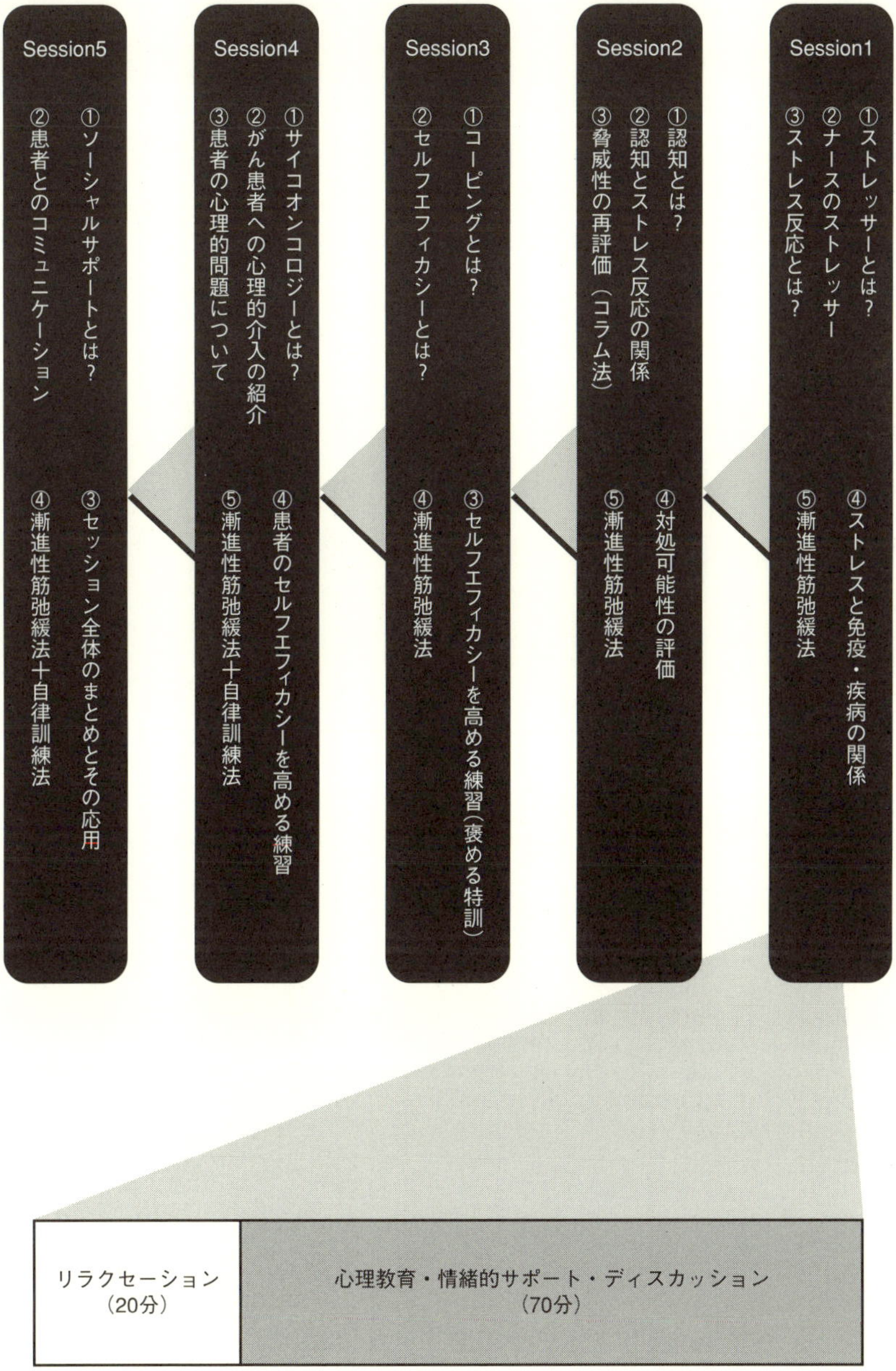
Session1
①ストレッサーとは？
②ナースのストレッサー
③ストレス反応とは？
④ストレスと免疫・疾病の関係
⑤漸進性筋弛緩法
Session2
①認知とは？
②認知とストレス反応の関係
③脅威性の再評価（コラム法）
④対処可能性の評価
⑤漸進性筋弛緩法
Session3
①コーピングとは？
②セルフエフィカシーとは？
③セルフエフィカシーを高める練習（褒める特訓）
④漸進性筋弛緩法
Session4
①サイコオンコロジーとは？
②がん患者への心理的介入の紹介
③患者の心理的問題について
④患者のセルフエフィカシーを高める練習
⑤漸進性筋弛緩法＋自律訓練法
Session5
①ソーシャルサポートとは？
②患者とのコミュニケーション
③セッション全体のまとめとその応用
④漸進性筋弛緩法＋自律訓練法
リラクセーション
（20分）
心理教育・情緒的サポート・ディスカッション
（70分）

図1　看護師へのストレスマネジメント・プログラムの内容と構成

なると思われる。また、有効性については、この介入研究ではコントロール群が設定されておらず、厳密な意味で介入の効果について論ずることはできない。しかしながら、当初、向上の目標にしたセルフエフィカシーが向上し、それが持続していたことから、有効性を示唆するものであると考えられる。また、介入後の自由記述などからも、おおむね好意的な感想が述べられており、本プログラムを行うことには対象者に有益であると思われる。最後に、このような介入を行うには、常に実行可能性について考えなければいけないことが指摘される。四名の固定メンバーを毎週同時刻に拘束することは、多忙な病棟業務の中では非常に困難なことである。これらの問題を踏まえてより効率的なプログラムのあり方について検討しなければならない。

この点については、この研究結果とプログラムの内容を踏まえて行った、大学病院の師長を対象とした、ストレスマネジメント・プログラムが参考となる。これは、大学病院の全科の看護師長四六名を対象とし、二日間の集中プログラムを行ったものである。介入内容はほぼ前述のものと同様であるが、対象が看護師長となったため、心理教育の内容にリーダーシップ等に関する内容を付け加えた。グループディスカッションは五名あるいは六名のグループを八グループ作成して行った。なお、グループの効果に関する検証は行っていない。この介入では、二日間の集中プログラムとし、効率化することで実行可能性の向上をはかった。また一度に複数グループを同時に実行することも効率化を産んでいる。このように組織で日常的に行われている研修プログラムに、ストレスマネジメント・プログラムを組み入れて行うことは、短期間で効率的に実施できることになる。このような効率化は、ストレスマネジメント・プログラムの普及に非常に大きな影響を与えることであると思われる。今後は、このように限られた環境の中で最も有効性の高いプログラム内容の検討が必要になると考えている。

3　おわりに

これまで医療場面におけるストレスマネジメント・プログラムの開発について、かなり限られた範囲の研究について述べてきた。がん患者や看護師以外にもプログラムの対象となるべき対象者は数多くおり、すでに研究の進んでいる分野もある。より有効で、効率的なストレスマネジメント・プログラム開発のためには、他分野における研究結果との統合が必要であろう。また本論で提示した研究が、他の医療分野においてこれらの研究成果や取り組みが参考になれば幸いである。今後とも、このような分野でのストレスマネジメント・プログラムの発展を願いたい。

（平井　啓）

参考・引用文献

Brook, R. H. & McGlynn, E. A. 1996 Quality of health care：Part 2：Measuring quality of care. *N Engl J Med*, 335, 966-970.

Fawzy, F.I., Cousins, N., Fawzy, N.W., Kemeny, M.E., Elashoff, R. & Morton, D.L. 1990 A structured psychiatric intervention for cancer patients. I.: Change over time in methods of coping and affective disturbance, measures. ***Archives of General Psychiatry***, 47, 720-725.

Fawzy, F.I., Fawzy, N.W., Hyun, C.S., Elashoff, R., Guthrie, D., Fahey, J.L. & Morton, D.L. 1993 Malignant melanoma. Effects of an early structured psychiatric intervention, coping, and affective sate on recurrence and survival 6 years later. ***Archives of General Psychiatry***,52, 100-113.

Grunfeld, E., Whelan, J. T., Zizelsberger, L., Willan, R. A., Montesanto, B. & Evans, K. W. 2000 Cancer care workers in Ontario: prevalence of burnout, job stress and job satisfaction. ***Canadian Medical Association Journal***,163,166-169.

平井 啓　2003　「がん患者の集団療法　総説」　保坂 隆（編）　『サイコオンコロジー現代のエスプリ』　5-17p.

平井 啓・平井麻紀・前野正子・保坂　隆・山田富美雄　2005　「看護師に対する構造化された心理学的サポートグループによる介入プログラムの開発に関する研究」『心身医学』第45巻第5号 359-366p.

平井 啓・保坂隆・杉山洋子・柏木哲夫　2001　「乳がん患者に対する構造化精神科介入とその影響要因に関する研究」『精神医学』第43号　33-38p.

平井麻紀　2003　「がん診療における医療スタッフへの援助」　保坂 隆（編）　『サイコオンコロジー　現代のエスプリ』　5-17p.

Hosaka, T. 1996 A pilot study of a structured psychiatric intervention for Japanese women with breast cancer. ***Psycho-Oncology***,5,59-64.

保坂 隆　2003　「サイコオンコロジーの現状と展望」　保坂 隆（編）　『サイコオンコロジー現代のエスプリ』　5-17p.

Hosaka, T., Sugiyama, Y., Hirai, K., Okuyama, T., Sugawara, Y. & Nakamura, Y. 2001 Effects of a Psychiatric Intervention with Additional meetings for Early-stage Breast Cancer Patients. ***General Hospital Psychiatry***,23,145-151.

Hosaka, T., Tokuda, Y., Sugiyama, Y., Hirai, K. & Okuyama, T. 2000 Effects of a structured psychiatric intervention on immune function of cancer patients. ***The Tokai journal of experimental and clinical medicine,*** 25, 183-188.

第5節　危機管理を目的としたストレスマネジメント・プログラム開発

わが国のストレスマネジメントは、阪神淡路大震災を契機に大きく展開してきた。服部・山田［1999］や竹中［1998］は、震災後の子どものストレスとその対処についての取り組みを報告している。また、冨永・山中［1999］は、動作法を避難所で実践した経験から、ストレスマネジメントの展開の必要性を指摘してきた。危機的ストレスに、有効に対処することは、個人のみならず、その集団のその後の健康管理や生産性にも大きく影響すると思われる。危機事態でのストレスマネジメント・プログラムを紹介する前に、世界的な動向について述べたい。

1　ミッチェルらのディブリーフィングの問題

危機事態において、最も注目されたグループ・プログラムが、ミッチェル*［Mitchell,1983］らによるディブリーフィングである。ディブリーフィング*とは、衝撃を和らげ正常な機能に戻す手助けをすることを目的として開発されたグループワークである。それは、導入、

ミッチェル（Mitchell）
アメリカ、メリーランド大学救急医学部臨床教授、国際緊急事態ストレス協会の創設者の一人。ディブリーフィングの創始者。兵士や消防士が戦地や救援地から帰還報告（ディブリーフィング）がＰＴＳＤ予防になると考えた。一時、世界的に広まったが、今は、その効果が疑問視されている。

事実、思考、反応、症状、教育、再入の七段階からなっている。事実段階では、「その時あなたは何をしていましたか?」といった設問をし、トラウマティックな出来事やそれに伴う感情を吐き出すことを進めていく。阪神淡路大震災時に、災害後の心のケアとして、ディブリーフィングが推奨された。また、筆者は、神戸児童連続殺傷事件後の地域の学校へのスクールカウンセラーとして緊急配置された時も、専門家からディブリーフィングの講習を受けた。しかし、いきなり衝撃的な出来事を話題にすることに違和感を覚え、児童はもちろん、保護者の心のケアにも、この技法を使わなかった。しかし、「異常事態での正常な反応」といった心理教育や、いま起こっているさまざまな感情や反応への望ましい対処を考えるグループワークは有効だと思い実践した［冨永、1998］。

ミッチェルらは、その後、グループの規模や時期に応じて、さまざまな技法を開発し、その全体をCISM（Critical Incident Stress Management：緊急事態ストレスマネジメント）と名づけている。しかし、CISMの中核は、ディブリーフィングである［Mitchell & Everly,2001］。一方、ディブリーフィングは有効ではないとする論文が報告され［岡田、2000／Emmerik, et al, 2002］、わが国のトラウマ研究者においてもディブリーフィングに否定的な見解が一般的になりつつある［広常・小川、2003］。ディブリーフィングの最大の批判は、被害者が、衝撃的な体験を〝語らされる〟という点である。被害者のペースではなく、専門家のペースによって、語らされることの弊害である。

一方で、感情を閉じこめたり、感情を自分の中にしまいこむ対処が、PTSDや心身症を発症させる要因であることも指摘されている［Young,1995］。そこで、被害者が自らの

デブリーフィング

デブリーフィングは、戦争からの帰還兵に、体験を報告させることが、兵士のその後のメンタルヘルスによい効果がみられるとの知見からはじまった。しかし、体験を語らせることが、回復に寄与するのではなく、体験を分かち合うソシャールサポートや安全感が大切であることが分かってきた。

ペースで、安心でき、信頼できる人に、つらかった出来事を自然に語り、感情を認めてもらう体験は、回復に寄与すると考えられる。ミッチェルらのディブリーフィングが訓練された専門家の主導のもとに二〜三日以内に行われるグループセッションなのに対して、同僚同士や家族と自然発生的に災害体験を語ることは、ナチュラル・ディブリーフィングと呼ばれている。兵庫県こころのケアセンター［2000］は、災害援助に携わった兵庫県内の消防署員五、一〇三名を対象とし、震災の一三ヶ月後の一九九六年二月に、アンケート調査を実施した。高曝露群の職員一、七五二名を対象に、震災後一三ヶ月現在と、振り返りによる震災後三ヶ月時点について、職場と家庭内で、震災時の活動体験をどの程度話したかを、「ほとんど話さない」、「少ししか話さない」、「ときどき話す」、「よく話す」の四段階の自己評価を求めた。また、ＰＴＳＤ症状を測定するＩＥＳ（Impact of Event Scale）を実施し、関連をみた。話すことについての自己評価から、表出減衰群（三ヶ月後に比べて、一三ヶ月後には表出量が減衰している群：65.3％）、表出持続群（三ヶ月後も一三ヶ月後も表出が持続している群：20.4％）、表出寡少群（三ヶ月後も一三ヶ月後も表出量の乏しい群：9.3％）、表出増加群（三ヶ月後に比べて一三ヶ月後の表出量が増大している群：5％）の四群に分け、ＩＥＳの平均値を比較した。結果は、表出減衰群が最もＩＥＳ平均得点が低く、表出寡少群が最もＩＥＳ平均得点が高いことを示した。このことから、「家族や同僚に体験を語り共有することが、その後の精神的影響を緩和する効果があること、体験を話す機会の乏しい者はメンタルヘルス上のハイリスク群であることが示唆された」と考察している。そして、「（ミッチェルらの）ディブリーフィングがその効果に懐疑的な意見が多いことと、精神科的な治療法や介入を受け入れることに対する抵抗を考えると、家庭や職場での日常のコミュニケーションを大切にしておくこと、『語り合う』価値について啓蒙しておくことが大切である」と結論している。

2　これからの危機事態における心のケア・プログラムのあり方

NY同時多発テロ後のケアに関して、ヴァン・デア・コルク*［van der Kolk,2002］は、「市民が求めたケアのベスト三」は、「鍼・マッサージ・EMDR」であると述べた。これは震災後に、マッサージや動作法*に被災者が列をなしたことと一致する。危機事態では、トラウマ体験を語らせることではなく、まずは身体レベルの安心感の回復が第一なのであろう。冨永［2002］は、災害後のケアのキーワードを「安心・絆・表現」と考え、安心感の回復が何よりも優先され、安心感が戻ってきた頃に、さまざまな感情（恐怖や悲嘆だけでなく、さまざまな人との出会いによる喜びなども）を自然に表現できる工夫が大切であることを指摘した。もちろん、災害後に引き起こる心身反応を学ぶ心理教育や、困難に立ち向かうイメージ動作法や心身を休めるリラクセーションなどの体験的ワークも重要な提案の一つであろう。すなわち、トラウマ体験の内容の開示を求めないストレスマネジメントである。そのため、緊急事態ストレスマネジメントは必要だが、ディブリーフィングは不要なのである。ないしは、七段階を手続き的に進めない自然なグループでの支え合いであるナチュラル・ディブリーフィングである。小澤・佐々木［2000］は、台湾地震後の日本

ヴァン・デア・コルク
↓139ページ。
動作法
↓242ページ。

人学校での心のケアの実践を報告している。震災後五ヶ月、それまで個別カウンセリングとリラクセーションを実践し、子どもたちが、全体的に落ち着きを取り戻してきた頃に、過去の困難をふりかえり、将来へ向かって肯定的なストーリーを描けるように物語絵画療法を導入している。小澤らのこの実践は、まさに、ディブリーフィングを用いない危機事態ストレスマネジメントの試みといえる。

語るということは、表現である。しかし、語ることによるカタルシスが、回復の決定的な要因ではなく、語れるほどに回復した状態になって、困難な状況での体験を他者と分かちあうソシャールサポートや、困難な状況を克服する方法を探す過程が、回復に寄与するのかもしれない。すなわち、トラウマに対して、トラウマを語ることではなく、被害に傷ついた自分をケアし、克服する物語が展開されることこそ必須体験だと考えるようになった［冨永ほか、1997］。

そして、心のケアの基本的メッセージを、「つらいことに出会ったら、悲しくなるのは自然だよ。いやなことをされたら怒りの感情がわくのも自然だよ。そんな気持ちを、無理に身体に閉じこめたり、また、自分を傷つけたり人を傷つけて発散するのはまちがいだよ。つらい体験を、自分を生かす、社会に生かす表現に変えよう」とし、ストレスマネジメントを心のケアの理論と技法の中心に位置づけた［冨永、2002］。

3　危機事態ストレスマネジメント（SMC）プログラムの実際

危機には、事故、事件、災害などがある。集団のメンバーが、死亡した時を想定してのSMCを述べる。

(1) 支援チームの組織

支援チームは、危機対応に専門的知識を持っている臨床心理士や精神科医から構成される。二名以上。緊急支援に入る者と、後方支援する者の体制をとっておく。日本臨床心理士会は被害者支援専門委員会を設置しており、依頼があれば、支援できる体制が整っている。

(2) 被害者の遺族へのケア

遺族のケアは、ストレスマネジメントよりも、生活支援と経済支援が第一となる。生活支援と経済支援の根底に、亡くなった人を、心の中に生かすという視点が必要となる。

・遺族は、ショックで、食べる、眠る、といった基本的な生活が阻害される。生活を支援できる体制をとる。日常生活のサポート（買い物を手伝う、料理を作る、ほかのきょうだいの面倒を見るなど）ができる人の資源を活用する。（直後は、カウンセリングよりも、生活支援が求められる）

・死亡に至った事実の解明に全力をあげる。事実関係については、警察や司法の判断や介入に待つところが大きい。そのため、証拠の保全などに全力を尽くす。

・事件が大きく報道された場合、メディア・スクラムから被害者の遺族を守ることも必要である。
・死者の名誉に関わることなので、「事故」、「事件」、「過失」といった用語を慎重に選ぶ。
・社内や学校内に残された被害者の遺品を大切に保存し、遺族とのコミュニケーションを図る。遺品をみると悲しみがこみ上げてきて、日常の業務ができなかったり、はやく忘れたいという心理が働くことがある。そのため、遺品をすぐにしまったり、献花をすぐに、なくしたりということがある。喪に服する期間を、遺族と話し合うのがよい。
・遺族は、宗教的な喪の作業が終わる頃（仏教では四九日など）から、孤立無援感、悲嘆感情に圧倒されるなどの情緒的反応が顕著になることがある。

(3) 被害に遭遇したが命を取り留めた人、または、被害を目撃した人へのケア

急性ストレス反応の心理教育、危機的ストレスへの望ましい対処法の確認や習得が、目的となる。

①急性ストレス反応の心理教育

・危機後には、さまざまな心身反応がみられる。まず、それらの反応が異常な事態での正常な反応であることを知ることが必要である。そのために、**表1**のようなパンフレットを用意する。
・長期的には、記念日反応のことを伝えておくとよい。被害にあった一年目に反応を

表1　ショックな体験をした人へ

ひとは、死ぬほどのショックを体験すると、心が凍りつきます。

「その時のことがよく思い出せない」、「映画をみているようで本当のことだと思えない」「（悲しいはずなのに）涙もでない」といったように心が凍りつきます。凍りついた心が、少しずつ溶けていくときに、さまざまな症状が生まれます。からだの痛み、突然思い出される痛み、ひとに甘えたい、...。つらい気持ちを身体で叫んだり、甘えの行動で訴えたりしているのです。

それらは、　**「異常な出来事があったときの正常な（自然な）反応です」**

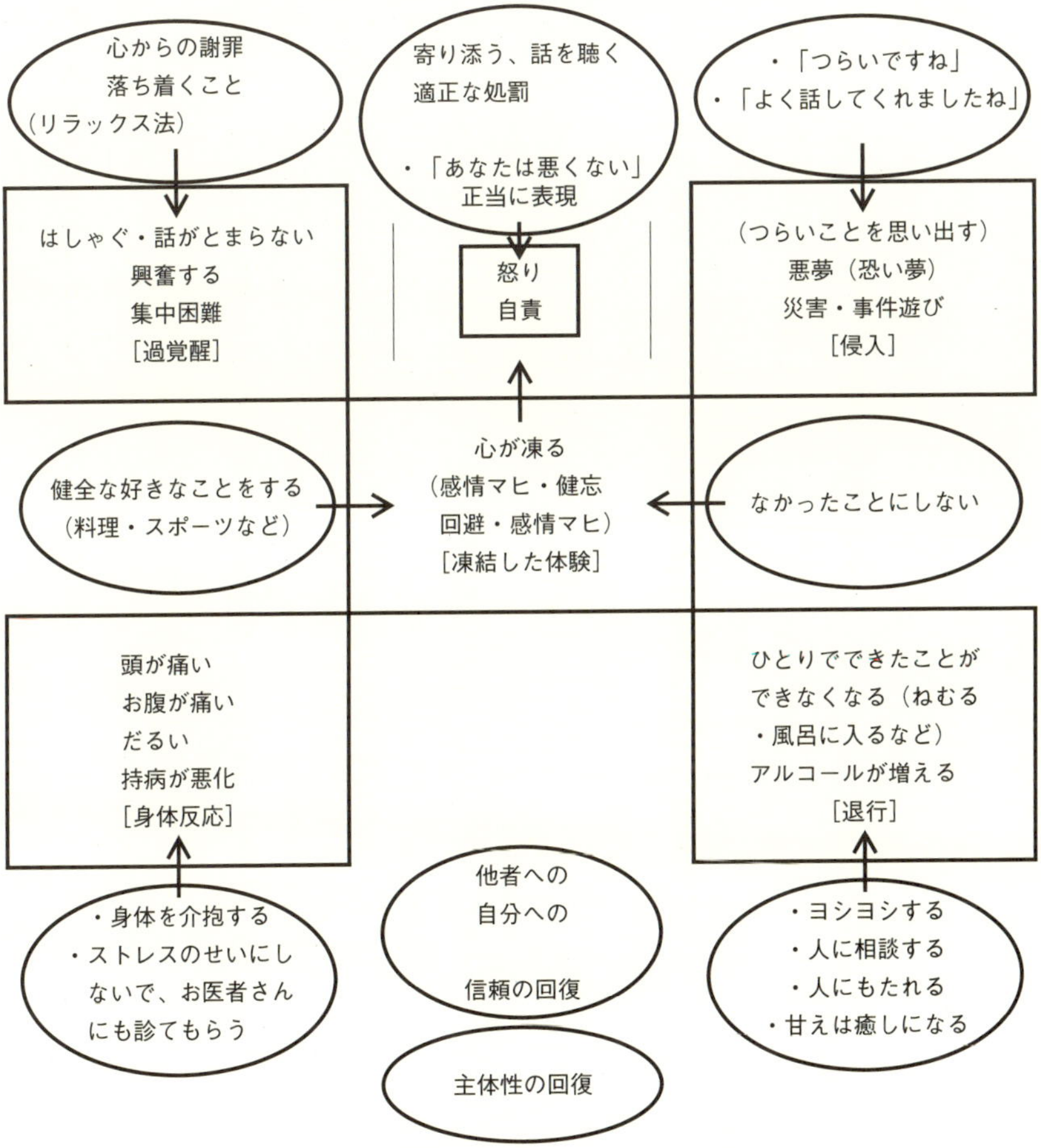

＊リラックスすると、さまざまな感情がわき上がることがあります。それは、つらい出来事を消化しているのです。

さまざまな症状や訴えができることは、よいことである。

症状は「凍結した体験」が溶けつつあるということ、その時の対応が大切。

起こすことがある。

②配慮の要するメンバーのアセスメント

・ＩＥＳ―Ｒ［Weiss&Marmar, 1999］などのアンケートにて、配慮を要するメンバーを把握する。

・アンケートの実施は、目的と誰が見るのかを説明し、個別にフィードバックできることが望ましい。（災害後の疫学的調査のみを目的としたアンケートは被害（災）者を傷つける。必ず、ケアつきの調査を実施すること。）

・後追い自殺を防止する。過去に身内の喪失を経験していたり、なんらかの危機を経験している者は、アンケートにあらわれなくても、要配慮である。また、事故の場合、その管理責任者も要配慮である。

・心身反応が顕在化している者をケアする。

③望ましいストレス対処の確認と習得

・さまざまな反応に対して望ましい対処が考えられる。落ち着くためや、眠れないときのリラックス法を提案する。ひとりでできる方法として、漸進性筋弛緩法*やイメージ呼吸法や肩の動作法*がある。

・わが国は、マッサージなどの身体的ケアには、親和的なので、メンバー間で、疲れをとる活動を提案するのもいいだろう。

・専門家による構造的なディブリーフィングよりも、メンバー間が自然に会話できる雰囲気を作る。また、アルコールが増えるといった反応を知り、望ましい対処を提

漸新性筋弛緩法
↓105ページ。

動作法
↓242ページ。

案する。「心と身体のリラックス法」とか、子どもが対象であれば、「遊び隊」といった名称で、活動を紹介する。「心のケア」を全面にださない。

④支援者の支援

・災害であれば、行政職の方、教員などの公務員などは、被災者であり、支援者として活動しなければならない。守秘義務から、さまざまな活動を語ることができない立場に置かれている。そのため、支援後の活動が自由に語ることができる場を用意する必要がある。また、支援に入った専門家の二次性外傷性トラウマへのケアも必要である。

(4) SMCの効果

二〇〇四年の台風豪雨災害後の心のケアとして、学校でSMCプログラムを実施した。スクリーニングテストと教師の観察から、とりわけ落ち着かないクラスに、災害後のストレスマネジメント授業を実施した。

このプログラムを実施した後の教師による感想は、「台風のことは話題にしてはいけないといった雰囲気がクラスや学校に広がっていたころだった。だから、ストレスマネジメントの授業はよかった。」「あれから、昼休みや放課後に、気になる子とできるだけ話すようにした。すると、いろんなことをかんじていることがわかった。」であった。

また、児童の感想は、「みんなリラックスできたと思う。とっても×3たのしかったです。」「台風のときこわかったこともこわくなくなった。ぜひまたしてみたいです。とってもたのしかったです。またきてほしいです。」「ぼくはこんなじゅぎょう初めてでからだじゅうすっきりしました。」「このじゅぎょうをしてきもちがすっきりした。」などであった。次の日に個別相談に来たある児童が、「あれ（漸進性弛緩法など）をしたら楽しい夢見たよ」と話し、台風の後ずっと怖い夢を見ていたと語った。

ディブリーフィングの問題点は、安心・安全感の確保を充分にはからないうちに、トラウマ体験に直面させることにある。自分のさまざまな反応に対処できるという自信を培って、安心できる場で、トラウマ体験を語り、次に同じようなことに遭遇したときにどうすればいいかといった克服のテーマをやり遂げることこそ、最も必要な体験であろう。

（冨永良喜）

引用・参考文献

Emmerik, A.A., Kamphuis, J.H., Hulsbosch, A.M. & Emmelkamp, P.M. 2002 Single session debriefing after psychological trauma：a meta-analysis. *Lancet*, 360（9335）, 766-71.

服部祥子・山田冨美雄 1999 『阪神・淡路大震災と子どもの心身』 名古屋大学出版

広常秀人・小川朝生 2003 『危機介入としての「デブリーフィング」は果たして有効か？』 日本トラウマティック・ストレス学会（http：//www.jstss.org/topic/treatment/treatment.html）

兵庫県こころのケアセンター 2000 『非常事態ストレスと災害救援者の健康状態に関する調査研究報告書―阪神・淡路大震災が兵庫県下の消防職員に及ぼした影響』（http：//www.survival.org/kokoro/kokoro_care_net/act_1995_2000/act_95_00/shobo.html）

Mitchell,J.T. 1983 *Guidline for Psychological Debriefing.* Emergency management course manual. Emmitsburg.MD : Federal Emergency Management AgencyEmergency Management Institute.
Mitchell,J.T. & Everly,G.S. 2001 *Critical Incident Stress Debriefing.* Chevron Publishing Corporation.
（高橋祥友（訳）2002『緊急事態ストレス・ＰＴＳＤ対応マニュアル』金剛出版）
岡田幸之 2000「被災者の精神心理的援助に関する文献的研究—特にデブリーフィングの方法論と効果について」『災害の被災者の精神的回復過程に寄与する諸要因の研究　09480082 科学研究費研究報告書』Pp.104-118.
小澤康司・佐々木志保子 2000『平成11年度海外子女教育研究協力校実践研究報告』台中日本人学校
竹中晃二 1998『子どものためのストレスマネジメント教育』北大路書房
冨永良喜・山中　寛 1999『動作とイメージによるストレスマネジメント教育・展開編』北大路書房
Young,A 1995 *Harmony of Illusions : Inventing Post-Traumatic Stress Disorder.* Princeton Univ. Press.
（中井久夫（訳）2001『ＰＴＳＤの医療人類学』　みすず書房）

第5章　ストレスマネジメント普及・実践の将来的課題

第1節　各章の内容を振り返って

本章では「ストレスマネジメントの普及・実践の将来的課題」と題して、第1節として、第1章から第4章までの内容を振り返り、それらの要点を確認する。次に、第2節では、様々な領域にまたがるストレスマネジメントの将来を考え、いくつかの切り口から議論を行いたい。

以下、第1章から第4章までを簡単に概観し、印象に残った内容を整理する。

第1章　ストレス内容の推移と対処

世の中の流れとともに、ここ二〇年間でストレスの内容や定義が変化してきた。この章では、従来行われてきたストレス研究を概観し、またストレス先進国としての米国の事情についても解説を行った。

第1節　ストレスの内容・考え方の推移

第1節では、本書においてストレスマネジメントの方向性を知る上での基本的な解説を行っている。セリエ*がストレスの概念を提唱して以来、ストレスを発生させる条件やその測定技術・方法が盛んに開発され、同時にコーピング*（対処）の方法も体系化・理論化されて今日に至っている。しかし、最終部で述べているように、職場や学校、家庭、地域など様々な場において、ストレスの内容や考え方も大きく変化してきた。ストレスに関する理論をベースに置きながらも、つねに時代のニーズに合わせた取り組みが必要とされている。

第2節　現在までのストレス対処の概要

第2節では、ストレス・コーピング、すなわちストレスへの対処の方法について、従来の研究の解説を行っている。まずストレス・コーピングの定義について、ラザルスとフォークマン、コックスとファーガソン、坂田それぞれから引用した後、コーピング測定に関する二つの考え方を解説している。一つはコーピングを独立した行動として捉えるアプローチであり、コーピング行動の特徴を調べたものである。もう一つは、コーピングを個人が置かれた環境や状況の変化によって変動するプロセスと捉えるアプローチであり、コーピングが環境や状況に依存して変化することを前提としたものである。さらに、私たちが、環境や状況に応じてコーピングの内容を、ストレッサー、認知的評価*、ストレス反応などの変数にも影響され、選択的に、しかも柔軟に用いていることが述べられている。ストレスを予防的観点から見るストレスマネジメントにおいては、単にコーピングの方法を人々に教育するだけでなく、どういった種類のストレスに対して、またどういった状況

セリエ
→3ページ。

コーピング
→9・50ページ。

ラザルス
→15ページ。

認知的評価
→44ページ。

の中で、どのコーピングを用いれば効果的なのかを知らせ、ロールプレイなどによって現実的な「備え」をさせる必要がある。

第3節　米国におけるストレスとストレスマネジメント

第3節では、米国のストレスマネジメント事情を紹介している。前半では、ストレス先進国の米国において、ストレス関連用語の使用がどのように変容してきたのか、また新しいストレス関連用語がどのように生まれてきたのかを解説している。中間では近年、米国全体を悩ますストレスとなったテロリズムとそのストレスマネジメントの方法について、さらにストレスマネジメントと様々な疾病との関連について、さらに後半ではインターネットを用いたストレスマネジメント・プログラムの普及に関して解説が行われている。

本節で特に印象深い点は、『進歩のパラドックス』として示されているように、生活が豊かになる一方で、ストレスが増加してきたという先進国における教訓である。また、米国の実践や研究から教わることとしては、ストレス問題は単に心の問題にとどまらず、他の健康問題と密接に関わりを持っていることである。そのため、留意すべき点として、ストレスマネジメントが単独に心の問題の対処だけでなく、、他の健康行動とともに対処すべき課題であるということ、また代替療法も今後のストレスマネジメントにはなくてはならない存在になるかもしれないことである。

次に興味深い点として、最近の米国におけるストレスマネジメントの中に、「回復力」や「ポジティブ・サイコロジー*」という観点が盛り込まれていることがあげられる。これ

ポジティブ・サイコロジー
↓60ページ。

らの考え方は、現在のところわが国では十分な議論が行われていないが、今後は多く取り入れられていくのではないかと思われる。

最後の一点は、ストレスマネジメント教育におけるインターネットの活用であり、ツールとしての需要が今後ますます高まることが予想される。我が国でも、他の健康行動と合わせた形でストレスマネジメントを目的としたインターネット・プログラムが散見されるが、思うほどには効果が得られていない。近い将来において、インフラ整備とともにインターネット活用世代が増加していくことは目に見えている。今後はプログラムをインターネットで配信するだけといった単純なものではなく、効果が期待できるインタラクティブなプログラムの内容を模索していく作業が必要である。

第2章　ストレスの促進・緩和要因

第2章では、学校、地域、職場、家庭などで蔓延する様々なストレスを特定化するとともに、それらを助長、緩和している要因を明らかにし、促進要因の除去・緩和、また緩和要因の増強について解説を行った。

第1節　家庭・学校におけるストレスと促進・緩和要因

第1節では、まず前半部において、子どもの不適応行動を、ストレッサーへの誤ったコーピングの結果と見た議論を、次に後半部では家庭および学校におけるストレッサーの内容とコーピングについての解説をそれぞれ行った。特に、家庭において、親子間のストレッサーは相互作用的な傾向が強く、その結果、子どもが極端な行動を示しやすいことを指摘している。

また、学校において他者と関係するストレッサーの存在を重要視し、いじめなどの誤ったコーピングを実践可能で建設的なコーピングに変えていく術と述べている。最後は、他領域との連携を視野に入れつつ、ストレスに対する促進・緩和要因を、①環境による影響、②個人的特徴、③社会的な活動、の三つの切り口から、ストレス・コーピングに関わって留意すべき内容としてまとめている。

第2節　職場におけるストレスと促進・緩和要因

第2節では、労働衛生の観点から、職場のストレスを人間環境モデルと職場そのものの要因に分け、特に後者では、①人間関係によるストレス、②仕事の質・量に関するストレス、③環境変化によるストレス、④テクノストレスについて例をあげ説明を行い、そのマネジメントとして、①ストレッサーの低減、②認知的評価の修正、③ストレス反応のコントロール、④ソーシャル・サポートの発展、⑤ストレス対処能力の開発という五つの方法論を提案している。

また、職場においてストレスマネジメントを実践するにあたり配慮しなければいけない事柄として、①プライバシー保護の配慮、②それぞれの職場の状況に合わせた手作りの対策、③産業医、保健師、カウンセラーなどとのチームワークの重要性、④社員の健康教育・

メンタルヘルス研修の開催、があげられている。以上の課題は、従来から指摘されてきた事柄ではあるが、今後はこれらの課題に加えて、文中でも指摘されているように、行動科学的な取り組み、すなわち知識をどのように行動に結びつけさせるかといった一段階進めた取り組みが求められる。

第3節　医療施設(患者・医療者)におけるストレス促進・緩和要因

第3節では、医療現場におけるストレスの促進・緩和要因を取り上げている。前半では、罹患している疾病の種類によって変化するストレッサー、ストレス反応、およびそれらを緩和する要因についての解説を行っている。たとえば腎臓病、リウマチ、喘息を患う患者は日常いらいらごと(デイリーハッスル)が多いなどの興味ある結果が示された。残念ながら、ここで使用されたストレッサーは日常いらいらごとであり、これは同時にストレス反応ともとれることから、疾病罹患との因果関係、すなわち日常いらいらごとが多いために疾患に罹患しやすかったのか、また罹患したために日常いらいらごとが増加したのか、どちらであるかを言及することができない。しかし、疾患との関連においてストレッサーやストレス反応の内容がより明確にされれば、その疾患特有のストレスマネジメントが可能となる。

後半では、医療者のストレスについて、バーンアウト*や新卒看護師のリアリティショック、そしてその回復に関わる要因など興味ある解説が加えられている。今後ますます高度化、複雑化していく医療の現場において、医療者が受ける、治療側の大きな責任と患者側

バーンアウト
→178ページ。

の権利意識との間で生じる重圧は、医療者自身のストレス関連問題を生み出すだけでなく、彼らの医療・治療ミスなど二次的問題として影響を与える。医療分野における安全意識の向上、ソーシャルサポート・ネットワークの整備、コミュニケーション訓練など、従来のストレスマネジメントに様々な要素を組み込んだ包括的プログラムの開発が待たれる。

第４節　災害時・危機管理におけるストレスとその促進・緩和要因

第4節では、人が突然の災害や危機に直面した際、またその後に起こる心理的影響について従来の研究を詳細に紹介している。

近年、我が国では、いくつかの大きな災害が重なり、また小学校などに外部者が進入して殺傷事件が起きるなど悲惨な経験が続いている。従来はこれらの災害や危機が生じるたびに対応や対処について議論が行われてきたものの、最近では、いくつかの団体で危機介入マニュアルが作成され、ようやくシステマチックな対応ができるようになってきた。本節では、災害の各段階における対応をフリーディらの研究を基に、①災害前のリスク要因、②災害時のリスク要因、③災害後のリスク要因、に分けて具体的に必要な対処の内容を解説している。また救済者が経験するストレスに対しても支援の必要性を述べ、災害や危機に遭遇した対象者への支援を行うことはもちろんのこと、救済者が曝されるストレスに関しても、第2章3節で記述されている医療者のストレスマネジメントや第4章第4節における重度患者の医療者へのストレスマネジメントと共通する話題として、今後具体的な方策が議論されるに違いない。

第3章　予防行動変容としてのストレスマネジメント
——ポピュレーション・アプローチ

第3章では、ストレスマネジメントへの新しい視点として、近年、健康行動に広く適用されている行動変容理論・モデルを用いた取り組みを紹介している。

第1節　行動変容理論とストレスマネジメント

第1節では、ストレスマネジメントを「日常生活におけるストレス低減の努力」と定義し、これらの行動をいかに始め、継続させていくのかという視点で議論を行っている。つまり、ここではストレスマネジメントの役割を予防健康行動に絞り、そのうえで行動変容理論・モデルの適用を解説している。

本節では、行動変容理論・モデルのイントロダクションとして、まず「行動変容」という用語についての定義、ついでストレスマネジメントが対症療法から予防措置として期待されるようになった経緯を説明している。特に、臨床的アプローチとは別にポピュレーション・アプローチが果たす種々の健康問題の予防を例に取り、ストレスマネジメントにもポピュレーション・アプローチが必要であること、そしてその方策についての具体的な解説を行っている。その上で、ストレスマネジメント行動に適用できる行動変容理論・モデルとして上・中・下流アプローチの内容を示し（→161ページ）、また単独でプログラムに組み込むことが可能な行動変容技法のいくつかを示している。後半部ではストレスマネジメントの実用性を高めるために、そのプログラムづくりに必要な三次元軸を示し、キュービックによるプログラム開発を提案している（↓170ページ）。

第2節　トランスセオレティカル・モデルを使用したストレスマネジメント

第2節は、トランスセオレティカル・モデル（TTM）を用いたストレスマネジメントの紹介である。本節の筆者であるプロチャスカ氏らによって体系化されたTTMは、当初は禁煙行動に用いられていたが、今や世界中で、多様な健康行動に適用されるようになっている。ストレスマネジメントへの適用は、それほど歴史があるわけではないが、健康行動としてストレスマネジメントをとらえた場合、その適用性はきわめて高いと言える。

TTMは、変容ステージ、変容プロセス、意志決定バランス、およびセルフエフィカシーの四つの構成概念から形成されている。変容ステージとは、ストレスマネジメント行動を行うレディネス（心の準備状態）と実践の程度によって五ステージ（前熟考、熟考、準備、実行、維持ステージ）に分けられ、人はこれら五ステージを上下しながら行動を行っている。変容プロセスとは、もともとセラピストがクライエントに対して、彼らの問題行動、感情、認知、あるいは対人関係を変容させるように奨励したり、働きかけを行う基本的な活動パターンを示したものである（↓163ページ）。

ストレスマネジメント行動では、変容ステージを見極め、ステージに合わせて、次のステージに上げるために変容プロセスが使用される。意志決定バランスとは、行動を行う際の恩恵の感覚とコストの感覚である。初期ステージでは、コスト感が強く、逆に恩恵は感じにくい。そのため、初期ステージ者には、将来起こる恩恵についてイメージさせることがステージを上げることへの支援になる。最後のセルフエフィカシー*は、「できる」という自己への見込み感である。

セルフエフィカシー
↓230・27ページ。

ＴＴＭを用いた介入とは、まずは相手の変容ステージを見極め、ステージに応じた働きかけを他の三つの構成概念を用いて行うことになる。本節では、これらＴＴＭの構成概念についての説明に加え、ＴＴＭを用いたストレスマネジメント・プログラムの配信媒体、すなわちインターネット、郵便、ホットライン、カウンセラーによる働きかけなどについて具体的な解説が行われている。特にコンピュータを使用した個人へのフィードバックとして、エキスパート・システムと名付けられた方法が詳細に示されている。ＴＴＭの適用もさることながら、配信媒体の多様性は、今後ストレスマネジメント・プログラム発展において強力なツールとなることが予測される。

第３節　ＴＴＭをストレスマネジメントに適用する際の問題点

第３節は、行動変容理論・モデル、とりわけＴＴＭをストレスマネジメントに適用する際の問題点について解説を行った。ここではＴＴＭのストレスマネジメントへの適用は、今後のストレスマネジメントの発展に大きな影響を与えるとしながらも、現在のところ確認しなければならない問題がいくつか散見されるとしている。

それら問題点は次の三点で、第一の問題点は、私たちが経験するストレスは目に見える形で把握できず、そのため自身でストレス対策を取っていると考えているとしても、その対策がストレス低減に役立っているかどうかがわからないという点である。例えば、イライラするとタバコを吸って落ち着くという行為は、見かけの対策であり、実はニコチンの依存によるものである。

第二の問題点は、対象となる人の変容ステージを決定するにあたって、ターゲットとなるストレスマネジメント行動の定義づけが曖昧な点である。従来、TTMで扱われてきた健康行動では、その内容が明確に定義されている。例えば、禁煙や運動では、実践する気があるかないか、また実際に実践しているかいないかが自他共に明確に区分される。しかし、ストレスマネジメント行動に限っては、「うまくストレスに対処する行動」という定義そのものがきわめて曖昧であり、その内容も人によって異なっている。例えば、「うまくストレスに対処する行動」の中には、「イライラを解消するために散歩を行う」と「イライラを解消するために友達とおしゃべりをする」も含まれ、対象者がイメージするストレスマネジメント行動の内容によって、変容ステージを決定することが困難になる可能性がある。さらに、ストレスマネジメントの方策や技法が多岐にわたっていることもストレスマネジメント行動、すなわち「うまくストレスに対処する行動」の中身の把握を困難にしている。

第三の問題点は、ストレスマネジメントが行われるのは、実際にはストレッサーを体験し、ストレス反応が生じる時であり、ストレッサーやストレス反応を自覚していない人は、想定された変容ステージには含まれないという点である。この点については、竹中らが直接プロチャスカ氏自身に質問を行っており、彼は次のように回答している。「世の中にストレスを持たない人はいない。そのため、ストレッサーやストレス反応を自覚していない人は、日頃からストレスマネジメント行動を行っているために自覚していないのであり、つまり六ヶ月以上ストレスマネジメント行動を実施している維持ステージ者である」と。このように考える一方で、変容ステージを決定する際、まずストレスを自覚しているか否かの質問を設け、自覚している人のみをステージ決定の段階に進めるべきであると考えることもできる。

いずれにせよ、ストレスマネジメントを予防の観点で考える際に、ＴＴＭを始め、行動変容理論・モデルをストレスマネジメント行動に適用することは将来有望な取り組みと思えるものの、現時点ではもう少し厳密な研究が必要とされる。

第４章　ストレスマネジメント・プログラムの実際

最後に、第４章では、学校、地域、職場で現在行われているストレスマネジメント・プログラムを紹介している。

第１節　学校で行うストレスマネジメント・プログラム

第１節では、学校で行うストレスマネジメント・プログラムの内容について、学校ストレスモデルに基づいた介入の必要性を述べている。また、学校の実状に応じ、しかも効果が期待できるプログラムとして包括的な取り組みが求められている。また、学校で行うストレスマネジメント・プログラムの内容として、①心理教育、②効果の測定、③リラクセーション訓練、④個人的ストレス耐性の強化、⑤および学校内のソーシャル・サポートの五項目をあげ、最後に学校の体制づくり、ネットワークづくり、スクールカウンセラーの活用など定着化、制度化のための方策を述べ、学校で行うストレスマネジメントにおいて今後の発展につながる視点を提供している。

第2節　自己理解と他者理解を目的としたペア・リラクセーション

第2節では、ストレスの低減のみならず対人関係の改善をも目的に置いたペア・リラクセーションの方法を解説した。本節によれば、諸外国で推進されているストレスマネジメント教育の共通要素は、①健康教育として行われていること、②集団を対象にしていること、③ストレスの概念・気づき・対処法の習得・活用を行わせていること、④リラクセーション法が導入されていること、⑤快適イメージや言語暗示によって安心感や自尊心を育む工夫がなされていること、⑥個人の意志も尊重されていることである。本節ではペア・リラクセーションを行わせることで、これらの要素に加えて対人関係の改善が得られることを強調している。個人のストレス対処だけでなく、このように「協調」という課題は、今後、ストレスマネジメント・プログラムに取り入れるべき内容である。

第3節　地域・職域におけるストレスマネジメント・プログラム開発

第3節では、大阪府で行われているストレスチャレンジ教育事業の紹介が行われている。ストレスに関わる知識、ストレスマネジメントの技法の紹介、そして実際の訓練とその評価をひとくくりにしたこのプログラムは、まさにカリキュラムを考えた地域型教育プログラムの手本となりうるものである。また、このような事業の推進は、現代のように希薄化した地域活動を活性化し、連帯意識や協力を生むために重要な活動となるに違いない。

第4節　医療現場におけるストレスマネジメント・プログラム開発

第4節では、医療現場、特にファウジーらおよび保坂らが行っているガン患者とその家族、ケアギバーを対象としたストレスマネジメント・プログラムの内容が紹介されている。また、このような患者に医療を提供しているスタッフのストレスも大きな問題である。死に直面する患者をケアする医療者のストレスマネジメント・プログラム開発にあたっては、著者らが開発しているように、介入の対象となる心理学的媒介要因を明確にし、それに有効に作用する技法を選択して実践することでより高い効果を持つプログラムの開発が可能になる。

第5節　危機管理を目的としたストレスマネジメント・プログラム開発

第5節では、危機管理を目的としたストレスマネジメントが具体例に紹介されている。

本節では筆者の介入経験を基に、従来、欧米を中心に奨励されてきたディブリーフィング*の適用に注意が必要であることが述べられている。ディブリーフィングとは、トラウマティックな出来事やそれに伴う感情を吐き出させることであるが、被害者が衝撃的な体験を「語らされる」ということに問題がある。それに対して、ナチュラル・ディブリーフィングでは自らのペースで、安心でき、信頼できる人、例えば同僚や家族と自然発生的に体験を語ることによって感情の閉じこめやしまい込みを防ぐことができる。

本節において、危機自体における心のケア・プログラムでは、第一に、身体レベルの安心感の回復に重点を置くべきであると指摘し、トラウマ体験の内容開示を求めないストレスマネジメントの必要性を説いている。印象に残るのは、心のケアの基本メッセージである。「つらいことに出会ったら、悲しくなるのは自然だよ。いやなことをされたら怒りの感情がわくのが自然だよ。そんな気持ちを無理に身体に閉じこめたり、また自分を傷つけたり、人を傷つけて発散するのはまちがいだよ。つらい体験を、自分を生かす、社会に生かす表現に変えよう」。この「自分を生かす、社会を生かす」というメッセージは、危機に際してだけでなく、誰もが持つべきストレスマネジメントの目標として、印象深いものであった。

以上、第1章ではストレスマネジメントの基礎をなすストレスおよびそのコーピングの歴史、また米国における最近までの事情について、第2章では様々な場においてのストレスの促進・緩和要因について知ることができた。以上の基礎知識を基に、第3章では将来

＊ディブリーフィング
↓281ページ。

のストレスマネジメント、特に予防行動としてのストレスマネジメントに必要とされる行動変容について解説を行った。続いて、第4章では、学校、地域、職域、医療の各分野で行われているストレスマネジメント・プログラムのほかに、危機管理を目的としたストレスマネジメントを紹介した。

次節では、これらの知見を基に、将来のストレスマネジメント発展におけるヒントに迫りたいと思う。

第2節　ストレスマネジメントの将来

私たちには、ストレスのない人生など考えられない。ストレスは、誰もが経験し、いわば人生に待ち受ける罠である。突然、罠にかかれば誰もがショックを受けるのは当然である。もし私たちが事前に罠のありかや形状を知っておれば対処法も身につけておくことができる。あるいは、不幸にも罠にかかったとしても、パニックを起こさないで罠をはずす思案をしたり、人の助けを待つことができる。

ストレスマネジメントは、ストレスそのものの知識を身につけることでもあり、ストレスを避ける術、こなす術を練習するものである。また、日頃からストレスを貯め込まないで、その影響を分散させる術も含まれる。しかし、実際に、現在行われているストレスマネジメントは、その内容、行う場、教える人、教え方に至るまで、種類は千差万別であり、そのため、人によってストレスマネジメントのとらえ方も大きく変わっている。例えば、ストレスマネジメントに対して、医学と心理学の視点は大きく異なり、医学においても産業医学、公衆衛生、精神医学など取り扱う学問分野によって理解や実践が異なる。また、心理学でさえ、臨床心理学と健康心理学では実践内容から対象者、行う技法も異なり、医療場面から教育場面までの実施範囲を考慮すると組み合わせは広がる一方である。本節では、本書の締めくくりとして、ストレスマネジメントが現在広がりを見せてはいるものの、その普及を妨げている要因や促進させる事柄についていくつかの切り口を想定し、それらの切り口からストレスマネジメントの将来像を考えてみたい。それらの切り口とは、①対象者のセグメント化、②プロ集団の活用、③教育分野の強化、④ストレスマネジメントの潜在的ニーズの必要性、⑤幹を鍛える必要性、⑥実践者を育てるサポート組織の必要性、の六点である。

1　対象者のセグメント化

(1)　セグメント化

図1は、ストレスマネジメント・プログラムを受ける対象者、行うべき介入の焦点、および期待される成果の関係を示している。実際は、図のように厳密に対象者を分けることは困難かもしれないが、対象者のニーズを絞り、そのニーズに応じた介入を行えば、それぞれが求める成果に結びつけやすい。左から一次予防、二次予防、三次予防と単純に考えることもできるが、この図では、介入の焦点や期待される成果を明確にすることでプログラムの内容を対象者に合わせ、またプログラムの配信方法についても理解が得やすいと思われる。

図の対象者のうち最も右側の人たちは、現在、ストレス問題を抱え、臨床的処置が必要な人、あるいはそれに近い人たちである。彼らはストレス問題で苦しみ、専門の医療機関

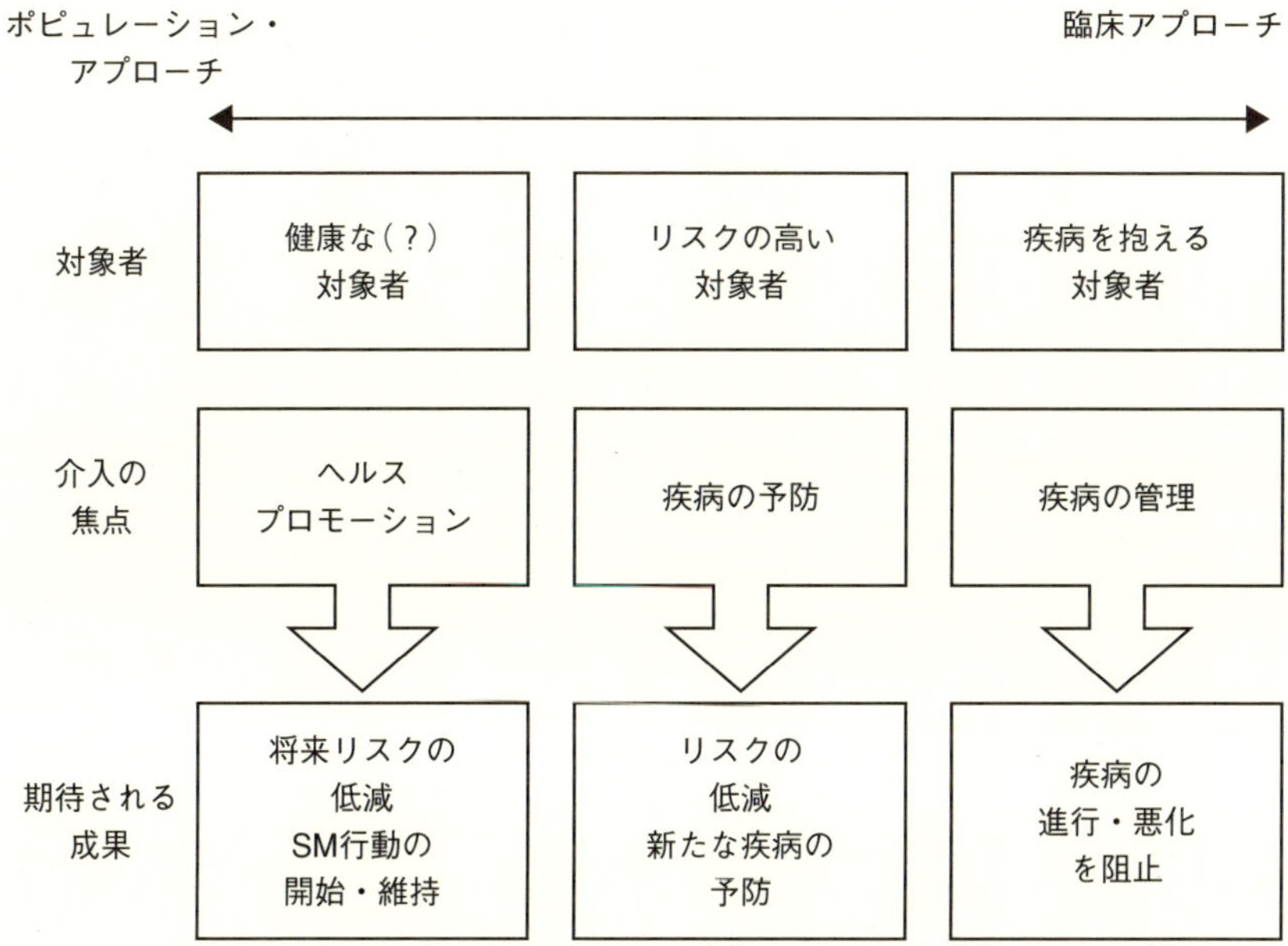

図1　ストレスマネジメント・プログラムを受ける対象者、行うべき介入の焦点、および期待される成果の関係

で診断を受け、投薬やカウンセリングなど必要な処置を専門職から個別にサービスを受け取る。この対象者は、まさに臨床アプローチの対象であり、期待される成果は症状の進行や悪化を防ぐことになり、この対象者に行うべきストレスマネジメントは、ストレスが起因する疾病の「管理」を目的として行われる。

次に、中央部の対象者は、ストレスに対してリスクが高い人たちである。例えば、現在、職場や地域で行われている試みとして、ストレスに対する質問調査を対象となる人々に実施させ、リスクが高いと判断された人たちに対して教育を行ったり、定期的に指導を行う方法である。ここで行うべきストレスマネジメントの目的は、ストレスが起因する疾病の「予防」である。現在、様々に開発されたストレス・チェックリストは、このようなスクリーニングのために開発され、リスクの高い人を検出する役割を担っている。さらに、ストレスは誰にでも待ち受ける罠であることを考えれば、現在、健康な(将来はわからない)人々への介入も視野に入れた試みが必要となる。

図の左端にあたる人たちは、まさにこの対象者である。ここでは、「ヘルスプロモーション」としてのストレスマネジメントが必要とされる。しかし、彼らは自身で問題を感じていないためにプログラムを受講する意識に乏しく、教育を受けたとしても内容を実践し続ける動機づけがきわめて低い。この人たちには個別ではなく、まさにポピュレーション・アプローチが適しており、いかにわずかでも意識をもたせるかが将来起こりうるストレスに備えさせるために重要となる。また、この人たちへの働きかけがうまくいけば、中央部に位置するハイリスク群に移動する人数を減らすこともできる。従来行われてきたストレスマネジメント・プログラムは、これら三群の見極めを行うことなく、一律の内容を教授し、また働きかけを行ってきたように思える。

対象をセグメント化するメリットは、それぞれのセグメントのニーズに適合した介入を行えることにある。例えば、左端に位置する人たちには一般的で理解が容易であり、ゲームや集団で行えるような楽しみを強調したプログラムを開発し、まずは参加させてわずかでも意識を高めさせることを意図する。中央部のハイリスク者には、さらに詳細な知識やスキルを身に付けさせるプログラムづくりを行い、右部の人たちには治療とともに職場復帰など治癒後の社会復帰や再発防止に留意したプログラムなど、対象に応じたプログラム開発、そして評価法が必要とされている。これらセグメント化の考え方は、第3章の行動変容の考え方でも詳細に解説されているほか、最近ではプログラム参加者を増やすために社会的マーケティングの考え方を盛り込んだ募集も行われている。

(2) 風土づくりの重要性

職域における積極的なストレスマネジメント活動を妨げている大きな理由として、仕事とプログラム参加の両立の困難さにある。会社は、仕事を行う場であり、個人の問題とされる健康づくりを会社の中で行うということ自体が、わが国における会社の価値観にそぐわない点が多い。しかし、現在のようにチームで行う仕事が増えてくれば、対象がリーダーであってもチームの一メンバーであっても、その人がストレスによって健康を害すれば、仕事全体に迷惑がおよび、ひいては会社に損害を与えることになる。また、健康を害した従業員は、会社の生産性を鈍らせ、家族にも影響を与えることは言うまでもない。

　このように、ストレスに関わる個人の健康問題は、個人の問題に収まらず、他者への影響がきわめて大きいことがわかる。そのため、プログラムのスタッフがまず行わなければならないことは、ストレスマネジメント・プログラム参加の募集に際して、まずはキャンペーンやポスター、冊子などのムードづくりを行うことである。次に、経営者はもとより従業員全体に対して、健康問題が決して個人の問題ではないことを認識させ、会社の風土や価値観を整えることが重要である。現在、管理職だけをストレスマネジメント研修の対象となっているものの、これらの活動をいかに会社全体に広げ、風土として定着させるかが効果的なストレスマネジメントを行わせるためのキーとなる。

(3) 行動変容理論・モデルの活用

　次に重要な課題は、効果が期待できるプログラム開発、すなわち合理的で費用対効果が見込めるプログラムの開発である。ストレスマネジメントに関わるスタッフが行う指導内容の質は、従来と比べて著しく高まっている。これらの内容は、主に医学的知識や理論に裏付けされた、いわゆる対象者に応じて個別に行われる健康教育と呼ばれるものである。しかし、この個別健康教育を行うことが全体に対して万能の効果を持つわけではない。

　効果が期待できる指導とは、指導内容をうまく相手に伝えられるように、相手との接点が考慮された指導である。例えば、指導者は、健康行動、例えばストレスマネジメントを行おうと決心ができている人、またすでに行っている人には接することができたとしても、何らかの理由で行う意志のない人たちに働きかける術を持っていない。効果的な指導を行うためには、意志のない人の取り込みや継続させるためにどうすればよいのか、どのような点に配慮して指導を行うべきかという、積極的な働きかけが必要となっており、行動変容理論・モデルの適用はその効果を高めるものである。

2　プロ集団の活用

(1)　職場ストレスマネジメントのパラダイムシフト

職場におけるメンタルヘルス問題は従来から大きな問題となってきたものの、ここ一〇年間ではあまり大きな効果が得られていないのが実情である。職域の健康づくりに関しては、旧労働省から厚生労働省に様変わりしても、以前から行われてきたトータル・ヘルスプロモーション活動の流れに変化は見られない。すなわち、産業医を中心とする自前のチームを形成し、企業内の人材を活用して様々な健康問題に対処する体制を整えることが奨励されている。最近では、健康増進法の制定により、事業所のメンタルヘルス改善に関しても注意が払われるようになったものの、国の政策として、単に法律で制度化したり、「かけ声」をかけるだけでは効果が得られるものではない。従来の働きかけが効果を上げていないことは、働き盛りの自殺者増加の統計を見ても理解できる。まさに、働き方や価値観、評価の仕方がドラマティックに変化してきた今、職場のストレスマネジメントにもパラダイムシフトが必要な時期に来ている。

(2) EAPへの期待

では、どのような対策が職場のストレスマネジメントにパラダイムシフトを導くのであろうか。最近、米国から我が国に入ってきた職場プログラムにEAP (Employee Assistance Program) がある。EAPとは、従業員支援プログラムとも呼ばれ、従業員を支援することで企業利益の向上をはかる包括的なプログラムである。実際のEAPの実践では、職場内に専門の部署を設置し、実践する企業がある一方で、この部分をアウトソーシングする企業が増加し、そのためEAPは新しいビジネスチャンスとして脚光を浴びるようになった。EAPは、どちらかというと会社の損失を防ぐ、つまり会社サイドに立ったプログラムではあるが、一方で従業員のメンタルヘルスを中心に健康づくりにも貢献している。これらEAPの専門会社が設立されるにつれ、その質や効果が問われるようになることは確実である。効果を上げないEAP会社は契約を打ち切られるという激しい自由競争に曝されればなおさらプログラムの質は上がっていく。また、多様な評価も重要となり、特に従業員の健康管理から割り出した費用対効果を行うことが求められている。そのため、ストレスマネジメントについても、厳格な評価に基づく自由競争は必ずや質の高いプログラムを生み、結局は従業員の利益にもつながる存在として発展していくと思われる。

このように、職場のストレスマネジメントについても、国の施策だけにとどまらず、競争が伴った効果の検証は、実践の質を改善し、効果のあるストレスマネジメントのスタンダードを作り上げていくことに貢献するかもしれない。ただし、ＥＡＰが従業員に十分な配慮を行わないで単に企業の損失保全だけに注意を払うならば、プログラム自身が従業員から敬遠され、社会からもその存在が認められなくなっていく。ＥＡＰが、社会において認められ、しかも利益を生み出すアウトソーシングとしての存在意義を持つためには、常に従業員サイドに立ち、しかも我が国の企業風土に合った我が国独自のプログラム開発と評価を行わねばならない。そのため、利潤目的のみにとらわれず社会的貢献を前面に出し、しかも並行して研究を恒常的に継続できる大学発のベンチャーＥＡＰは、今後、我が国において存在感を増していくのではないだろうか。

３　教育分野の強化

わが国におけるストレスマネジメントは、医学および心理学の分野で発展してきたことは事実であるが、当時は二次予防および三次予防が主な目的として行われており、一次予防としての使い方が注目されてきたのは最近のことである。学校が一次予防としてのストレスマネジメントを行うに適切な場であることは疑う余地はない。学校には多くの児童・生徒が集まることからポピュレーション・アプローチを行う素地は整っていると思われる。しかし一方で、学校はまた子どもたちにストレスを生じさせる場でもあるために、個別対応、また臨床的アプローチも状況に合わせて配慮しておく必要がある。

(1) 誰が行うのか

学校を中心にして発展してきたストレスマネジメント教育（写真1、2）は、様々なストレスへの予防措置として、学校現場に導入され始めた『導入期』、そしてそれらの芽が全国に広がりながら数名のリーダーを産み、それぞれの方法を活かして普及していった『普及期』を経て、さらに現在では『発展期』を目指し、後に述べる日本ストレスマネジメント学会の設立によってその裾野を広げようとしている。

現在は、養護教諭や一部の熱心な教員が行っているストレスマネジメント教育ではあるが、今後は制度化に発展させるためにどのような活動を行っていけばよいかを模索する時期に来ている。また、現在、スクールカウンセラーが学校に配置されており、彼らの活動の範囲も広がってきた。事実、学校という環境の中で、従来行われてきた「個」に対する心理療法という活動だけでは効果をあげ得ないことを彼ら自身が自覚しており、彼らにはストレスマネジメントをポピュレーション・アプローチとして行っていく様々なスキルが必要とされている。現実的には、養護教諭、スクールカウンセラー、および関連教科・委員会の教員を軸に、学校全体が協力できる体制づくりをいかに整えるかが成功のキーとなると思われる。

(2) カリキュラムの開発とスタンダード化

学校でストレスマネジメントの授業やプログラムを実施するにあたって、カリキュラム

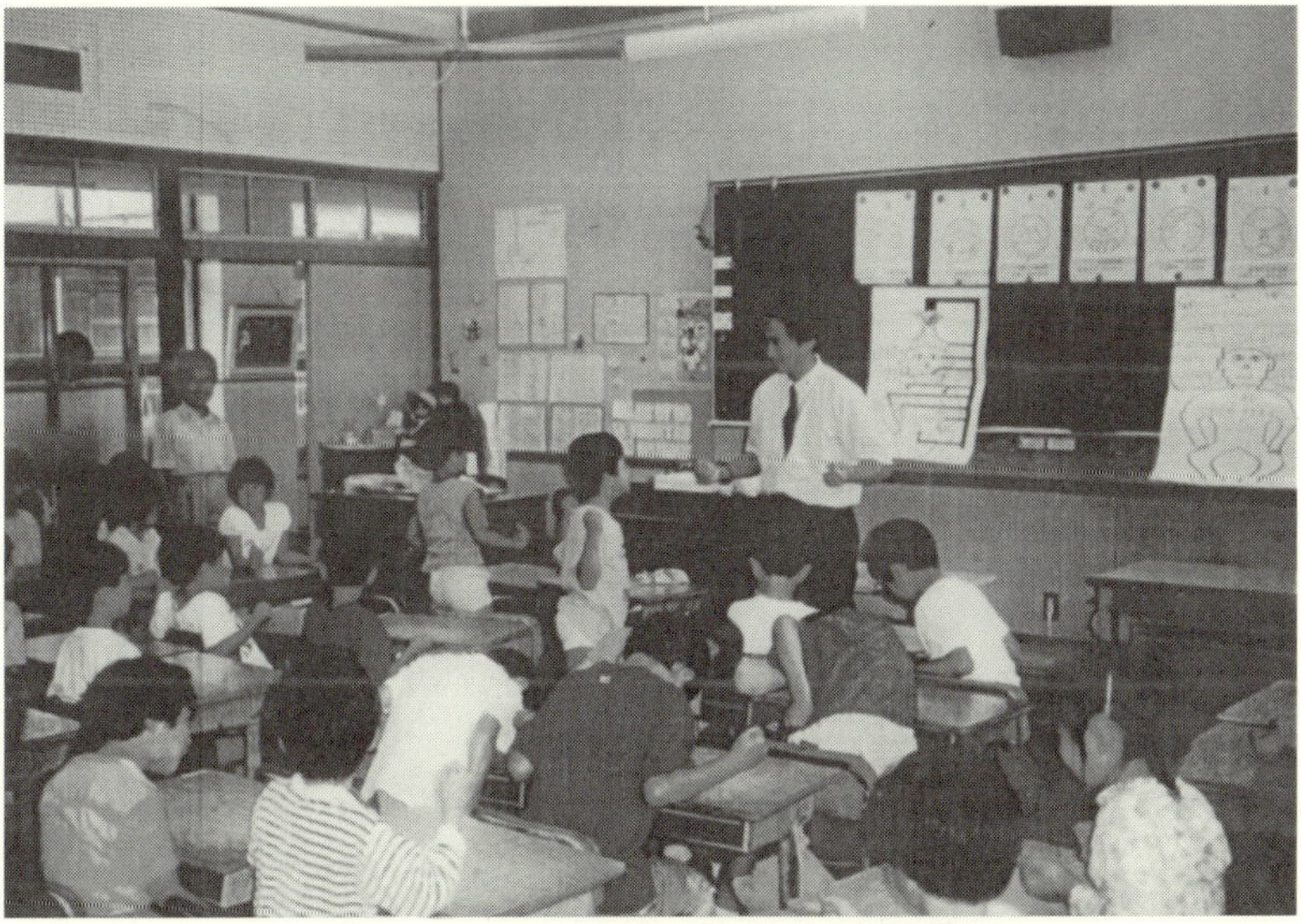

写真１　ストレスマネジメント教育の実践風景(1)

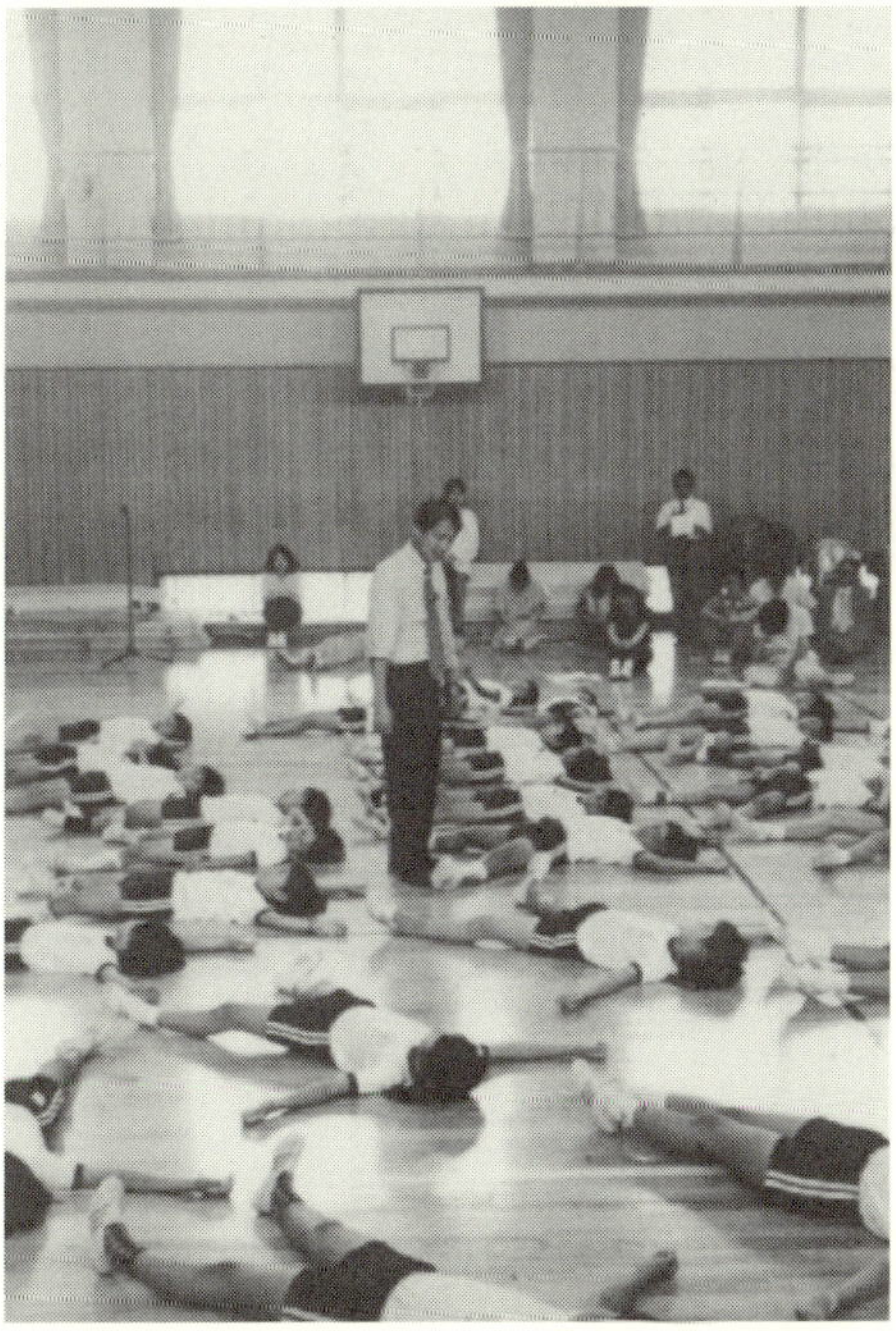

写真２　ストレスマネジメント教育の実践風景(2)

開発やその評価は欠かすことのできない要素である。しかし、学校で行うストレスマネジメント教育のカリキュラムや評価は、他の領域で行う内容とは異なるかもしれない。すなわち、現在の子どものストレス問題への一次予防だけでなく、彼らが将来大人になることを見越した教育効果が期待されているのである。

その真に期待されることとは、ストレスマネジメント・スキルを日常的に実践する「習慣づくり」であり、しかも大人への持ち越し効果をねらった教育内容でなくてはならない。ストレスマネジメント・プログラムのカリキュラムは、往々にして、現在、あるいは近い将来生じる問題に焦点をあて、目の前の対象者に適合するような内容で構成されている。しかし、子どもは歳を重ねて多感な青年期にはいり、そこで様々な問題に遭遇する。そして、その後は成人になり、就業や家庭を持つことによってさらなる問題に直面していく。高齢期に入れば、健康問題も加わり、生き甲斐ややりがいの喪失など生活の質感が問われ出すのである。

このように人の人生に関わって、人生の初期の段階である学齢期で行うカリキュラムは、ストレスマネジメントの考え方や「習慣づくり」を身につけさせ、実際の教育にあたっては、ストレスマネジメント教育の本質を一貫させながらも発育段階に合わせて変化を加えていくような配慮が必要とされている。今後は、ストレスマネジメント教育において具体的で実施可能なカリキュラムの開発が望まれている。

4　ストレスマネジメントの潜在的ニーズの発掘

(1)　サービス提供者のストレスマネジメント

従来、ストレスマネジメントを行う対象者は、児童・生徒、勤労者、疾患患者、身障者、被災者、被害者など、ストレスの重度は異なるものの、現在ストレスを抱えていたり、ストレスを抱えるリスクが高い人たちであった。しかし、これらの対象とは別に、様々な場、特にサービスを提供する側にもストレスが存在し、彼ら特有のストレスに合わせたストレスマネジメントが必要である。

例えば、医療者のストレスである。医療という仕事、生命に関わる仕事に従事する人たちにストレスが生じており、しかも緩和医療や救急医療など人の生命に直接関わる医療者のストレスが高いことが予測できる。彼らは、自身で、あるいはネットワークを通じてストレスを低減させることで医療業務に集中でき、よりよい医療を実践する可能性が高まる。次に、福祉分野においても同様のことが言える。認知症高齢者の介護や身障者の社会復帰に関わるなど、福祉で働く人々には、単に勤労から受けるストレスとは異なるストレスが発生している。離職率が高いこの分野の従事者にとって、また家族を介護するいわゆるケアギバーには、マンパワーの補充や加重労働といった仕事特有の問題点を解消することとは別に、福祉の対象となる人に関わることで生じるストレスの低減も考慮したストレスマネジメント・プログラムが必要となる。

さらに、医師、看護師に見られるバーンアウトと同様に、教師のバーンアウトも最近では増加しており、児童・生徒への接し方などを含む内容もプログラムの中に含めるべきである。以上のように、医療、教育、福祉のサービス提供側のストレスは時代のニーズや社会の変化、価値観の多様性によって増加し、また内容も複雑化している。そのため、それぞれに必要なサポートの内容を見極めた上で、効果的なストレスマネジメント・プログラムの開発が期待されている。

(2) 災害・危機時におけるストレスマネジメントと初期対応

第2章4節および第4章5節で述べているように、今日、災害や危機に際したストレスマネジメントの必要性は増してきている。災害や危機は突然前ぶれもなくやってくる。そのため、組織的な予防教育は行えないにせよ、危機に際して私たちはこのような心理的反応が起こり、関連してこのような健康問題が生じ、段階的に変化していくというような知識の教育は防災教育や防災訓練に際して行えるのではないだろうか。また、被災者や犠牲者のために、まず初期の段階で生じるストレス反応の内容について冊子を用いて知らせるなど、初期に行うことのできる内容と長期的な視野に立って行うべき内容を分けて考えていく必要がある。

5　幹を鍛える必要性

価値観が多様化した昨今では、個人が考える成功のための方程式が一つではなくなり、人は生き方の選択のためにストレスを感じるようになっている。すなわち、現在は、何を糧に生きていったらよいのか、何をやりがいとして仕事を行っていったらよいのかというように、人生の根本が揺らぐ時代となった。この問題は、どの年齢層においても共通した問題となっている。そのため、ストレスマネジメントの考え方も従来と比べて複雑になり、単に対症療法だけでなく、たとえば揺るぎない生き方を援助したり、世の中や身近な変化に対してフレキシブルに対応できる能力を身につけさせるなど、時代に適合した新しい対処法が望まれている。

(1)　生き方を探る

急激な社会の変化により、社会の価値観が定まらず、そのため生き方に悩む人々が増加しているにもかかわらず、従来、職場や学校で行われているストレスマネジメント・プログラムでは、例えばストレスの機序を示しながら知識をつけること、そしてリラクセーションなどストレス対処のスキルを学習させることに重点が置かれていた。すなわち、従来のストレスマネジメント・プログラムでは、人生の幹となる「生き方」に触れる機会がないまま、枝葉の部分について単に理屈をこねている状態ではなかったかと思われる。

生き方や生き甲斐に関わる教育は、その具体的に共通する要因が曖昧なために、学校で教育をしたり、職場のセミナーで議論する内容ではなく、どちらかといえば宗教の説法などを中心に話題として取り上げられてきた。将来のストレスマネジメントでは、内容を単なるスキル教育に終わらせないで、今後は、幹を鍛えるという試みも必要とされる。これらの働きかけは、単に教育形式ではなく、少人数で議論を行い、自ら考えさせる方式を取るべきである。また、ここで望まれる「相応しい」指導者像とは、マニュアル化されたプログラムの実践者ではなく、人生経験が豊富で、しかもストレスマネジメントの理論や実践に精通した人となる。今後、心の幹を育てる方法は、内容も含めてどのようにプログラムに付加していくのかは様々な模索が続いていく。また大人だけでなく、子どもの幹を鍛えることを目的とした大人からの働きかけについても議論が必要とされている。

(2) ポジティブ・サイコロジー

人々は、自分にとって意味のある内容は何かを考え、それを自分自身の日常生活の中に取り入れ、うまくストレスマネジメントを行う方法を見つけ出すべきである。米国で起こったポジティブ・サイコロジー運動は、従来の心理学が病理学に焦点をあてていた内容とは異なり、主観的安寧、楽観主義、幸福感、自己決定などポジティブな経験や体験を基にした「癒し」を強調している。ポジティブ・サイコロジーの考え方は、従来のストレスマネジメントの取り組みを考え直す契機となるかもしれない。

ストレスマネジメントに関してどの著書を見ても共通することであるが、臨床心理学の療法が長々と説明され、ストレスマネジメントを実践する対象者があたかも臨床患者であるかのような錯覚を与えられる。家庭や友人を大事にすること、趣味を楽しむこと、人生を楽しく、幸福に生きることが、ストレスに対処する方法だとするポジティブ・サイコロジーの考え方は、従来のストレスマネジメントの臨床指向を変える革命児となるかもしれない。また、ポジティブ・サイコロジーの考え方は、「家庭力」や「地域力」を育て、安寧の社会的規範を高めることにも役立つ。

6 実践者を育てるサポート組織の必要性

ストレスマネジメントに関わって、従来、研究を行う研究者と実践を行う現場が必ずしも緊密な関係を築いてきたわけではない。そのため、現場から研究者に対して、「理論やモデルの説明ばかりで難しすぎる、また現実に即していない机の上だけの話」というような批判が起き、一方で研究者からは実践者に対して「科学的でないストレスマネジメント師のやっていること」という誹りがあった。しかし、現実にストレスマネジメント・プログラムを実践・教育しているのは誰かということ、また誰にストレスマネジメントの効果をあげさせたいのかという視点にたてば、研究者と実践者の間に存在するわだかまりは解消されるべきである。

ここでは、ストレスマネジメントにおける研究と実践の架け橋をねらった『日本ストレスマネジメント学会』の存在を紹介したいと思う。現在、この学会の会員は、ストレスマネジメントに関わる様々な研究者および実践者約三〇〇名であり、会員の内訳は研究者、医師、小・中・高校の教諭、養護教諭、保健師など様々な職種の人たちで構成されている。日本ストレスマネジメント学会の入会案内には、「本学会は、ストレスマネジメント教育を中核とし、予防からケアまでを含むストレスマネジメントの発展と進化、社会に対するさらなる貢献を願い、ストレスマネジメントを活用している実践家と研究者の交流の場となり、子どもから高齢者にいたる多くの人々の幸福に寄与することを希望する」と記述されている。さて、日本ストレスマネジメント学会設立には、設立に関してのエピソードがある。

著者が、ストレスマネジメント教育という名のもとに学校において活動を始めたきっかけは、当時、いじめや不登校、暴力が学校現場を中心に増加していき、それらの予防措置に興味があったことによる。その当時、これらの問題を分析する評論家は多々存在したものの、分析よりはむしろ現実的な対応策を望む多くの人々の声があった。著者はその時、ボストン大学の留学から帰国して二、三年ぐらいたった頃で、米国の情報には長けていたし、著者自身が米国留学中にストレス体験を持っていたこともそれらの情報に注意を向けるきっかけになっていた。実際の活動開始に際しては、米国を中心とするストレスの予防教育に興味を持ったのが始まりである。

次にこの研究に弾みをつけてくれたのは研究助成金の獲得であった。学校におけるストレスの予防をテーマにストレスマネジメント教育を学校で行う意義を述べ、その研究を行うべく、ある財団の青少年育成研究助成金に申請し、獲得できたのがきっかけであり、本書の執筆者でもある山中寛氏（現日本ストレスマネジメント学会理事長）および山田冨美雄氏（現日本ストレスマネジメント学会常任理事）を研究協力者に迎え、その際、目的は子どもたちを対象にストレスの予防措置としてのストレスマネジメント実践であり、心理学のいわゆる流派は問わないということで研究が始まった。

次の段階は、阪神・淡路大震災におけるストレスマネジメント教育の適用である。震災後、山田氏を中心とするメンバーは様々な活動を行っておられ、著者も協力を要請された［服部・山田、1999］。著者自身、実際に、いくつかの小学校において教師や父兄の前で児童に対して授業も行い、その後、同じような活動を行っているエリザベス・ソリン女史の実践を見学にスウェーデンを訪れたり、逆に、ソリン女史やボストン大学のザイコウスキー教授を我が国に招待したりという活動が続き（山田・山中両氏のお世話で大阪や鹿児島のセミナーや講演活動を行った）、それらの成果を踏まえて最初のストレスマネジメント教育に関する本の出版にこぎ着けた［竹中、1997］。

その後、鹿児島では山中氏がストレスマネジメント教育臨床研究会を、山田氏は大阪ストレスマネジメント教育実践研究会をそれぞれ設立し、多くの学校教員の参加を得てストレスマネジメント教育の普及が行われだした。時を同じくして、京都では松木繁氏が京都ストレスマネジメント教育研究会を設立し、冨永良喜氏も専門の危機介入にストレスマネジメント教育を取り入れて行った。このように急速に学校現場にストレスマネジメント教育が受け入れられていく一方で、ストレスマネジメント教育についての研修会に参加していた幾人かの小学校教諭からクレームが生まれた。そのクレームの内容は、単にストレスマネジメント教育という名のもとで行っているわりには、それぞれの研究会で行われているる内容も技法も統一性がなく、用語や評価尺度にもそれぞれ異なるものが使用されているということであった。そして、研究者が先導したというよりは現場に後押しされる形で、日本ストレスマネジメント学会が設立された。学会設立にあたっては、研究者側では、特に、山中理事長、山田、松木、冨永各氏の尽力があり、一方で縁の下で働いて頂いた各地の学校教諭の協力もなみなみならないものがあった。そのため、当初から研究者だけの学会ではなく、学校教諭が多く参加し、その後産業界などの会員を増やしながら今日に至っている。研究者側も健康心理、臨床心理も流派に関係なく、様々なバックグラウンドを認め合いながら、最終目標はユーザーの立場に立ったストレスマネジメントの研究という点で一致している。このようにストレスマネジメントのさらなる発展には実践者をサポートする組織が必要であり、同種の組織作りを進める必要がある。

現在では、日本ストレスマネジメント学会会員によるストレスマネジメント教育に関する出版物も増加し、研究と実践の架け橋としての役割を担っている。本学会において、ストレスマネジメントへの興味の高まりはほとんどが学校中心であり、そのことは需要の高さと緊急性という点では理解できる。しかし、今後は、徐々に増加しつつあるものの、他分野への情報・宣伝活動の充実を促す必要性を実感している。さらに、ストレスマネジメントのプログラムを、学会として、アカデミックな内容(理論的枠組み)を保持しながら、いかに使いやすく、現場に即したものとして普及させていくか、逆に、現場主義にならないために、現場での取り組みや結果をどう客観的に評価するかという、単に「やりっぱなし」でなく、効果評価の詳細を確立していくことが重要である。ストレスマネジメント教育において発展期に入った学会設立、そしてストレスマネジメントのますますの普及・発展を祈って、実践と研究をつなぐという意識、ユーザーの立場にこだわるというスタンスを忘れないようにしたい。

（竹中晃二）

おわりに

思えば、ストレスマネジメントは私自身の人生に大きく関わるテーマでもある。「こうすべき、がんばらねば」という思い込みが強い著者が、家族とともに米国ボストン大学大学院に留学したのは三五歳の時であった。そして、しばらくして不適応を起こしたことがストレスマネジメントに興味を持ったきっかけである。幸い、本書にも執筆頂いた恩師であり、人生の師匠でもあるザイコウスキー教授に励まされ、よい仲間を得て、今日に至っている。著者は、大阪出身者であり、関西人の美意識を持ちつつ、今は埼玉人となっている。まずは、「私は弱い人間だ」ということを前提におけば、つまり関西特有の考え方、「ええ格好しい」にならないように正直に弱みも見せてすべてをさらけ出せば、それほどのストレスも感じず、そして人と比べない、見返りを求めない、今のことに集中するという人生訓に従えば、少々のストレスが存在しても救われると考える。その上、米国留学中に学んだ「何が起こるかわからない、うまくいくとは思うな」というチェンジについての心の備えを行い、おいしいお酒を飲んで人生を楽しみ、いくらかでも人の役にたてれば、何とかやっていけそうである。

本書を出版するにあたり、お世話になった皆様に感謝し、今はおいしいお酒を飲みたいと思う。

本書の編集・執筆を終えるにあたり、そのチャンスをいただいた、監修の上里一郎先生に、また、ねばり強くお付き合い頂いた、ゆまに書房編集部の高井健氏に感謝いたします。

竹中晃二

日本ストレスマネジメント学会事務局
〒890-0065 鹿児島市郡元一丁目21-30鹿児島大学大学院人文社会科学研究科　臨床心理学専攻
山中寛研究室　日本ストレスマネジメント学会　電話 099-285-7212 FAX 099-285-7212

以下、日本ストレスマネジメント学会の主要な人たちによって刊行されたストレスマネジメントに関わる主な出版物（五〇音順）

新井節男・三戸秀樹・竹中晃二・山田冨美雄・浅野仁・藤川治・大野太郎・坂手比呂志・今中美栄・藤原素子　1992　『現代ストレス学：その実状とマネジメント』信山社
大野太郎・高元伊智朗・山田冨美雄（編）　2002　『ストレスマネジメント・テキスト』東山書房
ストレスマネジメント教育実践研究会編（編集代表／大野太郎・高元伊智郎・山田冨美雄）2002　『ストレスマネジメント・ワークブック』　東山書房
ストレスマネジメント教育実践研究会編（編集代表／大野太郎）2003　『ストレスマネジメント　フォ　キッズ』　東山書房
竹中晃二（監訳）　1995　『ガイドブック・ストレスマネジメント：原因と結果、その対処法』信

山社
竹中晃二（編）　1997　『子どものためのストレスマネジメント教育』　北大路書房
冨永良喜・山中　寛（編）　1999　『動作とイメージによるストレスマネジメント教育〈展開編〉』　北大路書房
服部祥子・山田冨美雄（編）　1999　『阪神淡路大震災と子どもの心身』　名古屋大学出版会
松木　繁・宮脇宏司・高田みぎわ　2002　『教師とスクールカウンセラーでつくるストレスマネジメント教育』　あいり出版
松木　繁　2005　『親子で楽しむストレスマネジメント』　あいり出版
山中　寛・冨永良喜（編）　2001　『動作とイメージによるストレスマネジメント教育〈基礎編〉』　北大路書房

【執筆者一覧】

◆第１章◆

第１節　津田彰(つだ・あきら 久留米大学文学部)／永冨香織(ながとみ・かおり　久留米大学医学研究科)／津田茂子(つだ・しげこ　呉大学看護学部)

第２節　嶋田洋徳(しまだ・ひろのり　早稲田大学人間科学学術院)／小野久美子(おの・くみこ 日本大学医学部附属板橋病院)

第３節　レオナード・ザイコウスキー(Leonard Zaichkowsky, Division of Graduate Medical Sciences, Boston University)／マリー・デシー(Marie Dacey, Massachusetts School of Pharmacy and Health Sciences)／訳・葦原摩耶子(あしはら・まやこ　早稲田大学大学院人間科学研究科)

◆第２章◆

第１節　大野太郎(おおの・たろう　関西福祉科学大学健康福祉学部)

第２節　野村忍（のむら・しのぶ　早稲田大学人間科学学術院)

第３節　(1)山田冨美雄(やまだ・ふみお　大阪人間科学大学人間科学部)／
(2)～(4)水田真由美(みずた・まゆみ　和歌山県立医科大学保健看護学部)

第４節　瀧野揚三(たきの・ようぞう 大阪教育大学学校危機メンタルサポートセンター)

◆第３章◆

第１節　竹中晃二(たけなか・こうじ 早稲田大学人間科学学術院)

第２節　ジャニス・M・プロチャスカ(Janice M. Prochaska, Pro－Change Behavior Systems, Inc)／ジェームス・O・プロチャスカ(James O. Prochaska, Cancer Prevention Research Center, Rhode Island University)／ケリー・E・エヴァース(Kerry E. Evers, Health Behavior Change Projects, Cancer Prevention Research Center, Rhode Island University)／訳・中村菜々子(なかむら・ななこ　比治山大学現代文化学部)

第３節　中村菜々子（なかむら・ななこ　比治山大学現代文化学部)

◆第４章◆

第１節　松木繁（まつき・しげる） 松木心理学研究所

第２節　山中寛（やまなか・ひろし　鹿児島大学大学院人文社会科学研究科)

第３節　山田冨美雄（やまだ・ふみお　大阪人間科学大学人間科学部)

第４節　平井啓（ひらい・けい　大阪大学大学院人間科学研究科)

第５節　冨永良喜（とみなが・よしき　兵庫教育大学教育臨床講座)

◆第５章◆

第１節、第２節　竹中晃二（たけなか・こうじ　早稲田大学人間科学学術院)

◆シリーズ　こころとからだの処方箋◆　①

ストレスマネジメント

――「これまで」と「これから」――

二〇〇五年九月二十二日　第一版第一刷発行

著　者　竹中晃二《たけなかこうじ》ほか

編　者　竹中晃二《たけなかこうじ》（早稲田大学人間科学学術院〈大学院人間科学研究科、健康福祉科学科〉教授）

発行者　荒井秀夫

発行所　株式会社ゆまに書房

〒一〇一―〇〇四七

東京都千代田区内神田二―七―六

振　替　〇〇一四〇―六―六三一六〇

印刷・製本　株式会社キャップ

カバーデザイン　芝山雅彦〈スパイス〉

ISBN4－8433－1813－2　C0311